人文护理与照护：
从生命哲学到关怀实践

李惠玲	苏州大学	
孙宏玉	北京大学	
程　瑜	中山大学	著
翟惠敏	南方医科大学	

周可真　王一方		主　审

朱光磊	王方星	李春会	编校者
文　稀	屠心一	卢海霞	

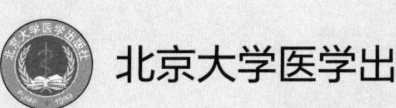

RENWEN HULI YU ZHAOHU: CONG SHENGMING ZHEXUE DAO GUANHUAI SHIJIAN

图书在版编目（CIP）数据

人文护理与照护：从生命哲学到关怀实践 / 李惠玲
等著. -- 北京：北京大学医学出版社，2025.7.
ISBN 978-7-5659-3447-6

Ⅰ．R47

中国国家版本馆CIP数据核字第2025PP2412号

人文护理与照护：从生命哲学到关怀实践

著：李惠玲　孙宏玉　程　瑜　翟惠敏
出版发行：北京大学医学出版社
地　　址：（100191）北京市海淀区学院路38号　北京大学医学部院内
电　　话：发行部 010-82802230；图书邮购 010-82802495
网　　址：http://www.pumpress.com.cn
E-mail：booksale@bjmu.edu.cn
印　　刷：中煤（北京）印务有限公司
经　　销：新华书店
责任编辑：赵　欣　　责任校对：靳新强　　责任印制：李　啸
开　　本：787 mm × 1092 mm　1/16　印张：12.5　字数：320千字
版　　次：2025年7月第1版　2025年7月第1次印刷
书　　号：ISBN 978-7-5659-3447-6
定　　价：80.00元

版权所有，违者必究
（凡属质量问题请与本社发行部联系退换）

序

　　现代护理中的人文关怀是指医护人员对患者及其家人的关怀和照护，这要求关怀主体对被关怀者的当下境遇有感同身受的体验，这种体验既包含了对自身生命或生与死的关切、体认和感受的道德意识，更包含了对他人生命或生与死的同情、关心、了解和感受的道德意识。对于这种生命关怀意识，现代护理学界尚且缺乏深入的理论思考和非神学性的合理哲学诠释；而中国哲学在对宇宙生成、世界本体以及人在宇宙中的地位及其个体生命的意向性和规定性的探讨中恰恰表现出看重生命、守护生命的主体精神和思辨水平，有鉴于此，《人文护理与照护：从生命哲学到关怀实践》将"照着讲"中国古典生命哲学与"接着讲"现代护理人文关怀理论和实践统一起来，由此达成二者之有机结合。套用现代新儒家的用语，这样的研究或可被视为文化领域"返本开新"的一项工作：对护理文化（现代护理人文关怀理论）而言是"返本"，对传统文化（中国古典哲学）而言则是"开新"。

　　本书从现代护理人文关怀的独特视角来考察中国古典哲学，试图从儒道两家的生命哲学中寻找到可以同现代人文护理的具体实践相结合的一般原理，从而进一步规范和指导人文护理的具体实践。在生命关怀思维上，中国传统生命哲学切合现代人文护理的实际；在生命价值观上，中国传统生命哲学具有适合现代人文护理理论所需的内在超越精神；在人文关怀教育上，中国传统生命哲学具有合乎现代护理人文关怀具体实践要求的多元价值资源。此外，本书所附的人文关怀典型案例，作为实践示范，将护理人文关怀与生命周期护理和照护紧密结合起来，实现了护理人文关怀在实践过程中的个性化和可视化，堪为中国式关怀与照护之佳作，创新了植根于中国传统文化的护理人文关怀理论与实践。本书合著团队来自国内知名院校长期深耕于护理人文相关研究的专家学者，从生命哲学的高度建构了现代护理人文关怀的理论大厦，发端于敬畏生命，内核为体认生命，伦理责任为守护生命。本书也契合了国家卫生健康委员会等部门印发的《医学人文关怀提升行动方案（2024—2027年）》，并提供了理论依据和实践指导，期望此专著能够被全国护理同道学习和借鉴。

吴欣娟

中华护理学会理事长

2025年3月28日

前言

在当代医疗体系中，护理不仅是技术性的临床实践，更承载着对人类生命价值的深刻关怀与伦理思考。随着医学模式向"生物—心理—社会"三维度的转变，人文关怀已成为现代护理不可或缺的核心维度。然而，如何将抽象的人文理念转化为可视化的护理关怀，如何在全球化语境中构建具有文化根基的关怀理论体系，始终是护理学科亟待突破的学术命题。

本书的创作源于对护理人文关怀理论根基的深度叩问。在系统梳理现代护理人文关怀研究脉络时，我们发现其理论建构多依附于西方心理学或伦理学框架，而对生命本质的哲学追问、对关怀主体精神境界的培育等根本性问题尚缺乏系统性阐释。与此形成鲜明对照的是，中国古典哲学中蕴含着丰富的生命智慧：儒家"仁者爱人"的伦理实践精神，道家"道法自然"的生命关怀理念，以及两者共同推崇的"天人合一"整体思维模式，恰好为现代护理人文关怀提供了可资借鉴的思想资源。

基于此，本书尝试在文化传承与学科创新的交汇点上展开探索，将中国古典生命哲学的精髓注入现代护理理论体系。本书的创新之处主要表现为相互联系而不可分割的两个方面：一方面，根据中国古典哲学原理来构建现代护理人文关怀理论，为现代人文护理开掘出了中国根脉；另一方面，现代护理的人文实践也丰富了中国古典哲学的生命力（原来的论述与前面是同构的）。合而言之，这是一项"返本开新"的理论工程。

全书共分为上下两篇，构建起"体用相济"的理论实践框架。上篇着力于哲学原理的挖掘，从生命本体论、德性论、境界论三个维度，系统阐释儒道哲学对生命本质、人性特质及价值追求的深刻洞见；下篇聚焦于实践范式的转化，通过修养论、层次论、实践论、评价论四大模块，将传统智慧创造性地转化为可操作的护理方法论体系。

本书的学术价值体现在三个方面：其一，填补了护理人文关怀基础理论研究的空白，构建起贯通形而上哲学思考与形而下实践操作的完整理论体系；其二，开创性地将中国哲学资源系统引入现代护理学科建设，为构建具有中国特色的护理理论范式提供了范例；其三，通过建立护理人文关怀评价指标体系，推动关怀实践从经验型向科学化、规范化转型。

作为跨学科研究的创新成果，本书既可为护理教育者提供理论深化的教学蓝本，也可为临床护理工作者输送文化滋养的实践智慧，同时为哲学研究者开辟传统思想现代转化的新视域。我们期待通过这部著作，在白衣天使的职业实践中播撒人文精神的种子，让古老的东方生命智慧在当代医疗场域中绽放新的生机，最终实现"以文化人，以文育人"的学术理想。这既是护理学科发展的内在要求，更是对健康中国战略中人文关怀命题的积极回应。

著者

目录

序

前言

绪论 /01

一、护理学维度 /01

二、文化学维度 /03

三、以照护为核心的护理人文关怀理论与实践 /07

上篇 护理人文关怀哲学原理

第一章 生命本体论 /12

第一节 先秦儒家的道德生命观 /12

一、孔子"天生德于予"的天德生命观 /12

二、孟子"四端固有"的内烁生命观 /13

三、荀子"化性起伪"的礼乐生命观 /14

四、《易传》"大德生生"的生化生命观 /14

第二节 汉代儒家的气化生命观 /16

一、董仲舒"人本于天"的感应生命观 /16

二、王充"物偶自生"的气禀生命观 /17

第三节　宋明新儒家的性理生命观 /19
　　一、张载"太虚即气"的元气生命观 /19
　　二、朱熹"理气分举"的超越生命观 /20
　　三、王守仁"心外无物"的主体生命观 /23
第四节　道家的自然生命观 /24
　　一、老子"道生德畜"的抱朴生命观 /25
　　二、庄子"道通为一"的本原生命观 /26

第二章　生命德性论 /33
第一节　儒家的人性善恶论 /33
　　一、孟子的性善论 /33
　　二、荀子的性恶论 /35
　　三、汉唐儒家的性善情恶论 /38
　　四、宋明新儒家的心性论 /43
第二节　道家的人性自然论 /47
　　一、老子的"见素抱朴"论 /47
　　二、庄子的"贵真""无情"论 /48
　　三、王弼的"守真""有情"论 /50

第三章　生命境界论 /53
第一节　儒家的圣人观 /53
　　一、先秦儒家的圣人观 /53
　　二、汉儒董仲舒的圣人观 /57
　　三、唐代儒家的圣人观 /60
　　四、宋明新儒家的圣人观 /61
第二节　道家的圣人观 /66
　　一、先秦道家的圣人观 /66
　　二、魏晋玄学家的圣人观 /71

下篇 护理人文关怀实践方向

第四章 护理人文关怀修养论 /80

第一节 基于人性善恶论的儒家修养论 /80
一、孔子的"修己以敬"论 /81
二、孟子的"养心存心"论 /82
三、荀子的"虚壹而静"说 /85
四、宋明新儒家的"存理去欲"论 /88
五、顾炎武的"行己有耻"论 /94

第二节 基于人性自然论的道家修养论 /97
一、老子"少私寡欲"的修养论 /98
二、庄子"无己""无功""无名"的修养论 /99
三、孙思邈"抑情养性"之术 /102
四、成玄英"去躁归静"之法 /102
五、吴筠"守静去躁"之术 /103

第五章 护理人文关怀层次论 /105

第一节 "义以养人"
——与人的生理需要相应的人文之理 /106

第二节 "仁以安人"
——与人的安全需要相应的人文之理 /111

第三节 "信以任人"
——与人的社交需要相应的人文之理 /114

第四节 "礼以立人"
——与人的尊重需要相应的人文之理 /116

第五节 "道以化人"
——与人的自我实现需要相应的人文之理 /118

第六章 护理人文关怀实践论 /124

第一节 护理人文关怀的发端：敬畏生命 /124
一、博施济众以立德 /124
二、循规守信以立命 /126
三、慎独诚意以立身 /126

第二节 护理人文关怀的内核：体认生命 /127
一、移情是生命之爱的体验 /128
二、关怀是生命之爱的能量 /130
三、照护是生命的灵性感动 /130

第三节 护理人文关怀的责任：守护生命 /132
一、常持格物之心，善育良知 /132
二、常念思诚之心，关怀至信 /134
三、常怀仁爱之心，知贞笃行 /136
四、常系天下之心，士志于道 /138

第七章 护理人文关怀评价论 /140

第一节 护理人文关怀评价的哲学基础 /140
一、儒道生命哲学视域下的评价逻辑 /140
二、现代护理伦理与评价的价值转向 /141

第二节 护理人文关怀评价的指标体系 /142
一、核心评价维度的理论建构 /142
二、动态评价模型的实践路径 /144

第三节 护理人文关怀评价的方法与实践 /144
一、多元方法论的整合应用 /145

二、评价实践的典型案例分析 /152

　　三、评价体系的持续改进机制 /153

余论 /157

附录 /161

　　附录一　生命周期特殊人群的关怀照护案例 /161

　　附录二　特殊个案的关怀实践案例（情景模拟会话）/169

　　附录三　高级护理关怀实践案例 /174

参考文献 /183

绪论

迄今为止，从事护理工作整整42个春秋，这期间，笔者的职业生涯经历了从护理行业的公共卫生服务到专门从事护理学专业领域的学术研究的转型过程。随着这个过程的展开，笔者的学术兴趣由仅仅关注某些具体的护理学问题逐渐转移到思考一般的护理理论问题。而这种理论思考的逐步深入，萌生了建构现代护理中的人文关怀理论的想法，这促使笔者产生了一个学术心愿：到中国传统文化中去寻求生命关怀之真谛、动力和思想源泉，使近580余万中国护士不再单纯效仿源自宗教信仰的奉献精神。这个学术心愿是如此强烈而坚定，以至于在卸任医院护理部主任、南丁格尔故乡的访学之旅后，毅然选择了攻读中国哲学博士学位，在年及"知天命"之际踏上一个新的学术征程：一次为探索现代护理的人文关怀之道而苦苦"寻根"的艰辛旅程。对于一个长期探索自然科学领域的护理从业者，这无疑极具挑战性，但是浓厚的研究旨趣和对中国传统文化的拳拳"神往"之心令笔者不畏险阻，勇往直前！在数年时间里，笔者抱定"科学有险阻，苦战能过关"的信念，在导师的关怀和指导下，认真并较系统地研读了相关文献，并在聆听导师和其他诸位先生对先秦诸子百家之学到宋明理学直至顾炎武哲学的条分缕析的清晰讲解过程中细细体味，逐步领会和消化，遂对中国古典哲学由陌生渐趋熟悉，乃至终可尝试进行跨学科、跨领域的应用性和综合性研究。

关于现代护理人文关怀，笔者理解大致可分为两个方面：一是护理学维度，二是文化学维度。

一、护理学维度

国内的相关研究自20世纪90年代起步以来，主要集中在医学护理范畴的人文关怀的概念解析、主体定位及其能力分析、评价系统设计、教育模式构建等方面。腾跃指出，倡导人文关怀，实行人性化护理服务，是医学及社会发展的必然产物和结果。李小妹等认为，护理为人的生存和发展提供关怀和照顾，护士只有更了解护理关怀的本质并具备与关怀有关的知识，才能为服务对象提供更好的护理服务。王方星认为，只有明晰不同时期的人文关怀发展脉络，才能更好地理解人文关怀的重要性，把握护理人文关怀概念的本质属性和内在特征，并在新的历史阶段下回归具有人性温度的护理事业。他还认为，对于一个理念和学术观点的推广效果而言，从形而之上的哲学谈概念，无如从生活的习惯、历史的源流论述更为贴近生活,深入人心。"护理人文关怀"与其说是哲学与护理学的产物,不如说是现代与古代人文思想的对话、西方与东方理念的碰撞,在长时段的历史磨合中不断建构、消解、重构,最后逐渐成型的护理学科的人文关怀解释模型。护理人如何在刚性的制度束缚下,用富有弹性的学术眼光与人文情怀去惠及患者,这是一个需要不断追问和自省的话题。护理人文关怀不仅是一种理性的关怀,还应该是一种感性的关怀,在王方星看来,更需要一种学术的关怀。护理人文关怀从一个学科和一个主体出发,可以分为护理学术关怀、护理事功关怀,换言之,即所谓的学术使命感和社会责任感,这也是古往今来圣贤追寻的人生不朽理念。学术关怀,从通常意义上而言,指的是对自己本专业的知识保持一种持久的关心,并始终如一地进行深入的研究,以学者的身份从事学术活动。护理从业者除了需具备对自身专业的学术关怀,还应从职业高度出发,对人类学术事业的长远发展怀有深层关怀。传统文人的三不朽"立德、立功、立言"既是一种学术关怀,也是一种关怀思想的传承。

张海燕等从概念、本质方面提出人文关怀的核心是人性化服务,而人性化服务是以文化为内涵、爱为核心,并指出护理人员在为患者提供护理服务的过程中,要将人文关怀与基础护理相结合。刘义兰认为,关怀是护理的核心,对患者的关怀是患者满意度的重要依据,人文关怀是优质护理的重要指征,对患者实施人文关怀是护士必须履行的基本职责。张秀伟认为,护理人文关怀是以"整体人的生命价值"为基本理念,这种理念通过专业性关怀行为得到体现,其特征表现在医护关系的合作性、护患关系的超越性、护士关怀的专业性、患者生命的脆弱性等,其范围包括理解患者的文化背景、尊重患者的生命价值、表达护士的关爱情感、协调患者的人际关系、满足患者的个性需要,这五个方面的要素相互依赖、相互作用,共同构成护理人文关怀的复杂系统。王一方则从文学艺术的角度对护理人文关怀进行现象学描述和叙事性诠释,通过画布中的南丁格尔,诠释一种护士的用心以及对生命的敬畏感。黄弋冰还从临床护生角度,较为系统地研究了人文关怀能力以及构成这种能力的基本要素。

刘义兰研究团队则关注护理人文关怀的标准问题,他们通过对国内外相关研究成果的考察,将已有成果中提出的种种标准归纳为基础标准、工作标准、管理标准和教育标准,同时提出优质护理中"以人为中心的关怀标准",且强调了"以人为中心的关怀"应注重关怀实践,并通过分析比较,认为国外重视以护士为主体的关怀实践,国内则重视以管理者为主体的关怀实践。李惠玲研究团队吸取国外经验,对以护士为主体的人文关怀实践进行具体研究,提出建立"心中有病人"的基础护理服务链,即首先要做到能够想到病人("心中有病人"),进而能够看到("目中有病人")、听到("耳边有病人")、闻到("鼻中有病人")、说到("嘴边有病人")。为达成这个护理服务理念,该研究团队还探讨了软性人文环境在实习护生社会学习中的养成作用,主张按照美国心理学家阿尔伯特·班杜拉(Albert Bandura)的社会学习理论,依循实习护生在临床实习的不同时期进行人文环境的养成教育。姜安丽研究团队则进行了以"生命的颜色"为主题的人文教育实践系列研究,由此构建了以"设境—激情—践行—导语"为程序框架,以情境教学、叙事教育、成立关怀小组等为教学策略的护理人文关怀教学模式，并用自评工具测量前后人文关怀水平，结果显示该教学模式可以有效地提高护生的人文关怀品质。

值得指出的是，陶莹、姜安丽等学者还对传统中医护理文化进行了有益的探讨，其从理论上将中医护理文化的核心思想概括为"天人相应""辨证施护"和"情志护理"三个主要方面，并认为这些思想是与当时中国的生态环境紧密相关的。

总体来看，对人文关怀的护理学研究主要是在方法学层面上进行的，所关注和重视的是护理实践中实施人文关怀的具体操作问题，对于人文关怀的基础理论及其基本概念和范畴则几乎还未曾触及。

二、文化学维度

研究现代护理中的人文关怀问题，首先要涉及的理论问题是"人文"概念以及同这个概念相关的"人文主义""人文精神""人文关怀"等诸多概念和相应的观念问题。学术界在这方面的理论探讨主要是在文化学领域内进行，与护理并无直接关联，然而如上所述，护理学领域已有的相关研究已涉及"人性化护理服务""以人为中心的关怀""软性人文环境"等观念，这些观念与作为科学发展观的精神内核的"以人为本"理念有密切的联系，尽管也同管理学领域中行为学派的思想有一定关联，但更多是受到前者的影响而形成。

1．基于以人为本观念的现代护理人文关怀

以人为本的科学发展观所关注的核心问题是人的发展问题，而人是社会的人，社会是人的社会，人与社会是一物两体、合二而一的。在人与社会"一物"之"一"的意义上，人的发展与社会的发展具有本质上的同一性，虽然在人与社会"两体"之"二"的意义上，人的发展与社会的发展又并非完全同一。改革开放以前，我国学术界的哲学研究，就其涉足人与社会及其相互关系的领域来说，主要表现为历史观、人生观的研究。从其实际研究情况看，人生观向来被当作历史观的一种具体形式而被纳入历史观范畴，并且主要在伦理学层面上来开展其具体研究，并使之服务于共产主义理想教育、道德教育和思想政治教育。对历史观的哲学研究，重在把握唯物史观所揭示的社会发展的基本规律——包括人的自觉能动性与社会历史规律的关系、人民群众的历史作用、个人的历史作用等方面的原理。

这个"人"起初主要是认识论范畴的"人"，只是有时偏重于指认识者，有时偏重于指实践者。在认识者意义上强调"人"，是着眼于主体反映客体的目的性、选择性；在实践者意义上强调"人"，是着眼于人在改造世界过程中的主体地位。随着真理标准问题讨论的深入，"实践"在马克思主义哲学中的地位越来越被看重，它原本被视为其认识论之首要的和基本的范畴，后来逐渐被当作其历史观乃至其本体论（一般世界观）之首要的和基本的范畴来看待，相应地，"人"的地位也被越抬越高——从认识和实践的主体上升为历史的主体，甚至上升为世界的主体。人学研究由此也受到越来越广泛的重视，以至形成了堪称"人学热"的局面。

从当今中国哲学界的人学研究情况来看，无论其"人学"是指哲学本身还是指哲学的一种历史形态，抑或哲学的一个分支，在总体上，其"人"要么是与"实践"相联系，要

么是与"文化"相联系。在前一种关系中,其"人学"堪称"实践人学";在后一种关系中,其"人学"堪称"文化人学"。

现代护理人文关怀本质上是一种生命关怀意识的实践形态,它包含"知"和"行"两个方面:生命关怀意识属于"知",生命关怀实践属于"行";须有生命关怀之"知",始有生命关怀之"行"。朱熹有云,"至于天下之物,则必各有其所以然之故与所当然之则,所谓理也",又云"穷理者,欲知事物之所以然与其所当然者而已。知其所以然,故志不惑;知其所当然,故行不谬"。就现代护理人文关怀而言,它也有其"所以然之故"与"所当然之则"。本文之作亦属于"穷理"之事,是欲知人文关怀之所以然与所当然者,为了使其主体达到"志不惑"与"行不谬",力图阐明人文关怀的"所以然之故"与"所当然之则"。

2. 源于生命关怀教育实务的"实践人学"

这缘于对"实践"在马克思主义哲学中地位的高度重视。由于不同研究者对其地位持有不同的看法,其"人学"的具体内涵也各不相同,但也有其共性特征,即都强调实践对人的决定意义,强调必须立足于实践,通过对实践的研究,才能达到对人的认识(或意识)、人的历史、人的世界之本质的理解和把握,其实质在于把人学本质地理解为实践哲学——当然是不同意义上的实践哲学。

但是,现代护理中的人文关怀所涉及的人文主义或人文精神并不是广义(一般意义)的人文主义或人文精神,而是狭义(直接关涉人的生命)的人文主义或人文精神,这个意义的人文关怀应当被理解为生命关怀。然而,近些年来国内学术界有关生命关怀的讨论,主要是从教育角度切入和展开的。其中,郑朝晖的文章指出:"传统的教育研究片面追求所谓的'科学化',它以近似于对待'物'的方式对待'人',缺少人文关怀。"这大致道出了生命关怀之所以受到教育界如此普遍关注的因由,也基本道出了"生命关怀"和"人文关怀"这两个概念之间的逻辑关联。对于"生命关怀"这个概念,有的学者认为"生命关怀就是关注生命的发展性、自主性、完整性和多样性"。也有学者将生命关怀理解为"对于生命的发展、灵魂的提升的关注"。这都是从教育学角度来定义或理解"生命关怀"。

将"生命关怀"提到哲学层面来加以审视则与不同类型的生命哲学(philosophy of life)对于它的意义的理解有相应的差别,这取决于这些生命哲学对于生命本质的不同把握。就19世纪后期以来西方的生命哲学而言,撇开其具体思想差别不论,其一般的生命观念都不是把生命当作某种实体(物质或精神、感性或理性的实体)来看待,而是将生命理解为主体对自己存在的体验、领悟,也就是心灵的内在冲动、活动和过程,并且特别强调生命的变异性和创造性以及作为人的生命体现的心灵世界的独特性。显然,按照这种生命观念,"生命关怀"的意义就在于关怀被关怀者独特的心灵世界,即被关怀的对象乃是个人特殊的心灵的内在冲动、活动和过程。

3. 古今中西交融的"文化人学"

"文化人学"缘于内外两种因素——内部因素是改革开放以来国人对"传统文化与现代化"的关注与思考而形成并且久盛不衰的"文化热";外部因素是1983年以"哲学与

文化"为主题的第十七届世界哲学大会召开以来国际哲学界研究重心向文化问题的转移。然而，由于"文化"概念如何被合理界定向来众说纷纭（20世纪80年代就曾有人统计，共得160余种文化定义），其"人学"的具体内涵颇不确定。撇开科学范畴的人学，仅以哲学范畴的人学来说，被翻译出版于20世纪80年代的恩斯特·卡西尔的《人论》和兰德曼的《哲学人类学》，均对我国的人学研究产生了重要的影响，无论是卡西尔还是兰德曼，他们都把人看作既是文化的创造者，又是文化的创造物，因而强调必须通过对人类文化的研究来把握人的本质，其实质在于把人学本质地理解为文化哲学，兴起于20世纪80年代末90年代初的中国文化哲学研究在不同程度上受到其影响。

"以人为本"的科学发展观的提出，在很大程度上是由于受到上述"文化人学"思潮的影响，其思想来源则不外乎是"中""西""马"三大来源。为本文题旨所限，笔者所关注的是其中"中"（中国传统文化，特别是中国传统哲学）方面的来源。对此，还在改革开放之初，庞朴先生就指出：中国传统文化的特点是人文主义。庞先生以古希腊文明、古印度文明、华夏文明三大古老文明作比较，认为以伦理、政治为核心，不甚追求自然之所以，缺乏神学宗教体系的中国文化，是富有人文精神的文化。他还从九个方面对中西方的人文主义进行对比，指出重视人伦，重视现世世俗生活，注重人与自然的和谐合一等思想，构成中国的人文主义。这种人文精神给我们民族和国家增添了光辉，也设置了障碍；它向世界传播了智慧之光，也造成了中外沟通的种种隔膜；它是一笔巨大的精神财富，也是一个不小的文化包袱。差不多与此同时，也有些学者提出了与庞朴相反的观点，如荣伟就认为"中国传统文化中没有人文精神"。白钢也认为，人文主义是欧洲文艺复兴时期的主要思潮和理论的特称，用它来比附中国《周易》中相对于"天文"而说的"人文"是不恰当的，其方法也是不科学的。不过，在其后的讨论中，否定或怀疑中国传统文化具有人文主义特性或包含人文精神的态度和观点越来越不受待见，更多而且越来越多的学者是相反地持一种肯定态度，其代表人物除庞朴以外，还有张岂之、楼宇烈、张文儒、万俊人等。张岂之先生认为，人文精神是中华传统文化的灵魂，他把中华人文精神的基本内容概括为"文明之初的创造精神""穷本探原的辨证精神""天人关系的探索精神""人格养成的道德精神""博采众家之长的文化会通精神"和"以天下为己任的责任精神"六个方面。楼宇烈先生指出，如果从整体上去把握，人文精神无疑是中国传统文化最主要和最鲜明的特征。楼先生认为，中国传统人文精神包含着一种"上薄拜神教、下防拜物教"的"现代理性精神"，其中，防拜物教的人文精神大量地体现在儒、道两教的有关心性道德修养的理论中，而当今东西方思想家注目于中国传统文化和哲学，恐怕主要是想借助中国传统文化和哲学中的人文精神来提升人的精神生活、道德境界，以抵御由于物质文明的高度发展而带来的拜金主义和拜物教，以及由此造成的人类的自我失落和精神空虚。张文儒先生认为，中国传统哲学中人文意识是道德意识、智力意识、虚静意识的整体，表现为重视人心（人的精神价值追求）和重视人力（人的体力、智力等人的实际价值追求）两种价值取向，不但要求人的作用能得到充分重视、人的聪明才智得以充分表现，还要求有一种人才脱颖而出的环境。吕晓华、余卫国等学者也都论及中国传统文化中的人文主义或人文精神。其中，吕晓华认为，中国文化始终贯穿着人文主义传统，其人文思想除了"天文""地理"以外，几乎囊括了人类社会的一切方面，而儒家人文思想之主要内容是以礼乐为中心的道德教化。在中国传统人文思想中，人在天地间的地位和作用得到了充分肯定，但人的价值不是以个体出现，而是以社会标示个人，人的价值概念的外延被扩展到了整个人类，这种价值概念所强调的是人对社会的义务与责任。

但是，西方的生命哲学主要是以具有浓烈理性主义色彩的传统哲学的反抗者和否定者的历史面貌出现的一种具有强烈非理性主义倾向的新哲学，其主旨在于张扬在它看来是受到了传统哲学所鼓吹和夸大了其价值的理性或理智的贬抑和压制乃至否定的体现生命价值的个性、人格和自由，故而刻意提高意志、情感、直觉等非理性因素在生命中的价值地位及其对理解生命的意义和把握生命的本质的作用，所以其新哲学在很大程度上不过是以一种新的认知系统来取代传统哲学的认知系统，在此意义上，它似乎为"生命关怀"提供了一套理解或把握生命的新方法——例如，声称"理智的特征就是天生不能把握住生命"的亨利·伯格森（Henri Bergson，1859—1941）的具有生物学倾向类型的生命哲学提供了一种依靠直觉来把握生命的方法；威廉·狄尔泰（Wilheim Dilthey，1833—1911）的具有历史-文化倾向类型的生命哲学则提供了一种以体验为核心概念的生命解释学方法。不过，就笔者对现代护理人文关怀的学术研究和生活实践所获得的理智和经验两方面的亲身感受而言，西方生命哲学中的这些方法就如同埃德蒙德·胡塞尔（Edmund Husserl，1859—1938）现象学的方法那样神秘而难以捉摸。

西方还有一种进化论类型的生命哲学，按照这种哲学对生命的理解，人的生命是在进化的过程中逐渐获得各种能力的，诸如行动能力、生物性的意识等都是生命适应性不断提高的表现。据安徽师范大学哲学系教授戴兆国研究，以进化论为代表的生命哲学总是力图将与生命有关的各种能力加以精确化的描述，以求得对生命本质的全方位把握。这种生命哲学的进路直接影响了西方生命文化的基本走向，即以科学性为最高指标的各种生命追求。显然，这种类型的生命哲学是难以给现代护理人文关怀提供什么有效方法的。戴教授还指出，与西方以进化论为核心的生命哲学的思维架构不同，传统儒家哲学则展示了另外一种生命哲学的思考方式，大致包含了四重理论维度：一是对宇宙生命根源的追问；二是对自然万物的生命状态的关切；三是对人的生命情态的反思；四是对人的存在意义的安顿。这四个方面相互依存，共同构筑起儒家生命哲学的大厦。戴教授认为，儒家生命哲学从多重维度提示了生命的圆满之道，那就是仰望星空、回护自然、践行仁道、安身立命，而这也是现代生命哲学需要不断迈进的途程。

戴兆国的上述中西生命哲学比较研究给我们以很大启示。在笔者看来，他的研究应是承接现代新儒家代表人物牟宗三、方东美的相关研究而来，因为牟宗三早就指出："中国哲学的主要课题是生命，就是我们所说的生命的学问。它是以生命为它的对象，主要的用心在于如何来调节我们的生命、运转我们的生命、安顿我们的生命。"方东美更是"博采中国先哲天人合一的智慧而镕融贯通之"而创建了"机体主义哲学"，这种哲学"是以生命为学问，而且是以实现生命永存为目标的"，因而"亦是中国哲学的一个缩写"。不过，按照蒋国保先生的观点，"方东美的哲学思想从思想渊源上讲，只能是以现代西方的生命哲学为主干，将生命哲学与儒家周易的'生生哲学'、佛家华严宗的'广大和谐'哲学以及怀德海的'机体主义'哲学相融合的产物"。所以，还不能简单地将它纳入"机体主义哲学"范畴，更不能简单地就说它是"中国哲学的一个缩写"。但是，方东美和其他新儒家人物都依靠会通和融合中西哲学来建造新哲学的理论创新方法，以及他（包括他的学生傅佩荣）和牟宗三都致力于接续传统的中国生命哲学创新的理论构思路向，都给意欲构建现代护理人文关怀理论的笔者以重大启发。

尤其是读了傅伟勋先生所著的《生命的学问》，笔者更加明确了自己的努力方向，其书中有如是之论："多年以前我读王阳明《传习录》卷三，至'无善无恶是心之体'等句，颇感困惑，对于当代新儒家老前辈到同辈的种种纯就儒家解阴阳的诠释方法也表示怀疑。等到两年半前因罹患淋巴癌再度入院手术，而在病床对于生死问题反思之际，忽然悟到阳明致良知教的源头……阳明通过自己的亲身生死体验，深深悟觉到，儒道佛就表面结构言，虽不同源亦不同路，但就深层结构言，却契接会通在心性体认本位的生死学（理论基础）与生死智慧（实践体悟）这一点，于此无有上下，不分高低……儒家道德的理想主义，到了阳明、龙溪的心学，有其心性体认本位的（超世俗道德的）生死学深化，（涉及生死智慧的）超世俗的高度精神性或宗教性成为世俗世间的人伦道德的本源或根基"。傅先生此段论述令笔者恍然觉悟：要建构现代护理人文关怀理论，须有一种能入得生死本相之堂奥的哲学智慧，而这种哲学智慧可溯源于中国古典哲学。

三、以照护为核心的护理人文关怀理论与实践

现代护理中的人文关怀是医护人员对患者及其家人的关怀和照护，这要求关怀主体对被关怀者的当下境遇有感同身受的体验，这种体验既包含了对自身生命或生与死的关切、体认和感受的自我意识，更包含了对他人生命或生与死的同情、关心、了解和感受的道德意识等。对于这种生命关怀意识，现代护理学界尚且缺乏深入的理论思考和非神学性的合理哲学诠释；而中国哲学在对宇宙生成、世界本体以及人在宇宙中的地位及其个体生命的意向性和规定性的探讨中恰恰表现出看重生命、执着生命的主体精神和思辨水平，从哲学功能和目的论的角度看，中国哲学就是人的哲学，它强调伦理实践，但也不缺乏形而上学的思辨；它对人的行为作过许多规定，但它更看重生命本身。

本书首先要探究的是人文关怀的"所以然之故"。这个"故"的第一要义在于：被关怀者为何值得关怀？这个问题涉及关怀者与被关怀者的关系。对关怀者而言，如何处理这种关系，首先取决于他们所要付出的关怀行为的性质，所谓"人文关怀"正是被用来限制和规定其性质的，即现代护理活动中医护人员对患者及其家人所应予的关怀被确定是属于"人文关怀"，亦即这种关怀被赋予了"人文"意义，从而获得了"人文性"。如此来限制和规定其性质，意味着肯定关怀者与被关怀者同属"人"的范畴，其关怀行为则属于"人文"范畴。这里，"人"所指称的对象（人文性关怀行为主体）与"人文"所指称的对象（人文性关怀行为）之间是一种"体"（本体）、"用"（现象）关系，在这种关系中，一方面是"体"

决定着"用","用"从属于"体",另一方面是"用"表现着"体","体"由"用"得以显现。由于这里的"体""用"关系是关于价值问题的文化知识领域中的一种关系,而非关于事实问题的科学知识领域中的一种关系,所以它在认知领域中表现为"明体达用"的文化逻辑次序,而非表现为如毛泽东所论"透过现象看本质"那样的科学逻辑次序。就"穷"人文关怀之理来说,所谓"明体达用","明体"是通过形上思辨来构造关于"人"(人文性关怀行为主体)的"所以然之故"的人本观念;"达用"是从一定的人本观念出发,根据这种观念并结合现代护理人文关怀的具体实践来确定"人文"的"所当然之则"(人文性关怀行为主体的应然操作程序和操作规则)。在生命哲学视域下,"人"是指一种生命存在,故"明体"就意味着围绕"人是什么"(生命是什么)的问题来观念地构造"人本论"(生命本体论)。

但是,回答了"人是什么"或"生命是什么",还不等于回答了"被关怀者为何值得关怀"的问题。后者还涉及:关怀者与被关怀者作为同类生命(人类)个体(个人),按其类本质来说,他们究竟应当是怎样一种关系?这是属于伦理学范畴的人性问题。这里,"人"所指称的是关怀者与被关怀者之间的"同类"关系,"人性"所指称的是关怀者与被关怀者之间的"同理"关系。从逻辑关系上说,因其"同类",所以他们才"同理"。"同类"意味着他们作为生命存在具有同源性,"同理"意味着他们因其同源而遵循相同的生命活动法则。故在生命哲学视域下,人性问题的本质是人类共同的生命活动法则问题。就现代护理人文关怀而言,被关怀者之所以值得关怀者关怀,这不仅是因为他们是"同类",更是因为他们"同理",其关怀行为不过是遵循其同类所当遵循的"理"而已,是其"理"所当然的行为。

因此,本书以"护理人文关怀哲学原理"作为上篇,围绕人文关怀的"所以然之故"来发掘中国古典哲学中关于"人"和"人性"的思想精华。探讨并阐述中国传统生命哲学中可以被归入"护理人文关怀哲学原篇"的内容,包含第一至三章。第一章"生命本体论"论述中国传统生命哲学的起源,以及其在儒道两家思想中的展开,探究并解答了人的普遍价值及其来源的问题。第二章"生命德性论"论述中国传统生命哲学对于人性的理解。人与万物都是起源于"天"或"道"的同类生命存在,需要遵循共同的生命活动法则,并在对待他人、他物的关系中,彰显出自身德性的本质。第三章"生命境界论"论述普遍性的生命本体与主体性的生命德性在个体身上充分展现后的圣贤人格与生命境界。儒道两家的"圣人观"成为人文护理的核心楷模,为护理人文关怀的精神价值确立了指引方向。

下篇是从现代护理人文关怀的"所当然之则"方面来探讨并阐述中国传统生命哲学中可以被归入"护理人文关怀实践方向"的内容,包含第四至七章。第四章"护理人文关怀修养论",论述了基于人性善恶论的儒家修养论和基于人性自然论的道家修养论。这些传统的修养论可以进一步指导护理人文关怀的实践操作,对于护理人员自身心态的调整以及护理人员帮助病患心态的调整都具有十分重大的意义。第五章"护理人文关怀层次论"论述中国传统生命哲学与马斯洛需求层次理论的有机联系。"义以养人"是与人的生理需要相应的、对人的生理需要起内在制约作用的人文之理;"仁以安人"是与人的安全需要相应的,以关怀生命安全、生活安定为本质内容的人文之理;"信以任人"是与人的社交需要相应的人文之理;"礼以立人"是与人的尊重需要相应的人文之理;"道以化人"是与人的自我实现需要相应的人文之理。第六章"护理人文关怀实践论"论述了护理人文关怀的发端、护理人文关怀的内核以及护理人文关怀的责任。通过博施济众以立德、循规守信以立命和慎独诚意以立身的方法来敬畏生命;通过移情、关怀、照护的方法来体认生命;通过致知、思诚、仁爱的天下情怀来守护生命。第七章"护理人文关怀评价论"从评价的哲学基础、指标体系与方法实践三个层面,系统论述了护理人文关怀评价的科学化与规范化路径,旨在为护理人文关怀的实践与研究提供理论依据和实践指南。

(李惠玲)

上篇

护理人文关怀哲学原理

　　"人文关怀"的逻辑前提在于肯定关怀者与被关怀者同属于"人",在此前提之下的"关怀"才是属于"人文"的关怀。这就是说,人文关怀的人文性质是由关怀者与被关怀者作为同类个体的共同本质(人的类本质)决定的。人的类本质,从人作为一种有生命的类存在物的本原或本体上看,就是所谓"人本";从人类区别于其他有生命的类存在物的特质或特性上看,就是所谓"人性"。然而,探讨人的生命原本的"人本论"和探讨人的生命特质的"人性论"便理所当然地构成了现代护理人文关怀理论的哲学基础。但是为本书题旨所限,本篇并非着眼于这个"哲学"(生命哲学)的"现代"之"新",而是着眼于它的"传统"之"本",即:不是要从"开新"方面去做文章,而是着力于"返本",从"人本论"和"人性论"两个方面来揭示中国传统生命哲学的内涵,为构建现代护理人文关怀理论奠定传统哲学方面的基础。

第一章

生命本体论

作为生命哲学的本体论，人本论是要从人类生命的起源上来探究"人是什么"的问题。对于这个问题的思考虽然从人类产生自我意识之时就已开其端，但只有当人类的自我意识发展到一定程度，其认识能力达到足以进行抽象程度很高的理论思维时，它才开始作为生命哲学的问题而呈现于人们的自我意识中。在中国古籍中，"生"与"命"最初是分开使用的。"生"最早见于殷代卜辞，其本义是指草木生发长出。至西周时，"生"开始有"生命"之义。"命"则由"令"字演化而来，其用法同于"令"字，为发号施令之义。春秋时期，人们开始将"命"与"生"联系起来进行思考，"命"遂有了"生命""性命"之义。严格说来，中国传统生命哲学（人本论）就是发端于这个时期，但它最初是以原始的宗教意识形态出现的。

第一节 先秦儒家的道德生命观

对生命的终极关切，对生命价值和意义的哲学思考，是先秦儒家一个基本的理论问题。孔子认为"天生德于予"，孟子认为"四端固有"，荀子则强调"化性起伪"，《易传》突出"大德生生"。这些思想构成了儒家的道德生命观。

一、孔子"天生德于予"的天德生命观

和西周以来的宗教天命观一样，儒家始祖孔子亦认为，"天"是万能的宇宙主宰，宇宙间一切运动变化都是由于"天"之所为，是"天命"使然。但是孔子指出，"天"具有"无言"的特性："天何言哉？四时行焉，百物生焉。天何言哉！"这个"天"与商代宗教观念中的"帝"形成了鲜明对照：卜辞云"甲辰，帝其令雨？"又云"王封（建）邑，帝若（诺）。""帝令""帝诺"都表明"帝"是个能说会道、好发号施令的人格神。而"天"有"何言哉"！"天"能使"四时行""百物生"，但却不是靠发号施令来实现的。

同时，"天何言哉？四时行焉，百物生焉。天何言哉！"还表明，较之于西周宗教天命观，孔子明确地提出了"天生百物"的观点。这个观点意味着，孔子之"天"具有宇宙本原意义，是一个宇宙本原论概念。所以，如果说在西周宗教意识中生命哲学还只是以天下

之人皆出于同一祖先"天"的胚胎形式存在的话，那么，到了孔子这里，生命哲学就真正具有了世界观意义而成为真正的生命哲学了，在这种哲学中，"天"不仅是天下之人（人类）的生命之源，更是天下万物一切生命的共同根源。

值得注意的是，记载孔子言行的《论语》中，有很多关于"气"的论述，诸如"屏气""辞气""食气"等。从孔子的有关论述来分析，其"气"主要是指作为人体血气精力的物质基础，是人的生命赖以存在的物质根据，人若无气则无生，故孔子乃有如是之论："君子有三戒：少之时，血气未定，戒之在色；及其壮也，血气方刚，戒之在斗；及其老也，血气既衰，戒之在得。"这就是认为人应该根据自己实际的年龄而进行相应的修己养生，以"三戒"来保证人的生理发展各个阶段其体内血气的正常运行。显然，孔子把血气正常运行看作身体健康的物质条件，毫无疑问，这意味着孔子是以"气"为构成生命的物质要素和生命存在的物质基础的。

从孔子"天生德于予"的话来看，似乎他认为"天"不但赋予了每个人以血气、充盈于体内的物质生命，还赋予了某些人（包括孔子在内的一些特殊的人）以道德生命。再联系其"性相近，习相远"的话来进行分析，似乎可以认为：在孔子来看，就"天"同时赋予物质生命和道德生命而言，人类个体之间本来是没有多大区别的，他们是既相异又相似的相近关系，故而为同类。

二、孟子"四端固有"的内烁生命观

孟子继承和发展了孔子的生命哲学思想，这主要表现在如下两个方面。

其一，在宇宙观上，孟子不是简单地具有孔子那种"天生百物"和"天生德于予"的思想，而是一方面宣称"诚者，天之道也。思诚者，人之道也"，另一方面又宣称"仁义礼智，非由外铄我也，我固有之也""恻隐之心，仁之端也；羞恶之心，义之端也；辞让之心，礼之端也；是非之心，智之端也。人之有是四端也，犹其有四体也"。这些论述表明，孟子的生命哲学主要不是从"天生百物"方面，而是从"天生德于予"方面继承和发展了孔子的思想；孟子不是泛泛地探讨万物从何而来和生命从何起源的一般生命哲学问题，而是着重于探讨人的道德生命从何起源的伦理哲学问题。在道德生命的来源问题上，孟子的思想也不是像孔子那样显得有些含混不清，而是观点非常鲜明：就像每个人生来就具有四肢，每个人也都具有天赋的德性（"四端"），这种德性是人的道德生命的根基所在。说到底，孟子哲学的根本内容正在于探讨怎样来培养这种天赋的道德根基，以便使人的道德生命发育成长的问题。

其二，孟子也认为，"气"是构成生命的物质要素——"气，体之充也"，但他又强调"夫志，气之帅也"，认为"夫志至焉，气次焉。故曰：持其志，无暴其气。何也？曰：'志壹则动气，气壹则动志也，今夫蹶者趋者，是气也，而反动其心。''敢问夫子恶乎长？'曰：'我知言，我善养吾浩然之气。''敢问何谓浩然之气？'曰：'难言也。其为气也，至大至刚，以直养而无害，则塞于天地之间。其为气也，配义与道；无是，馁也。是集义所生者，非义袭而取之也……'"。这就是说，在人的生命系统中，"志"（精神要素）

是决定"气"（物质要素）的。所谓"浩然之气"，其实就是由于"集义"而达到"志壹"而"动气"的境界所生产的生命之气，这种生命之气与其说像人们通常所认为的是一种精神之气，倒不如说是精神之"志"与物质之"气"高度统一而融为一体的东西，即精神之"志"因"集义"而达到"壹"（极度专一）的状态下，以"动"（流动或运行）于"天地之间"的体内外对流方式存在的"至大至刚"的物质之"气"。孟子强调人的生命系统中精神因素（"志"）对于物质因素（"气"）的决定作用，是与其重视人的道德生命的发育成长密切相关和高度统一的，其通过"集义"来"养吾浩然之气"的"养气"方法和为"知性""知天"而"尽心"的直觉方法，以及"寡欲""思诚""存夜气"等"养心""存心"的德性修养方法，都是服务于其培育人先天的道德根基以促使人的道德生命发育成长这一根本价值目标的。

三、荀子"化性起伪"的礼乐生命观

较之于孟子，荀子是从另一个方向继承和发展了孔子的生命哲学思想，其具体表现在如下几个方面。

其一，从"天生百物"方面继承和发展孔子的思想，提出了"天地合而万物生，阴阳接而变化起"的宇宙起源论，认为万物的生成与变化都是由于天地之间阴阳两种力量交互作用所引起的，这种自然力量的作用形式虽然不可见，但从万物的生成变化却可见其造化的神妙之功："列星随旋，日月递照，四时代御，阴阳大化，风雨博施，万物各得其和以生，各得其养已成，不见其事而见其功，夫是谓之神"。

其二，将孔子关于"气"为构成生命的物质要素和生命存在的物质基础的生命哲学观念发展为一种宇宙论思想："水火有气而无生，草木有生而无知，禽兽有知而无义；人有气、有生、有知，亦且有义，故最为天下贵也"。这里讲得非常明确："气"是构成无生命之物（水火）与有生命之物（草木、禽兽和人）的共同物质基元。

其三，继承和发展孔子和孟子关于道德生命的哲学观念，认为"义"是人作为一种生命存在所特有的、也是世界上最宝贵的东西，但荀子又并不像孟子那样认为人生来就具有"仁""义""礼""智"的道德根基，而是认为"礼义法度者，是生于圣人之伪，非故生于人之性也"。按照这种观点，对"圣人"以外的所有其他人来说，道德生命都是基于"圣人之伪"的成果"礼义"，通过他们自己后天学其可学和事其可事的主观努力的结果，换言之，人的道德生命本质上并非是天成地就的自然生命，而是人自我创造出来的文化生命。

四、《易传》"大德生生"的生化生命观

战国末期，随着人们认识的不断深入和系统化，人们对宇宙本原及生命起源问题的认识也不断地深入和系统化。在总结前人认识的基础上，儒家学者对宇宙本原及生命起源问题作了更为深入的探讨，并且把"元"的概念引入"气"的概念之中，借以说明宇宙本原和生命本原理论，其中，最具有代表性的就是《易传》。

《易传》在继承《易经》观点并吸取了先秦诸家各派的"气"论思想基础上，从新的高度及视角来讨论宇宙本原及生命起源的问题，而中国古代哲学关于世界本原以及生命本原的思维模式基本上就是由《易传》所奠定的，以此构成了中国哲学的基本特征。

　　对于宇宙万物的生成及其运动变化的规律，《易经》是以"阴""阳"为基础来展开说明的，并以此来解释人所做之事的吉凶成败等现象，以阳爻和阴爻这两个基本符号的排列结合的不同变化而创出八卦和六十四卦，借以说明世界万物与人的生命产生及演化的体系及哲学理论体系。《易传》发展《易经》的思想，把"乾"视为"天""父"，把"坤"视为"地""母"；把三个阳爻称为"乾"，把三个阴爻视为"坤"，也就是"阴""阳"两物。"乾坤其易之门邪。乾，阳物也；坤，阴物也。"《易传·系辞下》由"乾""坤"相互作用，即天地相合、父母的交互感应，而生出"震""巽""坎""离""艮""兑"，即雷、风、水、火、山、泽这三男三女，天、地与三男、三女合称为八卦。再由这八卦进一步演化出六十四卦，直至世间万事万物及人的生命形式生成。"大哉乾元，万物资始，乃统天。""雷以动之，风以散之，雨以润之，日以晅之，艮以止之，兑以说之，干以君之，坤以藏之。""鼓之以雷霆，润之以风雨。日月运行，一寒一暑。乾道成男，坤道成女。乾知大始，坤作成物。"乾坤可以说是天地在宇宙万物生化的过程中，是主导者，其他雷、风、水、火等则是辅助。因此，《易传》直接把天地当作生命的始基、本原："有天地，然后万物生焉，盈天地之间者唯万物。"

　　较之于从西周宗教天命论演化而来的孔子"天生百物"的宇宙论观念，《易传》"天地生万物"的宇宙论思想更强调了万物生成过程中"天"与"地"之间"一阴一阳"互相交感的微妙动力作用："天地感而万物生。""天地交而万物通也。""天地相遇，品物咸章也。"万物的生成是由于天地阴阳两种性质相反的自然力量相互感应、交通而成的。如果天地分开，万物就不会产生。"天地不交而万物不通也。""天地不交而万物不兴。"从生命哲学角度来看，从孔子到孟子再到荀子，他们都认为人的物质生命是由"气"所构成，而《易传》更认为构成物质生命的"气"包含"一阴一阳"两种性质相反（一刚一柔）的力量，是由于阴阳"二气感应以相与"，才使物质生命得以成立。故曰"刚柔者，立之本也"。所谓"天地之大德曰生"的道理，也正在于此。同时，《易传》还强调了"生生之谓易"，将宇宙间所发生的一切变化（"易"）都本质地理解为"生生"的生命运动过程，并且认为这个过程同样是"一阴一阳""刚柔相推"的结果："刚柔相推，而生变化。""刚柔相推，变在其中矣。"

　　总之，宇宙间万物的生成和变化作为"生生"的生命运动过程，都是由于"一阴一阳"的互相交感作用，此乃"一阴一阳之谓道"。此"道"乃是自然界的根本原理，也是这个世界作为一个"生生"大过程的自然物质生命的原理。被荀子视为人赖以自我创造其道德生命的必要条件的"礼义"，到了《易传》这里已不再被简单地理解为"圣人之伪"的成果，而是被理解为由"一阴一阳"之"道"所决定和支配着的整个自然界的物质生命运动大过程的必然产物："有天地然后有万物，有万物然后有男女，有男女然后有夫妇，有夫妇然后有父子，有父子然后有君臣，有君臣然后有上下，有上下然后礼义有所错。""礼义"所体现的不过是这一生命大过程中"天尊地卑"的根本自然秩序。"夫乾，天下之至健也……夫坤，天下之至顺也。""乾，健也。坤，顺也。"所以，"天尊地卑"的自然秩序体现在天地运动过程中，也就是"天行健""地势坤"的运动规律。而把握住了这个自然规律并遵循其规律来决定自己行为的君子，则具有"自强不息"和"厚德载物"的精神，《易传》所提倡的这种君子精神便是其生命哲学所开示于人的道德生命的灵魂。显然，这种精神的获得过程不再是像孟子所说的那种"求放心"或"存心"的内省式"良知""良能"之自我发明过程，而是"仰以观于天文，俯以察于地理，是故知幽明之故"，达到通乎"一阴一阳"之"道"而"能弥纶天地之道"，从而在思维和行动上"与天地准"，使自己臻于"与天地合其德，与日月合其明，与四时合其序，与鬼神合其吉凶，与天地合其德"的"大人"境界，这是一个外求知识和行其所知的理性认识过程和道德实践过程。从这个意义上讲，《易传》的生命哲学有与荀子相契合者，即和后者一样，也是把人的道德生命本质地理解为由人自我创造出来的文化生命。

第二节　汉代儒家的气化生命观

汉代儒学在董仲舒等人的努力下成为统治阶级意识形态，但相对先秦儒学而言，已经发生了明显的变革。"论成德问题时，先秦儒学重视内在心灵的自觉，重视道德主体性，汉儒重视外在的规范秩序；先秦儒学由内在心性体证天道，汉儒相信天人感应之说，多杂阴阳五行宇宙图式的论述架构。"

一、董仲舒"人本于天"的感应生命观

汉代对生命起源论述较为详尽而具体的哲学家是董仲舒。董仲舒首先提出了"元"的概念，他说："《春秋》变一谓之元，元犹原也……元者为万物之本，而人之元在焉，安在乎？乃在乎天地之前。""《春秋》谓之一元之义，一者，万物之所以始也；元者，辞之所谓大也。谓一为元者，视大始而欲正本也。"

"元"是指万物的本原，董仲舒相信万物和人类有一个共同本原，这个本原在时间上应是"在乎天地之前"。这里与"地"并称的"天"是指自然之天，但董仲舒同时又提出了一个与自然之天相对而超越自然之天的"天"，并称后者为"百神之大君""群物之祖"，认为这个至高无上的"天"是有意志的宇宙主宰。据他说，宇宙的生成过程是这样的："天地之间有阴阳之气"；阴阳二气分而成木、火、土、金、水五行；由于阴阳分合与五行相生（木生火，火生土，土生金，金生水，水生木）和相胜（金胜木，木胜土，土胜水，水胜火，火胜金），从而产生万物。在这个过程中，阴阳、五行的变化，万物的产生，都是由"天"所主宰，是"天意"的体现和"天"的有目的的活动。他说："天地之生万物也，以养人，故其可食者以养身体，其可威者以为容服"；"天之生人也，使之生义与利，利以养其体，义以养其心"；"天生民性，有善质而未能善，于是为之立王以善之，此天意也"。

至于天人之间的关系，董仲舒则借助于《公羊春秋》"五其比，偶其类"的主观类比方法来说明"天人相副"的道理。他论证说：人有骨节，天有时数；人有耳目，天有日月；人有空窍理脉，天有山谷河流；人有五脏，天有五行；人有四肢，天有四时；人有视（醒）瞑（眠），天有昼夜；人有刚柔，天有冬夏；人有喜怒哀乐，天有春秋冬夏；人有心计，天有度数；人有德行，天有天理；如此种种。所有这些方面，都是"天人同有之"，故"以类合之，天人一也"。由此董仲舒得出结论道："人之为人，本于天，天亦人之曾祖父也，此人之所以乃上类天也。"

值得一提的是，董仲舒在论证万物与人类同源于"天"的时候，还杂以"元气"之说，认为"元气"是对于人类具有祥瑞意义的正气，而与之相对，天地之间还有一种对于人类具有不祥意义的邪气——董仲舒称之为"贼气"。董仲舒认为，如果人间君主能遵行"王道"，则天地之间就会充满和顺吉祥的元气；反之，当人间君主离开"王道"而采取不正当的治国行为时，天地之间就会出现不祥的邪气："《春秋》何贵乎元而言之？元者，始也，言本正也。道，王道也。王者，人之始也。王正则元气和顺，风雨时，景星见，黄龙下；王不正，则上变天，贼气并见。"董仲舒的"元气"概念固然不具有生命本源论意义，但对后世产生了深远影响。就这个概念对董仲舒自己的生命哲学而言，也具有重要意义，例如他说："天德施，地德化……天气上，地气下，人气在其间……故莫精于气，莫富于地，莫神于天。天地之精所以生物者，莫贵于人。"这里所谓的"天地之精"实际上是指天地之间的正气即"元气"而言，董仲舒认为，由于人是禀天地之正气而生，所以万物之中，人最为高贵。

二、王充"物偶自生"的气禀生命观

针对董仲舒宇宙起源论中的神学目的论思想，东汉哲学家王充提出了批判：

> 儒者论曰："天地故生人。"此妄言也。夫天地合气，人偶自生也。犹夫妇合气，子则自生也。夫天不能故生人，则其生万物亦不能故也。天地合气，物偶自生矣。

凭什么说人与物都是"自生"（自然而然产生）而非出于天的故意呢？王充道："天之行也，施气自然也。""何以（知）天之自然也？以天无口目也。案：有为者口目之类也。口欲食而目欲视，有嗜欲于内，发之于外，口目求之，得以为利欲之为也。今无口目之欲，于物无所求索，夫何为乎！"然则，根据什么来判定天无口目呢？曰："何以知天无口目也？以地知之。地以土为体，土本无口目。天地，夫妇也，地体无口目，亦知天无口目也。使天体乎，宜与地同；使天气乎，气若云烟。云烟之属，安得口目？""如谓天地为之，为之宜用手，天地安得万万千千手，并为万万千千物乎？"

总之，"谓天自然无为者何？气也。恬淡无欲，无为无事者也""天动不欲以生物，而物自生，此则自然也。施气不欲为物，而物自为，此则无为也"。王充认为，天和地一样都是含气的自然物，"夫天者，体也，与地同""天地，含气之自然也"。而且这个含气的自然世界是无限的，"天去人高远，其气茫苍无端末"。万物是因天气与地气上下相互交感而产生，"天复于上，地偃于下，下气蒸上，上气降下，万物自生其中间矣"。天体运行，天象变化，都是自然而然的过程，例如"日朝出而暮入，非求之也，天道自然"。这种自然过程是不受人事影响的，"天道自然，人事不能却也"。天象变化是由其自然的原因造成的，而与人事无关，譬如"久雨不霁，试使人君高枕安卧，雨犹自止；止久至于大旱，试使人君高枕安卧，旱犹自雨。何则？阳极则反阴，阴极则反阳"。故"寒温之气，系于天地，而统于阴阳，人事国政，安能动之？"。同样，自然灾害也与人事无关，王充说："仁惠盛者，莫过尧、汤，尧遭洪水，汤遭大旱。水旱，灾害之甚者也，而二圣逢之，岂二圣政之所致哉？天地历数当然也。以尧、汤之水旱，准百王之灾害，非德所致。"既然尧、汤时代的水旱之灾不是政治造成的，那么其他时代的所有自然灾害也都不是由政治引起的。自然灾异现象如同人因"血脉不调"而生疾病一样，是由于"风气不和"引起的，决非老天因人间有政治灾异而对人君提出的所谓"谴告"；人间的政治灾异就像人在烹饪和酿酒时由于烹调不当和酿制失误而导致恶味一样，是由于人为原因造成的。至于《纬书》上所说"圣王受天命时，天先出现祥瑞，如文王有赤雀之瑞，武王有白鱼之瑞"，王充指出："自然无为，天之道也。命文以赤雀，武以白鱼，是有为也。"他认为这种现象不过是自然界的巧合而已："文王当兴，赤雀适来；鱼跃鸟飞，武王偶见：非天使雀至白鱼来也。"

　　王充认为人与物一样，也是禀受天地之气而生："人生于天地也，犹鱼之于渊，虮虱之于人也，因气而生，种类相产"。故人的自然属性与物无异："人，物也。物，亦物也。虽贵为王侯，性不异于物"。人之所以贵于物，是因为人有知识、智慧："人，物也，万物之中有智慧者也"；"天地之性人为贵，贵其识知也"。人所以有智慧，则是由于人禀受了元气中最精微的部分："人之所以生者精气也"。其"精气"中含"五常（指仁、义、礼、智、信）之气"，所以人有智慧："人之以所聪明知惠（慧）者，以含五常之气也"。但是，"五常之气"必须依附于有形体的"五藏"（指肝、心、肺、肾、脾），人才能有智慧："五常之气所以在人者，以五藏在形中也。五藏不伤，则人智惠；五藏有病，则人荒忽，荒忽则愚痴矣。人死五藏腐朽，腐朽则五常无所托矣。所用藏智者已败矣，所用为智者已去矣"。总之，"精神本以血气为主，血气常附形体"。因此，精神必须依赖于形体："形须气而成，气须形而知。天下无独燃之火，世间安得有无体独知之精？"在王充看来，健全的形体只是人的知识、智慧赖以产生的先天的物质条件，现实的知识、智慧的产生更必须依赖于人后天的学习。他说："人才有高下，知物由学，学之乃知，不问不识。"他断然否认有所谓"生而知之"者，指出："天地之间含血之类，无性（生）知者。"他特别强调"所谓圣者，须学以圣"，认为圣人只不过是比一般人聪明，智能上也胜过贤者，故在学习过程中"圣人疾，贤者迟；贤者才多，圣人知多"，然其"所知同业，多少异量；所道一途，步骤相过"。他坚决反对在认识问题上神化圣人，指出："儒者论圣人，以为前知千岁，后知万世，有独见之明，独听之聪，事来则名，不学自知，不问自晓，故称圣，则神矣……曰：此皆虚也。"

第三节　宋明新儒家的性理生命观

一般称宋明儒学为"宋明理学",是儒道两大学派资源和思想传统在宋元明时期的整合。这一时期是儒学的复兴时期,在思想史上被称为新儒学。新儒学有别于汉代儒学,前者强调微言大义,后者着重于章句训诂。宋明新儒学强调通过内圣开展外王的思想,将道德生命视为真正的生命。

一、张载"太虚即气"的元气生命观

张载在总结前人元气论、气化论思想成果和经验教训的基础上,提出了"太虚即气"的思想,并以"太虚"作为宇宙的本体。

"太虚"概念始出先秦。"太"本意为至高至大;"虚"则指无形空间。《庄子·知北游》有"不过乎昆仑,不游乎太虚"的说法,这里所讲的"太虚"是指广袤无垠的太空。唐代哲学家柳宗元也提到"太虚"这个概念:"规毁魄渊(引者按:'规'指日;'魄'指月),太虚是属;棋布万荧(引者按:指星体),咸是焉托。"这是说日月星辰都存在和运行于太空之中。

张载所说的"太虚",有广狭二义:广义的"太虚"与"天"同义,所谓"由太虚,有天之名",而"天"或"太虚"则是指"至大无外""包载万物于内"的整个宇宙空间。在这个无限的宇宙空间中存在着什么东西呢?张载说"天惟运动一气",除了运动着的气之外,什么都没有。张载认为,气有两种存在状态:一种是无形之气,他称之为"太虚",这是狭义的"太虚"。他说:"太虚无形,气之本体。"这句话从表面看好像是说,太虚是"本体",气是"现象"。过去曾经有人作这样的解释,这实在是一种误解。张载所谓的"本体",不同于西方哲学中所谓的"本体"(与"现象"相对),它的含义是本来状态。张载认为,无形的太虚就是原始状态的气。气的另外一种状态是有形的万物。张载认为,有形的万物是由无形的太虚变化而来的。他说:"太虚不能无气,气不能不聚而为万物,万物不能不散而太虚。"他还举例来说明气的这种聚散的变化:"气之聚散于太虚,犹冰凝释于水,知太虚即气则无无。"太虚从本性上说也是气,而非绝虚之"无"。

在张载看来,太虚与万物不过是同一实体气的不同表现形式,它们只有"隐""显"之别,而无"有""无"之分。何谓"隐"?何谓"显"?张载说:"显,其聚也;隐,其散也。"这里的"其"是指气。气聚而为万物是显,散而为太虚是隐。无论是显还是隐,其实质都是气。有形的万物是气的凝结状态,因此,"气之为物,散入无形,适得吾体;聚为有象,不失吾常""气本之虚则湛一无形,感而生则聚而有象"。就是说,太虚虽然无形,但却不是空无,只是气的本性就是虚,所以叫太虚。这就告诉人们,"气聚则离明得施而有形,气不聚则离明不得施而无形。方其聚也,安得不谓之客?方其散也,安得遽谓之无?故圣人仰观俯察,但云'知幽明之故',不云'知有无之故'。盈天地之间者,

法象而已；文理密察，非离不相睹也。方其形也，有以知幽之因；方其不形也，有以知明之故"。有形可见的"离明得施"的东西是气之聚，是有；无形的不可见的"离明不得施"的东西是气之散。也就是说，世界是实在之"有"的世界，不是虚空之"无"的世界。万事万物只有幽明的不同，没有空如的境界。

张载用"气"这个物质实体，说明整个世界的物质统一性、实在性和永恒性。他提出了"一于气"的观点，"神，天德，化，天道。德，其体，道，其用，一于气而已。'神无方，易无体'，大且一而已尔"。世界是统一于"气"，由"气"生化而来。

然则，"一气"如何化生万物？张载用"一物两体"来说明这个问题。张载认为，事物之所以能够不断运动变化，是由于"太虚之气"中阴阳二气相互作用的缘故。他把阴阳二气相统一的气称为"太和"之气，"太和"之气的本性就是运动变化："太和所谓道，中涵浮沉、升降、动静、相感之性，是生氤氲、相荡、胜负、屈伸之始。其来也几微易简，其究也广大坚固。起知于易者乾乎！效法于简者坤乎！散殊而可象为气，清通不可象为神。不如野马、氤氲，不足谓之太和。""气块然太虚，升降飞扬，未尝止息。《易》所谓'氤氲'，庄生所谓'生物以息相吹''野马'者与！此虚实、动静之机，阴阳、刚柔之始。浮而上者阳之清，降而下者阴之浊，其感遇、聚散、为风雨，为雪霜，万品之流形，山川之融结，糟粕煨烬，无非教也。"

张载认为，任何事物都是"一"与"两"的矛盾统一体。"一"是指矛盾双方共居于一个统一体，"两"是指统一体中的两个矛盾方面。"一"包含"两"，因此能变化莫测；"两"复归于"一"，故能发展变化无穷，"一物两体，其太极之谓与，阴阳天道，象之成也；刚柔地道，法之效也；仁义人道，性之立也。三才两之，莫不有乾坤之道。""地所以两，分刚柔男女而效之，法也；天所以参，一太极两仪而象之，性也。一物两体，气也。一故神，两故化，此天之所以参也"。

"太虚""太极"的本质是"一物两体，气也"，由气所化生的自然生命也是这个道理，就是说，事物既有矛盾对立的"两"，又有矛盾双方共居于一个统一体中的"一"。"两"与"一"是既彼此对立，又彼此统一的。没有对立的"两端"相感，就没有统一体"一"的相合，这就是"二端，故有感"；同样，没有统一体中的"一"的相结合，对立两端的相互作用就不可能存在，这就是"本一，故能合"。所以说"感而后有通，不有两则无一"。

张载把"太虚即气"的气化论与"一物两体"的矛盾观结合起来，用以说明生命的本原，形成其独特的生命本体论。

二、朱熹"理气分举"的超越生命观

理学奠基者张载以"气"的聚散来解释宇宙万物的变化和生命的生灭现象，并用"气"所包含的阴阳交感互动来解释这种变化和生灭现象的原因，二程（程颢、程颐）则进一步用"理"来解释阴阳二气交感互动的所以然之故，他们说："有理则有气，有气则有数。鬼神者，数也；数者，气之用也。"也就是说，是由于阴阳二气神妙莫测的交感互动作用才导致了万物的产生,而阴阳二气之所以会有这种神妙作用,则是由"理"决定的。这样,他们就把万物变化和生命生灭的终极原因归结于"理",由此确立了"理"的宇宙本体和生命本体地位。二程的这种本体论思想为朱熹所继承和发展。

朱熹首先就二程所谓的"有理则有气"展开了"理""气"先后关系的讨论,他说:"先有理,后有气邪;后有理,先有气邪?皆不可得而推究。然以意度之,则疑此气是依傍这理行,及此气之聚,则理亦在焉。""理与气本无先后之言,但推上去时,却如理在先,气在后相似。""此(理气)本无先后之可言。然必欲推其所从来,则须说先有是理。""以本体言之,则有是理然后有是气;而理之所以行又必因气以为质也。"

> 若论本原,即有理然后有气(故理不可以偏全论);若禀赋,则有是气而后理随以具。(故有是气则有是理,是气多则是理多,是气少则是理少,又岂不可以偏全论耶?)

这里,朱熹从两个不同的角度来论述理气关系:从宇宙本原上说是理先气后,理是第一性的;从宇宙构成上说是理随气而具,理气不分先后,他如此解释道:"先有理后有气耶?后有理先有气耶?皆不可得而推究。然以意度之,则疑此气是依傍这理行,及此气之聚,则理亦在焉。"可见,他说理先气后的理由是在于"气是依傍这理行"。这就是说,气自身不具有能动性,它必须以理作为其运动的根据。《朱子语类》载:"问:'屈伸往来,气也。'程子云'只是理,何也?'曰:'其所以屈伸往来者,是理必如此。'"朱熹认为,气之聚而形成万物的动力是来自于理。"理有动静,故气有动静。或理无动静,则气何自而有动静乎?"这里,理是推动者,气是被动者。但理本身并不是动静的载体,而是动静之载体的气。理是个不动的推动者,它通过气的运动来显示自己存在:"阳动阴静(引者按:指阴阳之气之变化),非太极(引者按:指理)动静。只是理有动静,理不可见,因阴阳而后知,理搭在阴阳上,如跨马相似。"基于对理气关系的这种看法,朱熹提出了"以理为本"的生命本体论:

> 天地之间有理有气。理也者,形而上之道也,生物之本也。气者,形而下之器也,生物之具也。是以人物之生必禀此理然后有性,必禀此气然后有形。

理与气都是先于万物而存在的,万物是由于气受理的推动所造成,在其生成过程中,理构成万物之性,气构成万物之形。一种生命存在必须兼禀理和气才能成为现实的生命存在。朱熹对于人类的生成和繁衍,曾有如下论述:

> 天地之初，如何讨个人种？自是气蒸（引者按：或作"凝"）结成两个人后，方生许多万物。所以先说"乾道成男，坤道成女"，后方说"化生万物"。当初若无那两个人，如今如何有许多人？那两个人便如而今人身上虱，是自然变化出来。《楞严经》后面说，大劫之后，世上人都死了，无复人类，却生一般禾谷，长一尺余，天上有仙人下来吃，见好后，只管来吃，吃得身重，遂上去不得，世间方又有人种。此说固好笑，但某因此知得世间却是其初有个人种如他样说。
>
> 是人物之始，以气化而生者也。气聚成形，则形交气感，遂以形化，而人物生生，变化无穷矣……然阴阳五行，气质交运，而人之所禀独得其秀，故其心为最灵，而有以不失其性之全，所谓天地之心，而人之极也。然而生于阴，神发于阳，五常之性，感物而动，而阳善、阴恶，又以类分，而五性之殊，散为万事。盖二气五行，化生万物，其在人者又如此。自非圣人全体太极有以定之，则欲动情胜，利害相攻，人极不立，而违禽兽不远矣。

生命既然是由阴阳二气自然化生而来，生命的逝去当然也与阴阳二气有关。对此，朱熹指出："能原其始，而知所以生，则反其终而后知所以死矣。"其意思一目了然：推原生命之始，便能了然生命如何产生与形成；而反观其终，生命的离去也就可以为人所知了。生命的始终不过是气之聚散而已。在朱熹看来，生与死不过是生命流程中的两个阶段而已，不过是大化的流行而已，生与死都是自然而然的现象。但是，朱熹认为，在生命的自然流转过程中，蕴蓄于其中的天理则是人类个体生命至高无上的价值追求与行为准则。他说："天下之物则必各有所以然之故，与其所当然之则，所谓理也。"所谓事物之理，就是指事物的"所以然之故"和"所当然之则"。这里，"所以然之故"，是指客体事物的原理；"所当然之则"，则指主体行为的准则。前者是认识论意义上的必然之理；后者是实践论意义上的应然之理。但此二者又是相通的：当必然之理为人所把握而变成指导其行为的准则时，它也就成为应然之理了。朱熹认为，所谓"穷理"，就是要把握这两个方面的道理。他说："穷理者，欲知事物之所以然与其所当然者而已。知其所以然，故志不惑；知其所当然，故行不谬。""志不惑"，即思想明白；"行不谬"，即行动正确。"穷理"即认识之目的，就是为了达到思想明白，行动正确。在朱熹看来，天理是至善至纯的，它理应是人们极力追求并以此自律的道德准则，而世道人心之所以不能至纯至善，是由于人所固有的至善天理为后天的物欲所染蔽而不得彰显，故若要回归于作为生命本体的天理，唯有通过穷理，以祛除物欲，泯灭己私。"人之一心，天理存，则人欲亡；人欲胜，则天理灭，未有天理欲夹杂者。""学者须是革尽人欲，复尽天理，方始是学。"这个"学"的过程便是要"立人极"，使人从那理气所禀之独得其秀的最灵之心得以保全，因为这灵秀之心乃是人的天命之性，亦即人的生命本体之所在。

三、王守仁"心外无物"的主体生命观

在宋代理学中,无论是以张载为代表的气本论,还是以朱熹为代表的理本论,其究天人之际,都是讨论天人之间的事实关系,并根据对其事实关系的判断来确定其应然的价值关系,而王阳明作为明代理学的杰出代表,其心本论则是直接讨论天人之间的价值关系,在这种关系中,人是处于天人之际中心地位的主体。在这种心本论看来,这个主体归根到底不过是主宰着人的"心"罢了,因此,它所讨论的天人之间的价值关系,也就被归结为心物之间的价值关系了。

王阳明的心本论之讨论心物之间的价值关系乃是立基于"心即理"的思想。何谓"心"?何谓"理"?他说:

> 这视听言动皆是汝心:汝心之视,发窍于目;汝心之听,发窍于耳;汝心之言,发窍于口;汝心之动,发窍于四肢。若无汝心,便无耳目口鼻。所谓汝心,亦不专是那一团血肉。若是那一团血肉,如今已死的人,那一团血肉还在,缘何不能视听言动?所谓汝心,却是那能视听言动的,这个便是性,便是天理。有这个性才能生。这性之生理便谓之仁。这性之生理,发在目便会视,发在耳便会听,发在口便会言,发在四肢便会动,都只是那天理发生,以其主宰一身,故谓之心。

在王阳明看来,"心"不仅是那个身体中那颗跳动的肉团之心,而且还是身体各种官能,诸如视听言动的主宰,所谓"身之主宰便是心"。而"心"最本质、最核心的内涵是天理的主宰:"心虽主乎一身,而实管乎天下之理矣。"一言以蔽之,"心即理"也。在这里,"心"兼具感性存在与理性存在两个基本特征,所以它同时具有主体与本体的双重属性。

在阳明心学发展后期,他以"良知"的范畴来指代"心"的概念。"良知者,心之本体",而"心者身之主也,而心之虚灵明觉,即所谓本然之良知也""吾心之良知,即所谓天理也"。可见,良知是天理在个体生命之上的体现,是生命主体自我意识、行为准则的先天依据,所谓"尔那一点良知,是尔自家底准则"。

王阳明"心即理"之说原是针对朱熹"性即理"之说而提出的。朱熹强调"心统性情",认为"心"是天理与人欲的统一体,但是王阳明不同意这个观点,他说:"晦庵谓:'人之所以为学者,心与理而已。'心虽主乎一身,而实管乎天下之理,理虽散在万事,而实不外乎一人之心。是其一分一合之间,而未免已启学者心理为二之弊,此后世所以有专求本心,遂遗物理之患,正由不知心即理耳。夫外心以求物理,是以有暗而不达之处。"正因为如此,也就不可以到心外去求物之理。对此,王阳明更提出"心外无物"说来加以论证。《传习录》记载:

> 先生游南镇，一友指岩中花树问曰："天下无心外之物，如此花树，在深山中自开自落，于我心亦何相关？"先生曰："你未看此花时，此花与汝心同归于寂。你来看此花时，则此花颜色一时明白起来，便知此花不在你的心外。"

以常人的视角来看，王阳明"心外无物"的主张自然是颇有问题，这正如他的朋友所发出的疑问，岩中花树在山间自开自落，眼前这自开自落的花树就在我心之外，如何说"天下无心外之物"呢？但是，王阳明的实际意思是，在生命主体没有见到岩中花树时，岩中花树与主体之心都处在同一状态，那便是"寂"的状态；而当两者不期而遇，彼此相对时，岩中花树与主体之心便"一时明白起来"，也就是说，在见到彼此的瞬间各自都实现了由"寂"向"显"的转换。换言之，当岩中花树以纯粹客观性存在的时候，它就处在一种"寂"的状态，同样地，主体之心呈现出来的也是"寂"的存在。但是，这种状态不是绝对，而是相对的，客体与主体在俱"寂"的同时蕴含着向"显"转换的可能性。岩中花树在没有映入主体眼帘之前，处在一种"寂"的状态，而一旦花树进入主体的视野，在实现由"寂"向"显"、由静向动转换的同时，成为主体观照的对象，岩中花树与主体之心关系情境瞬间形成，如此一来，岩中花树又岂在尔心之外呢？这就是王阳明所谓的心外无物。

王阳明心外无物思想的价值就在于告诉我们，任何事物的客观存在状态只有在一种特定的关系情境中才能展开，也只有在这种特定的关系情境中，生命主体才有可能去了解、认识客观事物的当下存在，从而因应客观事物的当下存在，做出与之相应的调整。这是一般意义上的心物关系论，显然，王阳明还有更深层次的追求。

所谓心外无物，心中映射之物除去岩中花树，还应包含天下万物。在王阳明，就是要以这颗涵纳天下万物之心来建构主体世界，成就圣人，书写生命的不朽。如果说孟子是以扩充仁、义、礼、智四端之心来成就圣人的话，那么，王阳明要做的则是尽可能地扩展仁爱之心，通过主体的生活实践与道德实践，将天下万物容纳到个人的主体世界中来，如此一来，主体之心便能与天下万物相关，与百姓的生活相关，这就是心外无物的圆融的生命境界。主体世界唯有达到心外无物的境界，自我价值才能实现，生命的意义也才能彰显。

王阳明的心学理论，尤其是他的心外无物的生命观对当下的人文护理颇具启发意义。护理人员与护理对象之间的关系，诚如阳明学说中岩中花树与主体之心之间的关系，而护理对象唯有似岩中花树一般纳入护理人员"心"中，护理的人文意义也才能落在实处。

第四节　道家的自然生命观

张岱年先生在1981年再版的《中国哲学大纲》一书中，曾肯定中国古代哲学中的"本根论"相当于西方的本体论。鉴于"本根"一词最早见于《庄子·知北游》且有其特定内涵，本文将先秦道家老庄的生命本体论称为"生命本根论"，意指这种本体论所探讨的生命本体是道家语境中的生命本体，即生命之本根。由于道家对生命本根的探究是把人这一生命存在形式放置于无限的时空，即庄子所说的"至大之域"来进行的，所以，道家的生命本根论是从属于其宇宙本根论的，本质上也是一种宇宙本体论。在老庄看来，生命产生的终极根源是"道"。但是，仅仅有"道"，生命不足以生成，还必须有"德"。"德"是生命存在的直接依据，只有"道""德"兼备，生命才能得以产生。从这个角度来看，先秦道家的生命本根论的基本理论内容就体现在其道德论中。

一、老子"道生德畜"的抱朴生命观

老子对生命本原的阐发与论述是从论"道"开始的。《老子》中"道"有两种意义：一种意义是指运动法则，如"天之道""人之道"，分别指自然运动法则和人类活动法则；另一种意义是指宇宙本原，如说："有物混成，先天地生。寂兮寥兮，独立而不改，周行而不殆，可以为天下母。吾不知其名，字之曰道，强为之名曰大。"作为"天下母"（即宇宙本原）的"道"，因其混沌未分，故亦称之为"一"；又因其最为原始，也称之为"朴"。在《老子》书中，上述两种意义的"道"常常混用，不加区分。但"道"作为老子哲学的最高范畴，它的基本意义是确定的，即它是指宇宙本原。用老子自己的话来说，"道"既是"万物之始"，又是"万物之母"。"万物之始"是强调"道"的"先天地生"，是宇宙的开端；"万物之母"则是强调万物皆由"道"而生，所谓"道生一，一生二，二生三，三生万物"。

然则，"道"是怎样成为世间万物的母体，又是如何成为生命本原的呢？其理论依据何在？对于这些问题，老子都有相关的论述。其曰："道者，万物之奥。"万物的生成与变化的奥秘全在"道"中，故曰"玄之又玄，众妙之门"也。又曰："道冲，而用之或不盈。渊兮，似万物之宗。""道"虽然虚空无形，却蕴藏着用之不竭的生命创造力，正是这无穷的生命创造力，才使它成为万物生命的源泉，从而也就好像是万物的老祖宗了。老子运用类比手法来表述"道"对万类生命的本源性、创生性，不仅称"道"为"天下母""万物之母"，还称之为"谷神""玄牝"："谷神不死，是谓玄牝。玄牝之门，是谓天地根。绵绵若存，用之不勤。""谷神"是用来说明"道"作为虚空无形的存在具有玄妙不测的创生作用，老子更以"不死"来描述"道"的创生作用具有永恒不息的特性，这种特性也是"道"作为永不枯竭的生命源泉之根据所在。正是由于"道"具有这种可以使生命源源不断地从这里产生的无穷创生力，所以老子又以"玄牝"来比喻之，以形象地说明"道"乃万类之生命之所出者，由此直接论证了"道"对于万类生命的创生性、本原性。

但是，也正如母生子、牝生崽一样，其生下了子、产下了崽，并不意味着就是完成了生命的创生过程，其子、其崽还需要养育才能生长，既然老子把"道"与万物比作母子、牝崽关系，则很自然也会想到万物由"道"而生之后如何生长的问题。对于万物究竟如何生长的问题，老子是用"德"来说明的。

"德"是老子生命哲学中仅次于"道"的重要概念。在儒家典籍或是一般古代文献中，

"德"属于伦理学范畴,指"道德""品德"。但在道家典籍中,"德"的主要意义并不是伦理学的,而是哲学的。在老子哲学中,"德"是介于"道"与人及物之间的一个范畴,其内涵是指万物尤其是人得于"道"的生命力以及由此而形成的各自的内在本质,是"道"的生命力在现实生命体中的体现。老子说:

> 道生之,德畜之,物形之,势成之。是以万物莫不尊道而贵德。道之尊,德之贵,夫莫之命而常自然。故道生之,德畜之,长之育之,亭之毒之,养之覆之。生而不有,为而不恃,长而不宰,是谓玄德。

在这里,老子具体说明了万物生命的形成过程:首先,是"道"发挥其创生作用而创生万物;其次,是"道"将养育万物而使万物得以成活生长的能力赋予万物本身,使万物都具有自我生长的能力,这种由"道"所赋予而为万物所得并寓于万物之中的自生能力,即是老子所谓的"德";再次,是"德"与物质因子相结合而产生形体;最后,正是由于万物所处的环境即"势"的作用,才使万物最终成为现实的生命体。这里老子虽然提到了除"道"以外对万物生命各有不同影响的几种因素——"德""物""势",但对"物"与"势"并无更具体的说明,故其意义便显得含混不清,尤其是其中的"物"与后面所说的"万物"之"物"在语义上究竟有何区别,我们无从知晓;但是,后面"德畜之,长之育之,亭之毒之,养之覆之"的话表明,在"德""物""势"三个因素中,"物"与"势"对生命的作用是可以忽略不计的,关键是"德"的作用,如果离开了"德"对生命的畜养等作用,生命就无法持存,这是毫无疑问的。

由于老子把"道"比作"母""牝",故由"道"产生出来的一切自然存在物就都被赋予了生命意义,从而也都被当作不同的生命体来看待,而不管在我们看来它们是否都属于生命存在。在老子看来,宇宙间的一切现象都是生命现象,其总根源是"道",而"德"是各种生命赖以成活和生长的根据,所以老子才说"万物莫不尊道而贵德"。"道"之所以"尊",是由于万物皆由于"道"而生,它就像万物的老祖宗("似万物之宗"),自然"万物莫不尊道";而"德"之所以"贵",则是因为万物必须依靠"德"这种来自于"道"的自然力量,才能持续生存和成长,所以万物必须不断地从"道"那里获取这种自然力量。老子提倡"从事于道",强调"有德""同于德""含德之厚",使"常德不离",就是要人注重生命内涵的修养,保持自己内在的生命力;其主张"重积德",使"常德乃足",就是要人不断地自我充实生命力,以常保其生命力的旺盛。在老子看来,只有生命力旺盛,才能使生命"无不克",才能"长生久视"。这表明,老子之"贵德"不只是一般的珍视生命,更重要的是重视生命内涵,看重内在生命力的涵养。

二、庄子"道通为一"的本原生命观

老子的"道"为生命之本的思想被庄子所继承和发展,庄子在老子"道"论基础上阐释了自己关于"道"之生命本原论。他关于"道"之生命本原的思想包含在他的宇宙论中，也就是"道"是世间万物的本原这一思想当中。与此同时，庄子还将老子思想中"道"向着世界本体的方向又提升了一步，突出强调了"道"作为世间万物的本原性，以及万物生命产生的根源性。庄子并非盲目地继承老子关于"道"是世间万物及其生命的本原和根据的思想，而是在其基础上进行了自己的理性思考，"今彼神明至精，与彼百化，物已死生方圆，莫知其根也。扁然而万物，自古以固存，六合为巨，未离其内；秋毫为小，待之成体。天下莫不沉浮，终身不故；阴阳四时运行，各得其序，惛然若亡而存，油然不形而神，万物畜而不知。此之谓本根，可以观于天矣"。在此，庄子不仅提出万物皆有本根的问题，而且指出了这个"本根"的特性：它不仅产生了万物，并且普遍存在于万物之中，宇宙再大也超不过它的范围，最小的事物也是从它这里获得产生的根据。万物都有变化，本根却始终如一。但这一本根特性是看不见、摸不着的，宇宙的秩序是因为其发挥作用，庄子认为这个本根就是"道"。《庄子》一书中有许多篇章对"道"的本根性进行了大量论述，例如，庄子在《齐物论》中就说"道通为一"，也就是说，世间万物有着统一的共同的基础，即是"道"。我们知道，世间万物是多种多样、千差万别的，但庄子认为，那只是事物的外在形式，世间万物在本质上有一个共同的基础，使它们可以相通为一，这个基础就是"道"。在庄子看来，只有具有终极根源的存在才可以成为万物统一的基础，从这个意义上来说，"道"必然是万物的终极根源，其原因在于"道"可以使万物相通为一，"夫道，覆载万物者也，洋洋乎大哉！"，就是因为"道"是万物产生的终极根源和依据，它才能以一种非实体性的存在来覆载万物，成为万事万物及其生命产生的根由，"道"可以将自身的取之不尽、用之不竭的生命力外化流延到世界万事万物之中，也就是庄子所谓的"流行以万物者，道也"。《知北游》中也说："万物皆往资焉而不匮，此其道与！"庄子在《大宗师》中集中论述关于"道"作为万物总根由的思想："夫道有情有信，无为无形。可传而不可受，可得而不可见。自本自根，未有天地，自古以固存。神鬼神帝，生天生地。在太极之先而不为高，在六极之下而不为深，先天地生而不为久，长于上古而不为老。"这段话不仅阐释了"道"作为天地生成的本根性，而且也揭示了"道"能生成天地的原因，其原因就在于：第一，"道"不需要依赖其他因素而产生，它是自本自根的，自身即是自己形成的原因，这也正是"道"作为万物本根的先决条件；第二，"道"是世间最初的存在，没有天地之时，它就已经存在，在时间上，"道"对万物也具有优先性；第三，"道"具有无限的超越性，在空间上是无穷无尽的，在时间上是无始无终的；第四，"道"具有造物性，它不仅生成天地，并且神鬼神帝、宇宙万物也因它而产生，因它而变化。在庄子看来，"道"不仅是无生命的万物之本，并且也是生命之本，人的形体、精神以及整个生命都是由"道"所产生，也是由"道"赋予人存在的根据，"惠子谓庄子曰：'人故无情乎？'庄子曰：'然。'惠子曰：'人而无情，何以谓之人？'庄子曰：'道与之貌，天与之形，恶得不谓之人？'"。人的外貌神态都是"道"所产生的，人的形体也是"天"所赋予的，"道兼于天"，所以，人的整个生命，从形体到精神，归根到底都是"道"所赋予的。如果说在老子那里，生命源于"道"、"道"是生命本原的理论还是内含在其宇宙论中的话，那么，到了庄子这里，生命根源于"道"的思想就十分明朗了。

"德"不仅是老子哲学的重要范畴，也是庄子哲学的重要范畴。《庄子》中的"德"与《老子》中的"德"一样，都是指源于"道"、得于"道"的存在，但它比"道"更具有现实性，已经与人或物发生了密切的联系，是"道"与万物的联接点。它的内涵大概有如下几个方面。

第一，"德"是由"道"所赋予的，是世间万物之所以显现为万物自身的内在特质的东西，也就是说，"德"是万物从"道"那里得来的，构成万物自身特质的条件，例如，作为生命体来说，"德"应指生命存在相较于无生命的事物而言的生命力。第二，"德"是生命体得之于本原之"道"而后形成的顺乎"道"之自然本性的内在品质。第三，"德"是"道"在生命体中的完整体现。庄子将"德"的这几种内涵都视为生命存在的内在根据，是生命保持其本真意义而不致异化的内在保证。

作为生命内质的"德"，在《庄子》中，常常与"形"相对，"故德有所长而形有所忘""形全犹以为尔，而况全德之人乎！今哀骀它未言而信，无功而亲，使人授己国，惟恐其不受也，是必才全而德不形者也"。庄子认为，生命有外在的形体，也有内在的德性，但决定生命存在的，使生命保持其本真意义的是内在的"德"，而非外在的"形"。只有内德健全的人才是真正的健全者，即使形体残缺或者丑陋无比，也不会影响生命的本真。

同老子一样，庄子也将"德"看作"道"化生为万物的内在表现，"故通于天地者，德也；行于万物者，道也；上治人者，事也；能有所艺者，技也。技兼于事，事兼于义，义兼于德，德兼于道，道兼于天"。"德"是"道"与世间万物相联系的中介，它秉承"道"之性而构成万物的存在根据，是"通于天地者"。只有拥有"德"，生命才能真正成立。《天地》有云："夫王德之人，素逝而耻通于事，立之本原而知通于神，故其德广，其心之出，有物采之。故形非道不生，生非德不明。存形穷生，立德明道，非王德者邪！"生命源于"道"，无"道"则生命无以产生，而生命之所以能得于"道"是因为"德"，无此"德"，"道"作为生命的本根就只能是以生命力的潜能而存在着，就不可能成为现实的生命，现实的生命必须是具体的事物禀受了"道"的生命力，从而形成自身的内在特质"德"之后才产生的。

庄子又进一步论述了禀受"道"而生成"德"，进而生成"命""形""性"的过程：

> 泰初有无，无有无名；一之所起，有一而未形。物得以生谓之德；未形者有分，且然无间谓之命；留动而生物，物成生理谓之形；形体保神，各有仪则谓之性。

这里的"一"即指"道"。这段话说明，仅有"道"还不足以生成具体的生命及世间万物，只有当"道"具体化为"德"，生命的内在根据才得以形成。每一个事物的内在根据不同，其发展的趋势也不相同，这就是"命"。有了内在本质及发展的趋势，就会进一步形成"形"，形体能保持内在精神，就形成了各自的本性。这就是生命形成的过程，其中，"德"是关键的一环。

在庄子那里，"德"既是生命的本质，也是生命的本性，主张"放德而行，循道而趋"，反对"偈偈乎揭仁义"，主张"通乎道，合乎德；退仁义，宾礼乐"，就是让人要顺从生命的本性和自然之道而行事，反对用仁义来束缚人的内在本性，仁义等外在的规范是对内在本性"德"的一种禁锢、一种奴役。只有依据内在德性立身作为，才能保持生命的本真，而不被他物所异化。但是，不论是作为生命的本质，还是作为生命的本性，"德"都是源于"道"的，因此，只有拥有了这种作为"道"的完整呈现者的"德"的人，他的生命力才能最充足、最旺盛，才能最准确地把握生命，才能是真正体"道"的人，这样的人才能抵抗一切外在破坏，拥有真正本真的自我。

老子和庄子对于"道"和"德"的关系，都把它们理解为体与用的关系，因此，常将"道"与"德"连用，合称"道德"。老庄之"道德"不同于儒家孔孟之"道德"，它不是一个伦理学的范畴，而是一个生命哲学的范畴，老庄首重道德，也就是首重生命。关于"道"和"德"的内在关系，庄子曾有如此论述："道者，德之钦也；生者，德之光也；性者，生之质也。""道"之所以为"德"所钦仰，是因为"道"是"德"的本原；生命之所以是"德"的光华，是因为"德"是生命的内质，生命体的诞生是生命的内质获得了现实形态，放出光华；顺乎"德"，即为"性"，它是生命的本质。在庄子看来，"道"是生命的生产者，"德"是生命的规定者，它们都是生命之所以成为生命的决定因素。所以说，先秦道家的生命观，在某种意义上可以说是一种道德观。纵观中国传统文化的历史脉象，感知生命与道德，其意义乃在于为生命的存在和守护提供敬畏与尊重。

道家亦是中国文化的重要组成部分，其关于生死的看法也对国人影响很大。道家生死观的基本观念是"生死气化，顺应自然"。老子谈论生死的言论不多。他认为一个人不太重视自己的生命，反而能较好地保存自己。这和他主张的"无为"思想有关。"后其身而身先，外其身而身存"。老子似乎发现，一个人如果太显露自己，就会遭到外界的损害，"兵强则灭，木强则折"。所以保存生命的最好的办法就是"处众人之所恶"。太注重自己的身体，反而有害。"人之生，动之于死地亦十有三。夫何故，以其生生之厚"。对于死亡，老子认为"不失其所者久，死而不亡者寿""死而不亡"，王弼解释为"身没而道犹存"。依老子看，"道"是超越的永恒存在，而身体的存在是暂时的，如果一个人与道同体，才可不朽，因此老子说："从事于道者，同于道。"这是一种人生境界，是对世俗的超越与升华。

对于生死，庄子做了详细而深刻的论述。他认为，生、死都是大化运行中的一个阶段，所以对于死亡亦不必恐慌，要顺其自然。人是"气"的一种存在形式，"人之生也，气之聚也，聚则为生，散则为死"，生死不过是形式的变化。他说："古之真人，得之也生，失之也死；得之也死，失之也生。"成玄英疏曰："夫处生而言，即以生为得；若据死而语，便以生为丧。"后来，西晋玄学家郭象对庄子的生死观有一重要的解释："夫死生之变，犹春夏秋冬四时行耳，故死生之状虽异，其于各安所遇一也。今生者方自谓生为生，而死者方自谓生者为死，则无生矣。生者方自谓死为死，而死者方自谓死为生，则无死矣。"这就是说，生和死只有相对的意义，只是事物存在的不同状态，对"生"来说，"生"是"生"，但对"死"来说，"生"是"死"；对"生"来说，"死"是"死"，但对于"死"来说，"死"是"生"。可见，以生观死，则死为死；但以死观生，生者也是死。即生死是相对的。当人从一个更高的角度来看待生死时，死生的界限也就消失了。"彼以生为附赘悬疣，以死为决溃痈，夫若然者又恶知死生先后之所在？""明乎坦途，故生而不悦，死而不祸，知终始之不可故也。""生者，假借也；假之而生，生者尘垢也。死生为昼夜。""夫大块载我以形，劳我以生，佚我以老，息我以死。故善吾生者，乃所以善我死也。"所以庄子主张齐生死：无论生死，都要顺其自然；死生都是"命"，"其有昼夜之常，天之道也。故知死生者命之极，非妄然也，若夜旦耳，奚所系哉？""夫死生昼夜，人天常道，未始非我，何所系哉！""死与生，皆命也。无善则死，有善则生，不独善也。故若以吾生为善乎？则吾死亦善也"，所以不应喜生而恶死。《齐物论》曰："梦饮酒者，旦而哭泣；梦哭泣者，旦而田猎，方其梦也，不知其梦也。梦之中又占其梦焉，觉而后，不知其梦也，且有大觉而后知此大梦也。"庄子认为人生如梦基本是针对死亡而提出的，人生如一场梦，那么生与死的界限便不那么明显。他很洒脱地将死看作做梦一样，还可以"化为蝴蝶""崝然而来，崝然而去"，黑暗恐怖的死亡完全化为了光明美好的事物。我们从大地上来，又回到泥土中去，如此往复，实在是不值得悲哀。非但没有悲哀，像庄周这样化作蝴蝶，翩然而飞，是何等的快乐！

  一个人不怕死，却不能说他喜欢死。死亡是必然的，是不可违抗的。庄子对死毫无忌惮，而又十分珍惜自己的生命。所以他的文章中无不包括着养生全年的思想，甚至还写有一篇专门的《养生主》以谈自己的养生之道。有人以为养生全年与"死不足惧"是相抵触的，其实不然，不惧死是对自然和客观规律的尊重，而养生以过完天赋的寿命同样是为了不"遁天倍情"，故两者的本质其实是相同的。庄子所谓的养生并非要养到像彭祖活八百岁，而只要使自己天赋的寿命不受或尽量少受损伤即可。《养生主》里说："缘督以为经，可以保身，可以全生，可以养亲，可以尽年。""全生""尽年"就是养生的全部目的，明确而毫无奢求。至于养生的方法，庄子引了"庖丁解牛"的故事。他以为游刃有余方可达到养生全年之目的。后来这一思想的继承者就是魏晋的一些名士。他们厌世但不厌生，嵇康曾经写过一篇《养生论》。

  总之，道家认为，生死应顺应天道自然，不可强求。人往往追求外在的东西，从而"苦心劳形，以危其真"，这样就会远离"道"，破坏了自然本性，反受其害。对于人们永无止境的贪欲，财也好，生也好，利也好，道家的思想可谓是一剂清新剂，让我们浮躁的心灵重新平静。它可以教我们取忘怀得失、摆脱利害、保持独立的人生态度，让精神回归自然，从中获得生命的意趣。

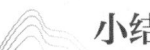

小结

综观儒家、道家，虽然对生死的看法各有不同，但无不具有入世精神，这反映出中国文化本质上有一种追求生命的价值、但又不惧死亡的重生意识。韦伯说："中国人对一切事物'评价'具有一种普遍的倾向，即重视自然生命本身，故而重视长寿，以及相信死是一种罪恶。"中国传统文化绝不以弃绝现世的超越精神去追求来世的生活，尽管它也有某种超越精神，但这种超越精神并不是像西方基督教文化中的那种外在的超越精神，而是一种内在的超越精神。这种具有中国文化特色的内在超越精神，是以肯定现实生命的价值、重视现实的生活状态为主要特点。即便是对鬼神的信仰和对神灵的祀祭，也主要是求得心理平衡，而并非是真心向往彼岸世界，其价值的终极目标还是在现实社会，而非虚无缥缈的彼岸世界。

生与死是人生的两端，每个人无论是轰轰烈烈地度过一生，还是平静地走完人生旅程，最后都要殊途同归地完成一次生命的终结。生与死是对立的统一。世间万物，有生有死，但唯有人类才能深刻地感受到死亡对每个人而言的终极性。人永远追求永恒和绝对，但现实的人总有一死的局限性给人的无限性追求予以彻底的摧毁。因此，人对于人生意义、目标及种种终极性的探索无不起源于对生死问题的思考。

今天，科学的进步不断延伸着人的认识领域，但生与死仍是客观存在的现象，生死交替是不可改变的生命变化规律。但是在哲学与宗教世界中，生死却是可以超越的，尽管这种超越只是一种精神上的超越，而不是现实性的超越。放眼当今现实世界，科技高度发达，物质生活资料极大丰富，但是生活在这个世界的人似乎并不比生活在物质生活资料匮乏时代的人更加快乐。较之于前人，今人所面临的生存压力越发增大，以至于无暇感受生活的乐趣，抑或生活乐趣随着其生活压力的日益增大而越来越少，从而变得比前人更加迷茫，以至于生活往往处在一种无意义状态中，由此导致对自己或对他人的生命不负责任和与之相关的非正常死亡现象日益增多。同时，也不乏有人不能坦然面对死亡，而是对死亡抱有一种极端的恐惧心理，对不知何时而至的死亡的降临惶惶不可终日，由此所造成的心理折磨，大大降低了人的生命质量。由此观之，在我们生活其中的这个科技高度发达、物质生活资料极大丰富的现代社会里，生死问题似乎变得更加突出了，而现代文明却并没有对人们应该怎样正确生活和如何正确应对死亡的问题给出满意的答案。实际上，面对这类属于信仰和价值范畴的问题，实证科学也是根本无能为力的。实证科学只能为自觉有意义的人生提供实现其人生意义的有效手段，却不能赋予人生意义本身。人生意义乃是一种生死智慧，而非科学范畴的一种知识体系。这种智慧是世代积累起来的一种文化，现代人应该通过反思地学习传统文化来获取应对现代生活的灵感，尤其是要从先哲们的生死观念中获取鼓舞我们现代人生命前行的力量与支持。就现代护理人文关怀而言，从儒、道的生命哲学中，我们至少可获得如下智慧启迪。

儒家哲学给予我们的启示是：人生在世，要对得起给予我们生命和养育我们生命的天地，对得起天地赋予我们感受自己生命意义的良知。从现代护理人文关怀的主体理念来说，正应如儒家哲学所启示我们的那样，要把施行人文关怀看作受自己良知的支配来做对得起天地良心的事。

道家哲学给予我们的启示是：无论生死都要以顺乎四时运行交替那样的自然之心来坦然面对。现代护理人文关怀主体面对忧心忡忡的病人，正应如道家哲学所启示我们的那样，要设法使关怀对象以自然之心来坦然面对自己的病情。

毫无疑问，儒、道的生命哲学对于现代护理人文关怀实践具有重要的理论指导意义。

第二章

生命德性论

一般说来，人性是指人之所以为人的特质，这种特质把人和动物区分开。在中国传统人性论发展史上，儒家主要是在这种意义上使用人性概念。但是即便是儒家，其人性概念也并不限于这个意义。和孟子同时并同孟子一起讨论过人性问题的告子，就提出"生之谓性"的命题，结合告子"食色，性也"的说法，该命题中"生"这一概念是表示与生俱来的天然本能，例如告子所讲的"食色"就属于这种天然本能，所以"生之谓性"这一命题所要表达的意思就是：所谓性就是与生俱来的天然本能。孟子尽管不同意告子"食色，性也"的说法，但他所使用的人性概念仍包含告子所讲的"性"的意义，即不但指人之所以为人的特质，同时还指人的这种特质属于人的本能，是以本能形式表现出来的，换言之，孟子的人性概念兼有人的特质和人的本能双重意义。至于儒家以外的各家各派所使用的人性概念，尽管其具体意义有区别，但"生之谓性"是其共有意义，也可以说，这是包括儒家在内的各家各派通用的普遍人性概念。但是总体说来，中国古代哲学史的人性论之争始终是围绕"人之所以为人者"这一人的类本质问题来展开的。正是在这个意义上，可以把中国传统人性论理解为探讨人作为一种生命存在到底具有怎样的特质的学问。

第一节 儒家的人性善恶论

传统儒家学者把天、地、人视为三界、三才，为万物之本。人性与人、人生、人伦问题密切相关，并成为道德观、政治论的理论基础。因此，儒家学者对人性问题非常重视，多有论述，中心议题多围绕"善"与"恶"展开。

一、孟子的性善论

在中国传统哲学发展史上，性善论是儒家系统的人性论的主流，它开创于儒家"亚圣"孟子，也是孟子哲学的主要内容。在孟子之前，孔子对于人性问题已有所思考，只是他平时极少谈论这个问题，以至于他的学生竟然说："夫子之言性与天道，不可得而闻也。"但是，孔子毕竟还是提出了"性相近，习相远"这个著名的命题。该命题表明，孔子的人性论所强调的不是人的共性，而是人的个性，或者更确切地说，是强调"习"对于展示人所固有的个性的重要意义，这与他作为一名教育家在教学方法上重视"因材施教"是完全一致的。

孟子是最早从人性论角度来探讨人与动物之间本质区别的哲学家，但他是在前人的思想材料基础上进行的，特别是孔子把人区别于动物的本质特性理解为"孝敬"之类的伦理道德的思想，对孟子的人性理论产生了重要影响。有学者认为，性善论并不是"性本善论""性善完成论"，而是"心有善端可以为善论"。徐复观说："孟子并不是认为人性应当是善的，而是认为人性实在是善的。"还有学者主张向善论，也有学者认为"孟子的性善论固然不是性善完成论，但却是性本善论"。

到了战国中期，人性问题已成为引起广泛争论的重要问题。其论争的焦点在于：人性到底是善的还是恶的？对于这个问题，当时有这样几种不同的观点：有的认为"性无善无不善"；有的认为"性可以为善，可以为不善"；有的认为"有性善，有性不善"；而孟子则肯定"人之性善"。

孟子所讲的"性"，既具有某类事物之共性的意义，又具有某类事物之本质的意义，故其"性"的实际意义是指作为某类事物之本质的共性。他认为，人的这种共性就在于："恻隐之心，人皆有之；羞恶之心，人皆有之；恭敬之心，人皆有之；是非之心，人皆有之""无恻隐之心，非人也；无羞恶之心，非人也；无辞让之心，非人也；无是非之心，非人也"。这里所讲的四种"心"，也即四种道德观念。孟子认为它们是属于先验的东西，正如人生来就具有四肢一样，人生来也具有这四种道德观念。他称这种先验的道德观念为"良知"："人之所不学而能者，其良能也；所不虑而知者，其良知也。孩提之童，无不知爱其亲者；及其长也，无不知敬其兄也。"这种道德良知因是"人皆有之"的，所以是人的共性；又因为不具有这种良知即"非人也"，所以这种共性亦即人之区别于禽兽的本质。

孟子进而认为，作为人的本质的道德良知，实为"仁""义""礼""智"四种道德之萌芽形式。他说："恻隐之心，仁之端也；羞恶之心，义之端也；辞让之心，礼之端也；是非之心，智之端也。人有四端，犹其有四体也。"而仁义礼智四德兼备者即为"圣人"，所以孟子认为"人皆可以为尧舜"。这就是说，人按其本性来说是都可以成为"圣人"的。这里，"可以"二字值得注意，它表明：人并非生来就是"圣人"，而只是具有成为"圣人"的先天根据。正是在这个意义上，孟子说人性是善的。他指出："人性之善也，犹水之就下也；人无有不善，水无有不下。"这就是说，正像水具有向下流动的本性一样，人也具有向善发展的本性。可见，孟子说人性善，实只是说人性向善，而非谓人性已善。

孟子讲人性之善，是就人心而言的。他说："君子所性，仁义礼智根于心。"这个"心"，就是"心之官"之"心"，是指人的思维器官。为什么说"仁义礼智根于心"？就因为人的道德良知是人心之所"不虑而知"的本性。故所谓人性善，实际上是说人的心性善而已。这就告诉我们，性善的根据完全在于心善，因为心善，所以性善。孟子只以良心本心论性善的奥妙就在这里，掌握了这个奥妙也就掌握了性善论的核心。

在孟子看来，由于人心具有先天的道德良知，这使其对于"理""义"有一种本能的爱好，就像人的耳目之官对于"声""色"有一种本能的爱好一样。他说："口之于味也，有同耆焉；耳之于声也，有同听焉；目之于色也，有同美焉。至于心，独无同然乎？心之所同然者何也？谓理也，义也。圣人先得我心之所同然耳。故理义之悦我心，犹刍豢之悦我口。"凡人之心都思追求理义，这与凡人之口都欲追求美味是同一道理。

孟子认为，一方面，人心皆思追求理义的这一共性，这能导致人们朝善的方向发展；然而，另一方面，其耳目之官皆欲追求物质享受的这一共性，却会导致人们朝恶的方向发展。因此，如果说人的心之官的本性是善的话，那么，其耳目之官的本性则是恶的，虽然孟子本人并没有这样直说，但按其思想的内在逻辑，这应是必然的结论。

为了表示其对人的心之官与耳目之官的一褒一贬的态度，孟子把心之官称作"大体"，耳目之官称为"小体"。他认为，人世间之所以会有君子与小人的等级差别，就是因为人的生理器官有"大体"与"小体"之分，"大体"与"小体"各有其先天的不同爱好，如此，一部分人从其"大体"而去追求理义，他们便成为"大人"（即"君子"）；而另一部分人从其"小体"去追求感官享受，他们就成为"小人"。"从其大体为大人，从其小体为小人"。孟子的这个思想，就其渊源而言，实际上是从孔子的"君子喻于义，小人喻于利"的思想发展而来的。

既然"大人"与"小人"或"君子"与"小人"的差别是主观造成的，那么从逻辑上说，这种差别也就可以从主观上加以消灭了，而且照孟子的说法，"人皆可以为尧舜"，即通过主观努力，人人都可以成为"圣人"，果真如此的话，岂不是社会上尊卑贵贱的差别就消失了？这样看来，孟子的人性论似乎有否定等级差别的倾向。但是，不可忽视的是，孟子提倡的道德面前人人平等，乃是以肯定人与人之间政治上的不平等为前提的，因为他所谓的"仁""义""礼""智"等道德，恰恰是反映当时宗法等级制社会的要求并与这种等级制度相适应的。孟子所讲的"君子""小人"或"大人""小人"实际上含有双重意义：一是政治上的"君子"与"小人"（即"劳心者"与"劳力者"），即统治者与被统治者；二是道德上的"君子"与"小人"。在孟子看来，前者是"天"定而不可改变的——其曰："有大人之事，有小人之事……故曰：或劳心，或劳力。劳心者治人，劳者治于人；治于人者食人，治人者食于人；天下之通义也"；后者是"人"为的，可以改变的。细究孟子的用意，他其实是要通过消除道德上的"君子"与"小人"的差别，实现人人皆"圣"，来达到和维护政治上的"君子"与"小人"的差别之目的。

二、荀子的性恶论

荀子和孟子虽然同为儒家宗师，但他们在一系列重大问题上都存在明显分歧：孟子主张天人合一，荀子主张天人相分；孟子重义轻利，荀子重义而不轻利；孟子专法先王，荀子兼法后王；孟子专尚王道，荀子兼尚霸道；如此种种。然而，荀、孟之间最引人注目的分歧则在于：一个言性善，一个言性恶。

荀子的性恶论是同孟子的性善论直接对立的。他们之间的性善性恶之争，是先秦时期人性论的主要内容。

孟子的性善论与他的天人合一论紧密相连，在他看来，天道与人道、天性与人性是完全一致的。人道就是天道，人性就是天性（这与道家老庄不同。老庄虽然也认为天人完全一致，但他们着眼于天道就是人道，天性就是人性）。所以，孟子把仁义道德看作人所固有的，是人的天性的体现。而荀子的性恶论则与其"天行有常，不为尧存，不为桀亡""天不为人之恶寒也，辍冬；地不为人恶辽远也，辍广"的"天人相分"思想紧密联系。按照其"天人相分"的思想，天人各有其独立性，天有天的法则，人有人的法则，天道和人道是两码事。故在荀子看来，作为人道的"义"就不是什么天道或天性的体现，就是说，它不是天赋予人而为人所固有的东西。他指出："礼义法度者，是生于圣人之伪，非故生于人之性也。"这里所说的"人之性"是指人的天性或人的自然本性，他认为"礼义法度"属于"伪"范畴，而不属于"性"范畴。其论"性""伪"关系曰：

> 凡性者，天之就也，不可学，不可事；礼义者，圣人之所生也，人之所学而能，所事而成者也。不可学，不可事而在人者，谓之性；可学而能，可事而成之在人者，谓之伪；是性伪之分也。
>
> 性者，本始材朴也；伪者，文理隆盛也。无性则伪之无所加，无伪则性不能自美。性伪合，然后圣人之名一，天下之功于是就也。

从这里可以看出：

第一，荀子所谓"性"乃"本始材朴"之意，指的是"天之就也"的人的自然本性。但是，荀子不像老、庄那样把人的自然本性美化为至善的东西，而是认为它是引起社会暴乱的根源，因而是恶的。他指出："今人之性，生而有好利焉，顺是，故争夺而辞让亡焉；生而有疾恶焉，顺是，故残贼生而忠信亡焉；生而有耳目之欲，有好声色焉，顺是，故淫乱生而礼义文理亡焉。然则，从人之性，顺人之情，必出于争夺，合于犯分乱理而归于暴。"

第二，所谓"伪"是人为之意，荀子将"礼义法度"（即道德规范和法律制度）归入"伪"范畴，认为它是"圣人之所为"，是"可学而能，可事而成"后天得来的东西，这与孟子所谓"仁义礼智"乃"我固有之"的先验论观点形成了鲜明的对照。

第三，荀子在强调"性""伪"之分的同时，又指出了它们之间的联系，即"无性则伪之无所加，无伪则性不能自美"，这就是说，"性"是"伪"的对象，无"性"则无"伪"，有"性"才有"伪"，而且必须有"伪"。为什么有"性"则必须有"伪"？因为无"伪"则"性"不能自然而然地使人为善（美）。人之为善是由于"伪"所造成的。这里荀子着重说明了"伪"的必要性，同时也说明了"礼义法度"的必要性。

在荀子看来，人性虽非人之所能为（创造）也，但却是可以通过人为的手段而加以改变的。他说："性也者，吾所不能为也，然而可化也……注错习俗，所以化性也……习俗移志，安久移质"。"注错习俗"是指统治者施行教化并由此形成遵守"礼义法度"的社会风气。荀子认为人性并不是固定不变的，而是在"习俗"的影响下起变化的。这显然是对孔子"性相近，习相远"观点的发挥。

荀子人之性恶、其善者伪的观点为其提倡礼治兼法治的政治主张提供了理论依据。他说："古者圣人以人之性恶，以为偏险而不正，悖乱而不治，故为之立君上之执以临之，明礼义以化之。起法正以治，重刑罚以禁之，使天下皆出于治，合乎善也。是圣王之治而礼义之化也。""今人之性恶，必将待师法然后正，得礼义然后治。今人无师法，则偏险而不正；无礼义，则悖乱而不治。古者圣王以人之性恶，以为偏险而不正，悖乱而不治，是以为之起礼义，制法度，以矫饰人之情性而正之，以扰化人之情性而导之也。使皆出于治，合于道者也。""凡人之性者，尧舜之与桀跖，其性一也；君子之与小人，其性一也。今将以礼义积伪为人之性邪？然则有曷贵尧禹，曷贵君子矣哉。凡贵尧禹君子者，能化性能起伪，伪起而生礼义。"

因为人性都是恶的，不论是圣王还是暴君，都没有差别，他们的差别仅在于能不能"化性起伪"，能者为尧、禹、君子，反之则为小人。现在之所以人性表现为"偏险""悖乱"，就在于"无师法""无礼义"。古代圣王认为人性是恶的，所以才"起礼义""制法度"，以矫正人的恶行，引导人的情性，只有这样才能归于治，合于道。关于"化性起伪"，荀子有一个形象的比喻："枸木必将待櫽括烝矫然后直"。其意思是说，弯曲的木料必须经过蒸烤、捆绑在标准的直木头上进行矫正，然后才能取直。"化性起伪"就如同曲木矫直一样，人性是"本始材朴"，是弯曲的，是恶的，只有经过矫正，才能正直，才能向善。至于如何矫正，荀子认为需要圣王、君子用"礼义""法度"来进行。"化性起伪"就是经过后天圣王的教化，而使人先天的恶性转化为善的过程，即"矫饰人之情性而正之，以扰化人之情性而导之也"。通过"化性起伪"，最终达到"性伪合而天下治"的境界。

荀子的"人之性恶"和"化性起伪"的人性理论在先秦时期占有重要的地位。他的"性恶论"虽然是从人的先天自然属性出发，但他看到了后天教育和环境影响在人性形成过程中的作用，提出"化性起伪"的观点，试图从人的自然属性和社会属性相结合的立场来说明人性问题，其中不乏深刻的见解，特别是他区别了"性"和"伪"两个概念，这在先秦诸子的人性善恶之争上是一个理论突破。

荀子的性恶论和孟子的性善论是互有异同的，其主要差异在于：

第一，人性概念不同：孟子所谓的人性是指人的道德属性（社会属性）；荀子所谓的人性是指人的生理本能（自然属性）。

第二，由于其人性概念不同而导致其对人性的道德评价不同：孟子认为人性善，荀子则认为人性恶。

第三，荀、孟都把人的道德属性看作人与动物的根本区别，但孟子认为"仁义礼智"是从人先天具有的"四端"发展而来的，属于"性"范畴；荀子则认为"礼义"是人后天获得的，属于"伪"范畴。

荀子的性恶论和孟子的性善论又有其共同点：

第一，荀、孟二人一个认为恶是先天的，另一个认为善是先天的，此两种观点本质上都是一种先验的道德观。不过荀子在肯定性恶的同时，又肯定人性可以通过后天的教化向善转化，这种"化性起伪"的观点蕴含"人定能胜天"的积极意义，这较之于孟子的性善论似乎要胜出一筹。

第二，孟子认为"仁义礼智"根源于"性"，荀子认为"凡礼义者，是生于圣人之所伪"，他们都不是把道德看作社会实践的产物，其道德起源论均属于唯心史观范畴。

第三，荀、孟二人对人性的看法看似截然相反，实则无不认为，不论人性是善是恶，通过后天的习养，人皆可以尧舜，即便是涂之人亦可为禹。从这个角度来看，其人性论又是一致的，都是强调后天道德修养的必要性和重要性，只是在道德修养上孟子更重视个人主观的自觉努力，荀子则更重视社会制度规范和政治教化的作用。

这里附带一提：荀子的人性论对曾经师事于他的韩非产生了一定的影响。虽然韩非的思想除了受荀子的影响，还受到老子的影响，以至于司马迁在《史记·老庄申韩列传》中称韩非在学术上是"归本于黄老"，但至少在人性问题上，韩非更多是受到了荀子性恶论思想的影响。法家的主要经典对于"民之性"或"人之情"都有明确诠解，这些解释都大同小异，韩非则集大成地将这些解释简明扼要地概括为"自为心"，认为人们无论做什么事，"皆挟自为心也"。韩非认为，人的"自为心"甚至在亲子之间也有同样的表现，他在《六反》中这样写道："父母之于子也，产男则相贺，产女则杀之。此俱出父母之怀衽，然男子受贺，女子杀之者，虑其后便，计之长利也。故父母之于子也父母之于子也，犹用计算之心以相待也，而况无父子之泽乎！"韩非所理解的一切围绕着"利"的"自为心"显然同老子思想无关，而应该是来自于荀子"今人之性，生而有好利"的人性论观点，只是韩非并没有像荀子那样对人的好利之性予以"顺是，故争夺而辞让亡焉……从人之性，顺人之情，必出于争夺，合于犯分乱理而归于暴"之类的恶评，而是采取类似于老子"道法自然"的态度，主张统治者应该因循人的好利自为之性来治国理民。在韩非看来，以赏罚分明的法治方式来治国理民之所以可行，恰恰是由于"皆挟自为心"的人们生来就有好利恶害之性，故赏之以利则争相趋利而从之，罚之以害则争相避害而远之，故曰"赏莫如厚而信，使民利之；罚莫如重而必，使民畏之"。又曰："明主之所导制其臣者，二柄而已矣。二柄者，刑、德也。何谓刑、德？曰：杀戮之谓刑，庆赏之谓德。为人臣者畏诛罚而利庆赏，故人主自用其刑德，则群臣畏其威而归其利矣。"

三、汉唐儒家的性善情恶论

汉唐时期属于儒家系统的人性论大体上是对孟子性善论和荀子性恶论加以综合创新的产物。这种思想文化上的综合创新是出于改善国家政治的现实需要，而由汉初著名政论家、文学家贾谊首发其端。贾谊提出人的材性有上、中、下三等，以为上者"可与为善，不可与为恶"，下者"可与为恶，而不可与为善"，唯中者可与为恶又可与为恶；他据此将历史上的帝王分成"上主"（如尧、舜）、"中主"（如齐桓公）、"下主"（如桀、纣）三类："上主者，可引而上，不可引而下……故材性乃上主也，贤人必合，而不肖人必离，国家必治，无可忧者也"；"下主者，可以引而下，不可引而上……若材性下主也，邪人必合，贤正必远，坐而须亡耳。又不可胜忧矣"；"故其可忧者，唯中主尔，又似练丝，染之蓝则青，染之缁则黑，得善佐则存，不得善佐则亡，此其不可不忧者耳"。贾谊显然是出于忧国忧民之心而提出材性三等说的，此说既表达了他对现实中被他视为"中主"的平庸统治者的深刻忧虑，更表达了他对理想中被他称作"上主"的杰出统治者的热切期待。

从思想渊源上讲，贾谊的材性三等说是来自于孔子"唯上智与下愚不移"之说，孔子此说实际上是把人分为上中下三等，并认为上等人和下等人的智力（即贾谊所说的"材性"）都是不可改变的，从而也意味着肯定中等人的智力是可以改变的；而就其思想影响而言，贾谊的材性三等说则较直接地催生了董仲舒的性三品理论，尽管后者在思想上也渊源于孔子"唯上智与下愚不移"之说，但贾谊的材性三等说是其更为切近的思想来源。

（一）董仲舒的"贪仁之性"三品论

董仲舒的"贪仁之性"三品论是以其天人感应的神学目的论作为世界观基础的，按照这种世界观，"以类合之，天人一也"；既然天人同类，则同类相动："百物其去所与异，而从其所与同。故气同则会，声比则应，其验皦然也……美事召美类，恶事召恶类，类之相应而起也。如马鸣则马应之，牛鸣则牛应之。"所以，天人作为同类当然亦能相召相应："天有阴阳，人亦有阴阳。天地之阴气起，而人之阴气应之而起，人之阴气起，而天地之阴气亦宜应之而起，其道一也。"正是基于这种天人感应的神学理论，董仲舒提出了"性仁情贪"的人性理论："吾以心之名，得人之诚。人之诚，有贪有仁。仁贪之气，两在于身。身之名取诸天。天两，有阴阳之施；身亦两，有贪仁之性（引者按：此'性'涵性、情，因为在董仲舒看来，'情亦性也'）……身之有性情也，若天之有阴阳也。"这就是说：人性仁而人情贪；人的仁性是天的阳的方面的体现；人的贪情是天的阴的方面的体现。进而，董仲舒根据"天人之际，合而为一"的天人同道原理，指出："天有阴阳禁，身有情欲栣，与天道一也。是以阴之行不得干春夏，而月之魄（引者按：魄即月光）常厌（引者按：'厌'读作'压'，为压住、压制之意，此指遮蔽）于日光，乍全乍伤（引者按：指因日照的变化而引起的月亮之盈亏的变化）。天之禁阴如此，安得不损其欲而辍其情以应天？"

董仲舒认为，人应该像天禁御阴那样禁御其情欲。那么，靠什么来禁御情欲呢？曰："必知天性不乘于教，终不能栣。"禁御情欲必须靠施行道德教化。

在董仲舒看来，人虽有仁性而可以为善，但是，"如其生之自然之资谓之性，性者质也""质无教之时，何遽能善？善如米，性如禾。禾虽出米，而禾未可谓米也；性虽出善，而性未可谓善也。米与善，人之继天而成于外也，非在天所为之内也"。然则，"今万民之性，有其质而未能觉，譬如瞑者待觉，教之然后善。当其未觉，可谓有善质，而不可谓善，与目之瞑而觉，一概之比也"。总之，"性待渐于教训而后能为善；善，教训之所然也，非质朴之所能至也，故不谓性"；反之，"谓性已善，不几于无教而如其自然！又不顺于为政之道矣"。

"教之然后善"，这是董仲舒"性仁情贪"说所要引出的结论。可问题在于：谁来"教之"？正是为了解决这个问题，董仲舒又提出性有三品之说。所谓性三品，一是情欲极少的"圣人之性"；二是情欲极多的"斗筲之性"；三是仁贪相差无几的"中民之性"。董仲舒说："今按圣人（引者按：指孔子）言中，本无性善（之）名，而有'善人吾不得见'之矣（引者按：当作'叹'）。使万民之性皆已能善，善之者何为不见也？观孔子言此之意，以为善甚难当。而孟子以为万性皆能当之，过矣。圣人之性不可以名性，斗筲之性又不可以名性（引者按：《论语·子路》有云：'斗筲之人，何足算也'）。名性者，中民之性。中民之性如茧如卵。卵待覆二十日而后能为雏，茧待缲（引者按：'缲'当为'缫'）以涫汤而后能为丝，性待渐于教训而后能为善。"

董仲舒提出性有三品之说，并说"圣人之性"和"斗筲之性"都"不可以名性"，只有"中民之性"才可以"名性"，其实际意义无非是在于把"王"美化成具有"圣人之性"，因而理所当然可以凌驾于"万民"之上而成为"治人者"和教化立法者的"超人"，同时把那些敢于违抗封建纲常的叛逆者丑化为天生具有"斗筲之性"的"小人"。他说："性者，天质之朴也；善者，王教之化也。无其质，则王教不能化；无其王教，则质朴不能善。"又说："天生民性，有善质而未能善；于是，为之立王以善之，此天意也。民受未能善之性于天，而退受成性之教于王；王承天意，以成民之性为任者也。"这里，董仲舒将其宣扬神学化的人性论的旨意表露得一清二楚。

从总体上看，董仲舒的人性论是肯定人性为善的，但他所肯定的善性只是人的善质，即人先天具有的向善为善之可能性。而这种可能性得以实现的前提与关键在于王道政治的教化。"今案其真质，而谓民性已善者，是失天意而去王任也。万民之性苟已善，则王者受命尚何任也？"中民之性有待王道政治之教化而向善为善，而王道政治的教化又是天意在人间的体现，这意味着，统治者以王道政治引导、教化人性向善，并非是统治者个人的行为，而是与天相副，代天而为。这是董仲舒神学化的人性论的独特之处。

（二）扬雄的"人性善恶混"论

董仲舒之后，西汉大儒扬雄则提出了"善恶混"的人性论观点，认为"人之性也善恶混。修其善则为善人，修其恶则为恶人"，因此强调后天学习的重要性："学者，所以修性也。视听言貌思，性所有也。学则正，否则邪。"关于扬雄的人性论，学术界有不同的见解。现代新儒家徐复观曾撰文指出，扬雄人性论的实质在于肯定"善恶同在乎性"，而"性中的善与恶都是潜存状态"，徐复观如此评论道：

> 其（扬雄）论学多本于荀子而远于孟子……"善恶混"指善恶同在，其说盖综合孟子性善，荀子性恶之论，直承董仲舒"人之诚，有贪有仁，仁贪之气，两在于身。

天有阴阳之施，身亦有贪仁之性，与天道一也"的说法。但仲舒认为天道是任阳而抑阴，阴的作用，远不如阳的作用大，所以究其极，董氏实际还是主张性善的。扬雄则知孔子未尝言阴阳。故在言性上斥阴阳观念而不用，亦不受董氏"任阳而抑阴"的影响……扬雄认为性中的善与恶，都是潜存状态，由潜存状态转而为一念的动机，再将一念动机加以实现，便须靠人由生命发出的力量——气。气的本身是无善无恶的，只是像一匹马那样，载着善或恶念向前走。但问题乃在善恶同在的性，是由什么东西来做善或恶的选择呢？董仲舒是要靠政治上的教化，扬氏说是要由学由师，但怎样能决定并选择学与师，而肯对之勉力与信服呢，这是扬雄的性论所不能解答的，也即是他的性论的弱点……这样一来，人对于自己生命的价值，在生命的自身，没有可以信赖的依据，于是人要站起来，很难由自身的自觉，而特须外力的塑造……教育既是对人的改造，便须要外在的力量。由典籍所发生的力量，当然不及具体的人所发生的力量，上面的说法，皆系由荀子的"化性而起伪（人为的努力）"（性恶篇）及"莫要得师"（修身篇而出）。

但也有学者认为，扬雄的人性论其实同荀子的性恶论无异，实质上也是一种性恶论。笔者认为，虽然扬雄讲"人之性也善恶混"，但从其《太玄》中"质干在乎自然，华藻在乎人事"的话来判断，他所说的"性"与"质干"实际上是同类概念，均属于"自然"范畴；"善恶"与"华藻"也是同类概念，均属于"人事"范畴。由此来看，其人性论可以被看作承袭道家人性论而来的一种自然人性论，只是在价值观上他毕竟是一位推崇孔孟之道的儒家，所以他又将先秦儒家的善恶之说引入人性论，于是乃有"善恶混"之说。因此，愚见以为，扬雄的人性论不只是对先秦孟儒性善论和荀儒性恶论的一种综合与协调，它更是对先秦儒家人性论和道家人性论的一种综合与协调。另外，将《太玄》所说"夫玄也者，天道也、地道也、人道也，兼三道而天明之"和"天以不见为玄，地以不见为玄，人以心腹为玄"两段话联系起来看，扬雄认为天地人共有一个玄道，此道人人都有，寓于各人之心；而《法言》中又有"天下有三门。由于情欲，入自禽门；由于礼仪，入自人门；由于独智，入自圣门"之说，前后对照来看，那个寓于各人之心的玄道，应该就是"由于礼仪，入自人门"的先天根据，亦即人所以"修其善则为善人"的内在潜质——"性"，只因圣人"独智"即圣心所具之玄道独异于常人，故而无须借助于"礼仪"，单凭其"独智"就可修成为圣人了。由是观之，扬雄的人性论是有复杂的思想内涵的，其中不乏自相矛盾处，然其总体是倾向于这样一个思想：圣人因其天性特异，无须依靠礼仪教化便能自修成善人；一般人都必须依靠礼仪教化才能修养成善人；还有一种"由于情欲，入自禽门"的人则无以成为善人，只能是行如禽兽般的恶人。显然，这种思想并未超出董仲舒的性三品论。

(三）李翱"妄情灭息，本性清明"的"复性"论

唐代佛教盛行，韩愈则尊孔、孟而反佛、老，并构造儒家的"道统"来对抗佛教的"祖统"，强调儒家思想在时间上早于佛、老，为华夏正统思想，并以自己为"道统"继承人。韩愈认为，"道统"就是儒家仁义道德的传统思想，"博爱之谓仁，行而宜之谓义，由是而之焉之谓道，足乎己无待于外之谓德"，强调"道""德"离不开"仁""义"，并阐扬《大学》修身齐家治国平天下的思想，指斥佛老弃仁义，尚虚无，不要天下国家，毁灭伦理纲常。李翱曾从韩愈学古文，在当时古文运动中自成一家，后人常以"韩李"并称。和韩愈一样，李翱也以捍卫孔孟之道为己任，故"韩李"不仅具有文学意义，还具有儒学意义，它既是指中唐古文运动中的一个派别，也可以被当作中唐辟佛、反老的儒学思潮中的一个派别来看待。

在人性论上，韩愈继承和发展了董仲舒的人性三品说，认为人不仅有性，而且有情，性是情的基础。他说："性也者，与生俱生也；情也者，接于物而生也。"并且认为构成性的具体内容是仁、义、礼、智、信"五德"，但由于各人"五德"的程度不同，人性有上中下三品；而构成情的具体内容则是喜、怒、哀、乐、爱、恶、欲"七情"，情与人性的差异相应，也有上中下三品，上品的性发为上品的情，下品的情必然来自下品的性。他还把上中下三品之间的关系说成是先天而不可逾越的，认为教育只能适用于中品以上的人性。和董仲舒的性三品论一样，韩愈的性三品说亦是在于论证、说明施行德治教化的必要性，同时也是为了证明具备超乎常人的独特天赋品性的圣人理所当然可以担当德治教化者，并且也只有圣人才能承担德治教化者。

与董仲舒、韩愈等性三品论者在人性上将圣人与常人区分开来，从而在圣凡之间形成一条不可逾越的界线不同，李翱则认为"性者，天之命也""人之性皆善"，而且"百姓之性与圣人之性弗差也"。所以，和主张"人皆可以为尧舜"的孟子一样，李翱也认为人的天赋善性决定人皆可以为圣人——"人之所以为圣人者性也"。

此外，李翱的人性论又吸取了董仲舒、韩愈人性论中区分"性"与"情"的思想因素，也明确区分了"性"与"情"，并论其关系曰："性与情不相无也。虽然，无性则情无所生矣。是情由性而生。情不自情，因性而情；性不自性，由情以明。"

他把"性""情"之间的这种关系形象地比喻为："水之浑也其流不清，火之烟也其光不明。非水火清明之过也，沙不浑流斯清矣，烟不郁光斯明矣，情不作性斯充矣。"意思就是：水与火就其本性来说都是清与明的，水是因沙而浑，火是因烟而郁；与之类似，人就其性来说是善的，只因情而恶。故犹如沙沉则水自清，烟消则火自明，若情灭则性亦自充。基于这种性情关系观，李翱指出："喜、怒、哀、惧、爱、恶、欲七者，皆情之所为也。情既昏，性斯匿矣。非性之过也，七者循环而交来，故性不能充也。""性者天之命也，圣人得之而不惑者也；情者性之动也，百姓溺之而不能知其本者也。""圣人者，岂其无情邪？圣人者，寂然不动，不往而到，不言而神，不耀而光，制参乎天地，变化合乎阴阳，虽有情也，未尝有情也。然则百姓者，岂其无性者邪？百姓之性，与圣人之性弗差

也。虽然，情之所昏，交相攻伐，未始有穷，故虽终身而不自睹其性焉。"

这就是说，圣人之所以成为圣人，是因为他能保持天赋的善性，其善性不为邪情所匿，而一般人天赋的善性却为邪情所昏惑，故其善性不能充分地显露出来。换言之，圣人与一般人就其先天的本性都是善的，是没有差别的，所不同的只是圣人能保持它，使之不为情所惑，一般人却为情所陷溺而不知复其先天的善性。因此，性在圣人那里充而明，在一般人那里却是昏而塞。

李翱的人性论之要义，一言以蔽之曰："性善情恶"。李翱著《复性书》的根本目的，便是要阐明"性善情恶"的道理，在此基础上向人们指示了一条由恶情向善性复归的途径："妄情灭息，本性清明，周流六虚，所以谓之能复其性也"。灭去妄情，清明本性显露，清明本性光照天地，周流六虚。"此斋戒其心者也"。李翱的复性以斋戒其心为复性方法。斋戒其心，就是意味着保持心的寂然不动，以心的定力使情的发动消解于心的发动之前，使邪情不生，从而回复到善的本性上。

四、宋明新儒家的心性论

从汉儒董仲舒到唐儒韩李学派，儒家越来越重视对"性""情"问题的探讨，特别是以李翱著《复性书》为标志，"性""情"问题更是成为儒家哲学的核心问题，相应的心性论也成为儒家哲学的核心内容。但宋代以前对该问题的研究，除佛教哲学外，主要是集中在性的善恶问题上，对于性的本源则未作深入探究，而对于情的研究也只是浮于表面，仅对情的外在原因有所阐说，至于其内在根据如何，则几未论及。而宋明理学主要就是探讨这两个方面的问题，其中"气""理""心"这三个基本范畴，都是从属于"性""情"范畴，说明性情问题的。

宋明理学中"气学"派的代表张载是用"气"来说明"性""情"之本源的。他首先用"气"的清浊、阴阳来解释"性"的善恶之所以然，认为阳清之气是善性（"天地之性"）之本，阴浊之气为恶性（"气质之性"）之源，进而将恶的气质之性归结为人的情欲之所以产生的内在根据。在张载哲学中，"理"概念则主要是用来说明"气"的，是指"气"的变化之秩序或规律，故曰"变化之理"；其次也用来表示与人情欲相对立的道德理性，即所谓"天理"。至于"心"这一概念，更是直接用来说明"性""情"的，是指"性""情"之所以能够统一的根据，即所谓"心统性情者也。有形则有体，有性则有情。发于性则见于情，发于情则见于色，以类而应也"。人们必须依靠这"心"的思维作用，才能"知天知人"，"穷理尽性至于命"，使情欲返归于天理。

张载心性论的特点不仅在于其首创"心统性情"说，还在于区分"天地之性"与"气质之性"。张载指出："湛一，气之本；攻取，气之欲。口腹于饮食，鼻舌于臭味，皆攻取之性也。知德者属厌而已，不以嗜欲累其心，不以小害大、末丧本焉尔。"又说："形而后有气质之性，善反之则天地之性存焉。故气质之性，君子有弗性者焉。"张载认为，就人的心性而言，"天地之性"所显现的是太虚之气（"气之本"）的沉静合一（"湛一"）之性，而"气质之性"所显现的是凝聚成形之气的争夺取著（"攻取"）之欲，二者之间究竟如何权衡取舍，就显示出仁人君子与凡夫俗子的差别了：凡夫俗子是顺从"气质之性"而"以嗜欲累其心"；仁人君子则"不以嗜欲累其心"而自觉返归于"天地之性"。但张载也没有否定"气质之性"，而是在充分肯定其存在又不以其存在为最终存在的基础上，强调由"气质之性"向"天地之性"转化，这便是张载的"变化气质"之说："为学大益在自求变化气质，不尔皆为人之弊，卒无所发明，不得见圣人之奥。"圣人与凡人的区别无他，仅在于能否经由气质之变化而使天地之性得到显现罢了。

张载"变化气质"的最终归属是成就其"民胞物与"的大爱理想。"乾称父，坤称母，予兹貌焉，乃混然中处。故天地之塞，吾其体；天地之帅，吾其性。民吾同胞，物吾与也。"在张载看来，宇宙间天人一气，天地万物之性与我无异，所以天地间的万物都是我的朋友，五湖四海的异姓皆是我的同胞。通过对民胞物与思想的阐发，张载进一步指出，整个宇宙其实就是一个大家庭，在这个大家庭中，人们休戚与共，彼此互助。正因为天地万物同禀一气，人人同等，因此，对于那些鳏寡孤独废疾者，应当给予扶助与同情，与此同时，也应泛爱万物，博爱众生，这是大家庭中每一个成员理应尽到的义务，即所谓"尊年高，所以长其长；慈孤弱，所以幼其幼。圣合其德，贤其秀也。凡天下疲癃残疾、惸独鳏寡，皆吾兄弟之颠连而无告者也"。这种思想所表达的是一种洋溢着人文关怀合理地处理人与社会、内在与外在关系的积极进取的人生观。它所要解决的实际是如何从个人的立场来看待宇宙，又如何运用这种宇宙观察来安顿社会和人生。这是一种很高的境界，个体的道德自觉在这里得到极大的强化和提升。正是从这一境界出发，张载提出了他著名的四为——为天地立心，为生民立命，为往圣继绝学，为万世开太平。

宋明理学中理学派的集大成者朱熹是以"理""气"来说明"性""情"之本源的。朱熹说："人物之生，必禀此理，然后有性；必禀此气，然后有形。"他认为，"理"表现于人则为"天命之性"；"理""气"相杂而在人则为"气质之性"。"天命之性"因其来源于"理"，故未有不善者；"气质之性"则不独与"理"且与"气"相关，故若与清明之气相联则其性善，与混浊之气相联则其性恶。朱熹以为人的情欲是直接同"气质之性"相关的，这实际上也就是把情欲产生的内在根据归之于"气"。在朱熹哲学中，"心"这一概念也是直接用来说明"性""情"的，是指"性""情"的统一体。此三者的基本关系是："性"是"心"之体，"情"乃"心"之用。

与张载严辨"天地之性"与"气质之性"的心性论不同，朱熹和二程一样强调其二者的统一。在二程看来，圣人与凡人的区别并不在于是否顺从或返归"天地之性"，而是在于先天禀气有差别，"禀得至清之气生者为圣人，禀得至浊之气生者为愚人"，所以圣人与凡人都是同"气质之性"联系在一起的，其区别实际上是"气质之性"方面的差异。朱熹继承了二程的这一观点并加以进一步发挥和完善。朱熹指出：

> 人物之生，天赋之以此理，未尝不同，但人物之禀受自有异耳。
> 人物性本同，只气禀异。

> 且如人，头圆象天，足方象地，平正端直，以其受天地之正气，所以识道理，有知识。物受天地之偏气，所以禽兽横生，草木头生向下，尾声反在上。物之间有知者，不过只能得一路，如鸟之知孝，獭之知祭，犬但能守御，牛但能耕而已。人则无不知，无不能。人所以与物异者，所争在此耳。然就人之所以禀而言，又有昏明清浊之异。故上知生知之资，是气清明纯粹，而无一毫昏浊，所以生知安行，不待学而能，如尧舜是也。其次则亚于生知，必学而后知，必行而后至。又其次者，资禀既偏，须是痛加工夫，"人一己百，人十己千"，然后方能及亚于生知者。

在朱熹看来，人之性作为天理之在人者，是人人所同，只因各人气禀有异而有圣凡贤愚之别而已。所以他评论儒学史上各家人性论之优劣道：

> 孟子言性，只说得本然底，论才亦然。荀子只见得不好底，扬子又见得半上半下底，韩子所言却是说得稍近。盖荀扬说既不是，韩子看来端的见有如此不同，故有三品之说。然惜其言之不尽，少得一个"气"字耳。程子曰："论性不论气，不备；论气不同性，不明。"盖谓此也。
> 孟子未尝说气质之性。程子论性所以有功于名教者，以其发明气质之性也。以气质论，则凡言性不同者，皆冰释矣。退之言性亦好，亦不知气质之性耳。
> 道夫问："气质之说，始于何人？"曰："此起于张程。某以为极有功于圣门，有补于后学，读之使人深有感于张程，前此未曾有人说到此。"

朱熹认为，只有像张载、二程那样，论"性"又论"气"，将二者结合，才是理论上完备的人性论。朱熹为何特别重视"气质之性"？他说："论天地之性，则专指理而言；论气质之性，则以理与气杂而言之。"为何非要"以理与气杂"而言"气质之性"？曰：

> 人之所以生，理与气合而已。天理固浩浩不穷，然非是气，则虽有是理而无所凑泊。故必二气交感，凝结生聚，然后是理有所附着。凡人之能言语动作，思虑营为，皆气也，而理存焉。故发而为孝弟忠信仁义礼智，皆理也。

所以，如果专指"理"而言"天地之性"的话，就既解释不清楚人究竟是怎样产生的，也解释不清楚人们的道德行为究竟是怎样一回事。就"气质之性"而言"性"（或"理"）与"气"（或"气质"）的关系，朱熹则有如是之论：

> 人之有生，性与气和而已。然即其已和而析言之，则主于理而无形，气主于形而有质。
>
> 性只是理。然无那天气地质，则此理没安顿处。
>
> 天命之性，若无气质，却无安顿处。
>
> 性非气质，则无所寄；气非天性，则无所成。

朱熹肯定孟子的性善论，但认为"孟子只论性，不论气，便不全备"，因为"论性不论气，这性说不尽；论气不论性，性之本领处又不透彻"。所以"孟子说性善，他只见得大本处，未说得气质之性细碎处"。朱熹本人是这样来看待儒家人性论中的善恶问题的：

> 天地间只是一个道理。性便理。人之所以有善有不善，只缘气质之禀各有清浊。
>
> 人之性皆善。然而有生下来善底，有生来便恶底，此是气禀不同。且如天地之运，万端而无穷，其可见者，日月清明气候和正之时，人生而禀此气，则为清晰浑厚之气，须做个好人；若是日月昏暗，寒暑反常，皆是天地之戾气，人若禀此气，则为不好底人，何疑！

因其认为人之善恶与否，根本是由气禀所定，故朱熹虽然认为"人之为学，却是要变化气质"，却又感到人的气质"极难变化"，所以发出如此感叹："看来吾性既善，何故不能为圣贤，却是被这气禀所害。"但他又觉得光怪自己气禀不好也不行，所谓"人一向推托道气禀不好，不向前，又不得""须知气禀之害，要力去用功克治，裁其胜而归于中乃可"。由此可以看出，朱熹一方面坚持性善论，另一方面又用气禀不同来解说善恶的本体论根源，遂使自己陷入进退两难之境：如果肯定即使为学也极难变化气质，则可能让人自暴自弃地不在为学上用功；如果肯定只要为学工夫到家就可以变化气质，则所谓"人之所以有善有不善，只缘气质之禀各有清浊"就难以成立。这是用先验论观点来解释社会善恶现象所不可避免会产生的问题。

宋明理学中心学派的代表王阳明是以"心"来说明"性""情"的。至于"理""气"，他则以"心"释"理"："心即理也。此心无私欲之蔽，即是天理，不须外面添一分。"又以"良知"释"心"："知是心之本体，心自然会知：见父自然知孝，见兄自然知弟，见孺子入井自然知恻隐，此便是良知不假外求。"复以"心之流行"释"气"："夫良知一也，以其妙用而言谓之神，以其流行而言谓之气，以其凝聚而言谓之精，安可以形象方所求哉？"也就是说，理学派那里的"理""气"关系问题，到王阳明这里已转换成作为心之本体的"性"与作为心之发用流行的"情"的关系问题了。

对于"性""情"问题，王阳明思想的基本逻辑是：首先以"心"来说明"性"，谓"心之体，性也"。所谓"心之体"，即心之本来状态，亦即心在未与物发生联系时的寂然静止状态。其次，以"心""物"来说明"情"，认为若"心"与"物"发生联系，"心"就会失去其本来状态而进入运动状态，"性"便转化为"情"；若"心"与"物"相互分开，则其二者"同归于寂"，即心与物又都恢复到原来的寂静状态，从而"情"便还原为"性"。因此，"情"的存在完全取决于"心""物"关系。在王阳明看来，"学者欲为圣人，必须廓清心体，使纤翳不留，真性始见，方有操持涵养之地"。因此，他主张要切断"心"与"物"的联系，这个功夫他称之为"养心"，亦即"心"返归本体的过程。当然，这并不意味着要人脱离与外界事物的接触。他说："吾儒养心，未尝离却事物，只顺其天则自然就是功夫。"

总之，宋明理学中的"理""气"问题、"心""物"问题，都是从属于"性""情"问题的。其他一切哲学问题也都如此。例如，"道""器"问题是关于形而上与形而下的问题，它是从属于"理""气"问题的，因而归根到底也是从属于"性""情"问题的。再如，"知""行"问题是关于"存理去欲"之道德修养问题，它更是直接从属于"性""情"问题的。因此，如果说中国古代哲学是以"人"为主题的话，那么宋明理学则可以说是以探讨人的理性和情欲关系为主题的心性之学，其主流思想则在于提倡"存天理，灭人欲"，通过"存理灭欲"来实现当初李翱所提出的"复性"目标。

第二节 道家的人性自然论

道家崇尚"自然"，他们对人性的看法也是以"自然"为人的本真之性。道家的人性自然论主要体现为老子的"见素抱朴"，进而体现为庄子的"贵真""无情"以及王弼所谓的"守真"和"有情"论。

一、老子的"见素抱朴"论

通行本《老子》和其他各种版本的《老子》（包括郭店楚简本）都没有出现"性"字，但是，根据《荀子》"性者，本始材朴也"和《春秋繁露》"如其生之自然之资谓之性，性者质也"等有关"性"的界说，《老子》所谓"见素抱朴，少私寡欲"的"素"与"朴"、"为天下谷，常德乃足，复归于朴。朴散则为器，圣人用之"的"朴"都可以被看作与"性"或"质"意义相当的语词，加之"见素抱朴，少私寡欲"的"素朴"又分明是同"私欲"对举而言，由此完全可以判定，老子虽未明确使用"性"概念，但事实上是有其人性论思想的。对照李翱所讲的"复性"，老子所谓的"复归于朴"，正可以被理解为道家的"复性"概念；而对照佛家所讲的"见性成佛"，老子所谓"见素抱朴"的"见素"，则正可以被理解为道家的"见性"概念。按照老子"见素抱朴，少私寡欲"的说法，毫无疑问，其"素性"的方法就是"少私寡欲"。换言之，在老子看来，人的天性是无私无欲，或者说，人生来是无私无欲的。根据老子"道生之，德畜之"和"为天下谷，常德乃足，复归于朴"

的说法，人的无私无欲本性是作为天地万物本原的"道"所赋予而为人所得的"德"，这种本性如同天下谷一样空虚，如果能"少私寡欲"以至于保持其无私无欲的空虚状态，人就不仅不会"失德"，而且"常德乃足"，从而"复归于朴"——回归于人的原始本性。所以，老子的"见素"的方法同时也就是"复朴"之道。

按老子"人法地，地法天，天法道，道法自然"和"从事于道者同于道"的逻辑，"见素""复朴"就意味着"从事于道"，即像"道"一样"法自然"，从而与"道"同体。所以，"见素抱朴"也可以说是"见素抱道"，这是"人法自然"的表现。故老子的人性论可以被理解和归结为"见素""复朴"的自然人性论。这种人性论的特点主张"绝仁弃义""绝圣弃智""绝巧弃利"，使人类回复到符合人的无私无欲本性的自然社会。在老子看来，人的本性是淳朴的，人类之初个个如婴儿天真无邪，在这种自然状态中，社会根本无须提倡仁义之间的道德，更不需要礼来制约和规范人们的行为，人们也不需要追求智慧和运用智慧来互相对付，仁、义、礼、智的出现是由于自然的道与德的沦丧，人们离弃了其原始淳朴的本性，产生了私心和占有欲，因此才争斗不息，由此造成六亲不和，所以才需要提倡孝慈；因为人们争名夺利，勾心斗角，才变得虚伪狡诈，从而才需要追求智慧和运用智慧来成就其功名私利；因为人们的虚伪狡诈，使国家变得昏乱，所以才需要忠臣。老子提倡"见素抱朴，少私寡欲"，从政治意义上讲，就是为了实现"虚其心，实其腹，弱其志，强其骨，常使民无知无欲"的"圣人之治"，这种"圣人之治"也就是所谓"我无为而民自化，我好静而民自正，我无事而民自富，我无欲而民自朴"的理想治理境界。老子的人性论是从属于这种无为而治的政治理想的。

二、庄子的"贵真""无情"论

和老子相比，庄子不仅明确地提到了"性"，而且对"性"概念有明确界说："性者，生之质也。性之动，谓之为；为之伪，谓之失。"人性，就是人生而具有的天然资质。人们出于其天然资质的活动，便是所谓"为"。当人们离开了其天然资质而活动时，这种活动便称作"伪"。"伪"意味着人们的行为背离了其本性而迷失了正确的方向，故谓之"失"。显然，庄子不是简单地继承老子的"无为"思想，而是反对"失性"之"伪"而提倡"无伪"之"真"。"无为"与"无伪"一字之差，反映出老庄思想的区别：

> 圣人无为，故无败；无执，故无失。——老子提倡"无为"是出于治国理民的政治需要，是为了实现"无败""无失"的"圣人之治"；帝王之功，圣人之馀事也，非所以完身养生也。——庄子提倡"无伪"，是出于"完身养生"的"治身"需要。

庄子的"治身"之道以"贵真"为特点。庄子论"真"曰：

> 真者，精诚之至也。不精不诚，不能动人。故强哭者虽悲不哀，强怒者虽严不威，强亲者虽笑不和。真悲无声而哀，真怒未发而威，真亲未笑而和。真在内者，神动于外，是所以贵真也。

由此可见，所谓"真"就是指人的赤诚之心。庄子所谓"性"，无非也就是指这种与生俱来、未受外来因素影响的真心。在庄子看来，人的真心最为可贵，它对外界的感应方式有其不同于受外来因素影响所生成的伪心的表现形态。

伪心的感应方式是：哭泣的时候情态虽显得悲恸而内心却无哀悼之意——是之谓"强哭"；发怒的时候表情虽显得严肃而内心却无威严之意——是之谓"强怒"；亲热的时候表情虽是笑脸相迎而内心却无亲和之意——是之谓"强亲"。

真心的感应方式正好相反：内心悲哀，但并不显出哭泣的情态；内心有怒，但并不显出严肃的表情；内心亲和，并不显出热情的笑脸。

因此，庄子既然"贵真"，自然也推崇"无情"。他说："吾所谓无情者，言人之不以好恶内伤其身，常因自然而不益生也。""无情"的特点是"常因自然"，也就是永远都保持自己的真心不失，遇事皆以真心自然应对，决不受外来因素影响而假意应付。"无情"的功用是可免于"内伤其身"，换言之，"无情"则可以收到"完身养生"（《庄子·渔父》）的功效。在庄子看来，要做到"无情"，关键在于心中没有"好恶"之欲和"益生"之念。"同乎无欲，是谓素朴；素朴而民性得矣。"从这里分明可见庄子人性论与老子"见素抱朴，少私寡欲"思想的传承关系。老庄的人性论都可以被理解和归结为自然人性论，但老子的人性论是着眼于国家治理，庄子的人性论则着眼于身心修养。

和老子一样，庄子也反对仁、义、礼、智那一套东西，但老子对仁、义、礼、智的批判是着眼于这套东西对社会道德和社会秩序的损害，所谓"夫礼者，忠信之薄而乱之首"即可说明这一点；而庄子对仁、义、礼、智的批判则是着眼于这套东西对人类真性的伤害，其下所引的一段话可以证明这一点：

> 且夫待钩绳规矩而正者，是削其性者也；待绳约胶漆而固者，是侵其德者也。屈折礼乐，呴俞仁义，以慰天下之心者，此失其常然也。天下有常然。常然者，曲者不以钩；直者不以绳；圆者不以规；方者不以矩；附离不以胶漆；约束不以纆索。故天下诱然皆生，而不知其所以生；同焉皆得，而不知其所以得……自虞氏招仁义以挠天下也，天下莫不奔命于仁义，是非以仁义易其性与？故尝试论之，自三代以下者，天下莫不以物易其性矣。小人则以身殉利；士则以身殉名；大夫则以身殉家；圣人则以身殉天下。故此数子者，事业不同，名声异号，其于伤性以身为殉，一也。

这段话的意思是说：天下万物各有其恒常的存在状态，这种状态是由它们各自的本性决定的，是其本性的必然体现，任何施以外力的作用而改变其恒常的存在状态，都会伤及它们的本性，使其本性受到侵害。人类也是如此，用礼乐制度来规范人们的行为，用仁义道德来教化天下人心，这也是无视人类恒常的存在状态而强加改变，其结果同样会伤害到人性，使人性变得扭曲。自虞舜以来代代相因的以仁义教化天下的做法，其实都是用外力来变易人性，这套做法使得小人为追逐物质利益而献身于仁义，士人为博取道德声誉而献身于仁义，大夫为保命身家而献身于仁义，圣人为化成天下而献身于仁义，其动机和目的虽然各不相同，所做的事情也相应地各有差别，但所造成的结果却是相同的，都是伤害了他们作为人类的天性。在庄子看来，以仁义来教化天下的做法之所以会导致人们做出伤害其天性的事情，说到底是因为这种做法扰乱了人类天生无知无欲的至静真心，诱使人们产生了"好恶"之欲，以至于害其性而伤其身："君将盈耆欲，长好恶，则性命之情病矣；君将黜耆欲望，掔好恶，则耳目病矣。"

三、王弼的"守真""有情"论

《老子》五千言而未言"性"，而王弼的《老子注》则屡屡言及，其频次之高，竟达二十一次。王弼所谓的"性"是从属于"道"的一个概念，与"道"有联系，也有区别。"道者，无之称也。"对"道"与"德"的关系，王弼有如此论述："物生而后畜。""何由而生？道也。何得而畜？德也。""何以得德？由乎道也。"这里他说明了"德"是来源于"道"，是"道"所赋予物者。而《老子注·五十五章》有云："含德之厚者，无物可以损其德、渝其真。"显然，"德"与"真"是同类概念，意义相近。《老子注·四十五章》又有"静则全物之真，躁则犯物之性"的说法，由此可见，"真"与"性"也是意义相近的同类概念。总之，在王弼哲学中，"性"和"真""德"都是从属于"道"的同类概念，都是表示"道"所赋予万物而为万物先天具有的本性，这种本性是万物赖以存在的内在根据，对人而言则是其性命之所在。

王弼的有关论述表明，他的人性论与庄子的人性论有某种相似之处，即也具有"贵真"特点。《老子·三章》："常使民无知无欲。"王弼注："守其真也。"他认为，无知无欲是人的真性，圣人采取"无为而治"的方式来达到"常使民无知无欲"，这是圣人"守其真"的表现。按王弼的思想，这里所谓的"守其真"应该被理解为"我（圣人）之教人，非强使从之也，而用夫自然""我（圣人）之所欲唯无欲，而民亦无欲而自朴也"。王弼的思维逻辑是：只要统治者能像圣人一样"守其真"，则人民百姓自然都能"守其真"。换言之，人民百姓之所以不能"守其真"，而"朴散真离，事有其奸"，其根本原因是统治者自己不能像圣人那样"以情近性""文明以动，不失其理"，"逐欲迁"而导致"情之邪"。所以，王弼要求统治者"尊道贵德"：

> 道者，物之所由也；德者，物之所得也。由之乃得，故曰不得不尊；失之则害，故曰不得不贵。

王弼所谓"尊道贵德",对于人(统治者)来说就是要做到"贵真""守真";反之则有害,因为"物有常性,而造为之,故必败也"。这种因循事物的常性而不加干预和改变的思想与庄子因循万物之"常然"的思想是完全一致的。据此,可以把他们的人性论同归于"贵真"的自然人性论范畴。

然而,王弼的自然人性论又有不同于庄子之处,其根本区别在于:庄子是"无情"论者,而王弼却是"有情"论者——何劭《王弼传》载:"何晏以为圣人无喜怒哀乐,其论甚精,钟会等述之。弼与不同,以为圣人茂于人者神明也,同于人者五情也。神明茂,故能体冲和以通无;五情同,故不能无哀乐以应物。然则,圣人之情,应物而无累于物者也。今以其无累,便谓不复应物,失之多矣。"王弼更认为,只要"情近性者,何妨是有欲",这明显不同于庄子的思想。

小结

中国传统人性论是对人的类本质的探讨,其直接意义在于确定人之所以为人的特质。但是道家的人性论并不注重人的特质的外在形式,而是注重人的特质的内在规定,并以"德"来标志这种内涵意义上的人性,认为这种人性在来源上无异于物性,即人物之性无不来源于"道",是"道"生万物过程中自然而然形成且不可加以人为改变的常性。道家老庄的人性论就是要告诉人们:生命的存在有其恒常而不可改变的德性,人类对待生命的态度应该是服从自己、同时也是服从万物固有的德性,这是"法自然"的"道"在人事中的当然体现,当人们能够按照人事中的这个当然之"道"来生活的时候,他们也就达到了"天地与我并生,而万物与我为一"的境界了。而这个境界不是别的,正是人与宇宙间各种形式的生命体都不发生对立与冲突的和谐境界。

与道家相比,儒家的人性论则比较看重人的特质的外在形式,这种形式起初是由反映宗法等级制社会的"礼"来加以规定的,从孔子开始则给"礼"注入了"仁"的精神内涵,从而使人之所以为人的特质由外在制度形式的"礼"转换为内在自律形式的"仁",但是"仁"依然以"礼"作为其外在形式,且依孔子"克己复礼为仁"之说,内在的"仁"更必须服从外在的"礼",这样的"仁"不过是一种得于"礼"的"人道",与自然界并没有什么直接的关联。因此,较之于道家之"德",儒家之"仁"显然缺乏权威性,因为前者是直接来源于"先天地生"的"道",是以代表整个自然界的"道"作为根据的,而后者作为人的内在特质,说到底是由人自说自话地自我规定的,在整个自然界并不具有普遍合法性。于是到了孟子,遂以"性"为纽带,将"仁"与"天"联结在一起,使"仁"获得了"天性"意义,但尚未指明"仁"是来源于"天道"。即使到汉儒董仲舒,也只有"天两,有阴阳之施;身亦两,有贪仁之性"的比附,并未明确将"仁"纳入"天道"范畴。直到宋明新儒家才十分明确地将包括"仁""义""礼""智""信"在内的"五德"都纳入"天理"范畴,从而最终确立了以"仁"为代表的"五德"在自然界的普遍合法地位。这样,至少在形式上,儒家的人性论与道家的人性论被融为一体了,在这种一体关系中,儒家之"仁"与道家之"德"被统一于"理",其"理"无论是在"性即理"的意义上,还是在"心即理"的意义上,都是人的特质的内在规定,都是万古不变的自然德性。于是,"尊德性"和"道问学"就成为人们由以达到类似庄子所说的那种"天地与我并生,而万物与我为一"的和谐境界的途径。

从传统人性论发展的总体情况来看,人性论的基本思想是将人与万物都纳入同类,由此引出人与万物共由的法则,将其法则的内容最终归结为"仁""义""礼""智""信",这"五德"也就被认为是人类生命活动所当遵循的基本法则。这些法则对于构建现代护理人文关怀的行为准则具有重要的参考意义。

第三章 生命境界论

人文素质及人文关怀能力的培养涉及两个方面：首先是培养目标，其次是培育方法。在这两个方面，都可以求助于中国传统哲学智慧。中国传统哲学智慧集中体现为"内圣外王之道"。"外王之道"是成就王业的政治之"理"，无关乎本文论旨，姑且不论；而"内圣之道"无非就是以成就"圣人"为目标的"修己"之"理"，这与人文关怀主体性的养成之"理"在本质上是一致的。

第一节 儒家的圣人观

在中国思想史上，儒家将求圣作为人生最高目标，同时也对如何达到圣人境界制定了方法。儒家的圣人观可按其历史脉络分为先秦儒家、汉代儒家、唐代儒家和宋明新儒家。

一、先秦儒家的圣人观

古汉语中"聖"字是一个会意字，其字从耳从呈，是意味着耳聪口敏，通达事理。故东汉文字学家许慎在《说文解字》中将"聖"释义为"通"，这个"通"就是指通达事理——《说文解字》："通，达也。"儒家经典《尚书·洪范》有"睿作圣"之说，这里"睿"是"智慧"的意思，"睿作圣"是说，有智慧则能通达事理。

《诗经·小雅·巧言》有云："圣人莫之。"这是古籍中较早提到"圣人"的地方。据杨伯峻先生统计，《论语》中"圣人"一词共出现4次，都是指"具有最高道德标准的人"。另外，《论语》中又有4次提到"圣"字，其中有2次是作为名词使用，其含义同于"圣人"，也是指"具有最高道德标准的人"。但《论语》中尚无有对"圣人"的明确界说。《孟子·离娄上》才有"圣人，人伦之至也"的界说，将此界说同《孟子·公孙丑上》中"圣人之于民，亦类也。出于其类，拔乎其萃"的话联系起来，可以看出，"人伦之至"的意思是指人类之中最出类拔萃的人物。这个意义的"圣人"近似苏州大学校训中"法古今完人"之"完人"。但是在孔孟心目中，"圣人"的标准究竟是怎样的呢？

《论语·雍也》记载："子贡曰：'如有博施于民而能济众，何如？可谓仁乎？'子曰：'何事于仁？必也圣乎！尧舜其犹病诸！夫仁者，己欲立而立人，己欲达而达人。能近取譬，可谓仁之方也已。'"在这里，孔子实际上提出了他心目中的"圣人"标准："博施于民而能济众"。这显然是从周公"敬德保民"的思想衍变而来，意指施恩德于民而能成济众人。又《论语·宪问》记载："子路问君子，子曰：'修己以敬。'曰：'如斯而已乎？'曰：'修己以安人。'曰：'如斯而已乎？'曰：'修己以安百姓。修己以安百姓，尧、舜其犹病诸！'"由此可见，孔子所谓"济众"的意思就是"安百姓"，这是"安人"范围的扩大。按照杨伯峻先生的解释，"安人"是指"使上层人物安乐"，"安百姓"是指"使所有老百姓安乐"。故"济众"就意味着让全天下的人都过上安乐生活，这是孔子自己的最高理想，也是孔子心目中"圣人"且唯有"圣人"所能达到的平天下之至境。在孔子看来，要实现这个理想和达到这个境界，就必须"修己"。然则，"修己"从何入手？

据《孟子·公孙丑上》记载："昔者子贡问于孔子曰：'夫子圣矣乎？'孔子曰：'圣则吾不能，我学不厌而教不倦也。'子贡曰：'学不厌，智也；教不倦，仁也。仁且智，夫子既圣矣！'"然则，按子贡的圣人观，圣人就是像孔子这样既仁且智的人。这意味着"仁"和"智"便是圣人所具备的人文素质。但是孔子自己说："君子道者三，我无能焉：知（智）者不惑，仁者不忧，勇者不惧。"这似乎意味着，在孔子看来，"圣"作为一种完善的人格境界，不仅是"仁且智"，而且是既"智"且"仁"又"勇"，是"智""仁""勇"三者的统一。如果把"智""仁""勇"与现代心理学所讲的认知、情感、意志三种基本心理形式联系起来，也可以认为，"圣"是个体心理全面发展的状态，即认知上达到"智"，情感上达到"仁"，意志上达到"勇"。如果可以作这样的理解，那么，"修己"就应该从"智""仁""勇"入手。问题是：何谓"智"？何谓"仁"？何谓"勇"？

《论语·颜渊》载："樊迟问仁。子曰：'爱人。'问知。子曰：'知人。'"又《为政》："子曰：'非其鬼而祭之，谄也。见义不为，无勇也。'"这里孔子基本上回答了什么是"智""仁""勇"的问题："智"就是"知人"；"仁"就是"爱人"；"勇"就是"见义而为"。不过，"智""仁""勇"之间又是互相渗透的。例如，孔子说："夫仁者，己欲立而立人，己欲达而达人。能近取譬，可谓仁之方也已。"这里"能近取譬"虽说是"仁之方"，其实也可以被理解为"智（知人）之方"，因为"能近取譬"作为推己及人的类推方法显然是包含着对他人的同情的了解的，可以说是基于对他人的同情的了解所采取的"仁之方"。如果说"知人"就是了解人，那么，"同情的了解"就可以被理解为"知人之方"了，或者毋宁说，"同情的了解"就是"仁者"的"智之方"，如此理解似乎更为贴切。所以说，"能近取譬"既是"仁之方"，也是"智之方"。再如，"见义而为"之"勇"也包含着"智"，因为"见义"当然是以"知义"为前提的；而"知义"又意味着"知礼"，因为"义者，宜也"（《中庸》），宜之与否的标准是"礼"，所以"勇"不仅包含着"智"，其实也还包含着"仁"，因"克己复礼为仁"，基于"知礼"的"见义"之"勇为"，实际上也是"克己复礼"的"仁为"。

《论语》"与命与仁"表明，在"智""仁""勇"三者之间，孔子所最为看重的还是

"仁"。联系孔子"修己以安人""修己以安百姓"的话,"仁者"之"爱人"的最高境界应该是"爱百姓","爱百姓"乃是达到"安百姓"之"圣"境的情感基础,而这种心理情感又是奠基于"孝悌",故曰"孝悌也者,其为仁之本欤"!

关于"圣人"或"圣",孟子除了有"圣人,人伦之至也"和"圣人之于民,亦类也。出于其类,拔乎其萃"的观点,他还说:"大则化之谓之圣。"对于这句话,杨伯峻根据其前文"可欲之谓善,有诸己之谓信,充实之谓美,充实而有光辉之谓大"所做出的解释是:"既光辉地表现出来了,又能融化贯通,便叫做'圣'。"不过,依据孟子"圣人,百世之师也,伯夷、柳下惠是也。故闻伯夷之风者,顽夫廉,懦夫有立志;闻柳下惠之风者,薄夫敦,鄙夫宽。奋乎百世之上,百世之下闻者莫不兴起也。非圣人而能若是乎?而况于亲炙之者乎?"的话,他所谓"大而化之"的"化",似乎不宜作"融化贯通"解,而应该被理解为《易传》所谓"化成天下"意义上的"化",即以"充实而有光辉"的优美品质和伟大形象来影响和引领天下,使天下百姓皆能文明行为。孟子又说:"善政不如善教之得民也。善政,民畏之;善教,民爱之。善政得民财,善教得民心。"他所谓"大而化之"的"化",就相当于"善教"之"教",是"得民心"的一种方式。"得民心"就意味着"民爱之",则按其"君之视臣如手足,则臣视君如腹心;君之视臣如犬马,则臣视君如国人;君之视臣如土芥,则臣视君如寇仇"的思想逻辑,他所谓"大而化之"的"大",即"充实而有光辉",无疑包含"爱民"之意,因其"爱民",故而"民爱之",就像"君视臣如手足,则臣视君如腹心"一样。要之,无论是孔子之"圣",还是孟子之"圣",都意味着"爱民""仁民",是"爱民""仁民"的充分体现。

荀子论"圣人"和"圣"有一明显区别于孔孟的特点,就是他把"圣人"与"道"直接联系起来,称"圣人者,道之极也",又说"圣人者,道之管也。天下之道管是矣,百王之道一是矣,故诗、书、礼、乐之归是矣"。意思是:圣人是道的极至,圣人是道的总汇。天下之道,百王之道,都集中在圣人这里了,《诗》《书》《礼》《乐》文化全都在这里,圣人就是道的化身。另一个特点是把"圣"与"王"直接联系起来,谓:"天下者,至重也,非至强莫之能任;至大也,非至辨莫之能分;至众也,非至明莫之能和。此三至者,非圣人莫之能尽。故非圣人莫之能王。圣人备道全美者也,是县天下之权称也。"尽管如此看待"圣人",但荀子又认为圣人的本性同常人无异:"凡人之性者,尧、舜之与桀、跖,其性一也;君子之与小人,其性一也""饥而欲食,寒而欲暖,劳而欲息,好利而恶害,是人之所生而有也,是无待而然者也,是禹桀之所同也"。圣人之区别于常人者不是在于"性",而是在于"伪"。荀子论"性伪之分"曰:"凡性者,天之就也,不可学,不可事……不可学,不可事而在人者,谓之性;可学而能,可事而成之在人者,谓之伪。是性伪之分也。"正是在这个意义上,任何人都可以通过"可学而能,可事而成"的"伪"而成为圣人。"故积土而为山,积水而为海,旦暮积谓之岁,至高谓之天,至下谓之地,宇中六指谓之极,涂之人百姓积善而全尽谓之圣人。彼求之而后得,为之而后成,积之而后高,尽之而后圣。故圣人也者,人之所积也。"因其有如此见解,所以荀子特别重视"学"和"事",强调"知道"和"行道"的重要性。他说:

> 所谓大圣者，知通乎大道，应变而不穷，辨乎万物之情性者也。大道者，所以变化遂成万物也情性者，所以理然不取舍也。是故其事大辨乎天地，明察乎日月，总要万物于风雨，缪缪腌腌，其事不可循，若天之嗣，其事不可识，百姓浅然不识其邻，若此则可谓大圣矣。
>
> 不闻不若闻之，闻之不若见之，见之不若知之，知之不若行之。学至于行之而止矣。行之，明也。明之为圣人，圣人也者，本仁义，当是非，齐言行，不失毫厘，无它道焉，已乎行之矣。

因此，在圣人观上，如果说孔、孟都特别强调"仁"的话，那么，荀子则是特别强调"智"，以至于用"辨"（属于"智"范畴）来界定人："故人之所以为人者，非特以其二足而无毛也，以其有辨也。"他尤其强调天人之辨，认为"明于天人之分，则可谓至人矣"；进而强调在"明于天人之分"基础上"制天命而用之""大天而思之，孰与物畜而制之，从天而颂之，孰与制天命而用之，望时而待之，孰与应时而使之，因物而多之，孰与骋能而化之，思物而物之，孰与理物而勿失之也，愿于物之所以生，孰与有物之所以成，故错人而思天，则失万物之情"。

《易传》的圣人观与荀子相似，也特别强调"智"。其曰："古者包牺氏之王天下也，仰则观象于天，俯则观法于地，观鸟兽之文与地之宜，近取诸身，远取诸物，于是始作八卦，以通神明之德，以类万物之情。"又赞圣人所"设卦""系辞"而成的《周易》曰：

> 《易》与天地准，故能弥纶天地之道。仰以观于天文，俯以察于地理，是故明幽明之故；原始反终，故明死生之说；精气为物，游魂为变，是故明神鬼之情状。与天地相似，故不违；知周乎万物，而道济天下，故不过；旁行而不流，乐天知命，故不忧；安土敦乎仁，故能爱。范围天地之化而不过，曲成万物而不遗，通乎昼夜之道而知，故神无方而《易》无体。夫《易》，圣人之所以极深而研几也。唯深也，故能通天下之志；唯几也，故能成天下之务；唯神也，故不疾而速，不行而至。

这与荀子"所谓大圣者，知通乎大道，应变而不穷"的说法是一致的。《易传》强调智性与德性的统一："夫《易》，圣人所以崇德而广业也。""精义入神，以致用也；利用安身，以崇德也。过此以往未之或知也，穷神知化，德之盛也。""穷神知化"是圣人之所以为圣人的独特本领，这种智性能力乃是"德之盛"的表现，也就是圣人之德性的体现，但是其"德之盛"归根到底还是因为圣人有"通神明之德，以类万物之情"的智性能力。"夫大人者，与天地合其德，与日月合其明，与四时合其序，与鬼神合其吉凶。先天而天弗违，后天而奉天时……知进退存亡之道而不失其正者，其唯圣人乎？"只有圣人才能达到与天地相通的天人合一之境，所以也唯有圣人的行为可以成为人世间的道德标准（"正"）。

总体而言，先秦儒家的"圣人"标准是知识与道德相互统一的标准，最终体现和落实于普济百姓、化成天下的人文关怀实践。

二、汉儒董仲舒的圣人观

先秦儒家孟子和荀子都认为圣人和常人在本性上是没有差别的，但都没有从理论上说明本性上无异于常人的圣人能够成为超乎常人的圣人的原因，《易传》意识到了圣人之所以为圣人是因其具有"穷神知化"的独特本领，但未曾对这种独特本领做出理论上的说明。

董仲舒则在贾谊才性三等说的基础上，提出了人性有三品的理论，认为具有"圣人之性"的人是不教而善者，反之，具有"斗筲之性"的人则是教而不能为善的，而唯有"中民之性"者是教而可以为善的。但是，董仲舒又认为"圣人之性不可以名性，斗筲之性又不可以名性。名性者，中民之性。中民之性如茧如卵。卵待覆二十日而后能为雏，茧待缲以涫汤而后能为丝，性待渐于教训，而后能为善"，所以对"圣人之性"未予更多论说。

董仲舒所以提出性有三品之说，从根本上来说是为其提倡"德治"的政治主张作论证的。他的德治思想，是对以孔、孟为代表的先秦儒家的政治思想的继承；这种思想，也是我国自汉唐至明清封建统治阶级的政治思想的主流。

孔子主张"为政以德"，强调礼治，所谓"道之以德，齐之以礼"。而为了"齐之以礼"，则必须大力提倡"仁"，因为"人而不仁，如礼何？"。在孔子看来，"仁"这种道德对于一般人来说并不是先天具有的，而是通过后天的学习而获得的，所以他提倡"学"，特别是"学礼"，并且为了兴"学"，亲自任"教"。孔子的行"教"与倡"学"都是从属于他的以"仁"为核心的礼治思想和德治主张的。这种政治意义的以"仁"和"礼"为主要内容的"教"与"学"，用今天的话来说，就是思想政治教育，或者也可以说是德育。中国古代的教育，按其实际内容来说，主要是德育。唐代著名思想家、教育家韩愈的教育学名言"传道、授业、解惑"，就说明了"传道"（即德育）是中国封建社会的教育之首要的和核心的内容。中国古代教育思想的这个特点所反映的正是中国古代政治思想强调以德治为本这一特点。德育与德治相辅相成，或者简言之曰"政教合一"，即构成以儒家思想为主干的中国古代政治文化的基本框架。

我国古代"政教合一"思想的历史观基础是圣人史观。这种圣人史观渊源于远古神话传说，包括燧人氏钻木取、有巢氏构木为巢、伏羲氏教民结网以从事渔猎畜牧等。神话中的"先圣"除了燧人氏、有巢氏、伏羲氏以外，还有神农氏、黄帝、唐尧、虞舜等。值得注意的是，上述这些神话传说有大半见于儒家"六经"之首《周易》一书中。《易传》不仅把人类物质文明方面的种种创造发明归功于"先圣"，而且把人类精神文明方面的各种创造发明也归功于"先圣"，如把伏羲氏说成是八卦的发明者："古者包牺氏之王天下也，仰则观象于天，俯则观法于地。观鸟兽之文与地之宜，近取诸身，远取诸物，于是作八卦，以通神明之德，以类万物之情。"

儒家的圣人史观是反映中国古代宗法等级制度并为这种制度服务的，这尤其突出地表现在儒家创始人孔子把人划分为"上智""下愚""中人"三等，或划分为"旁人""君子""小人"三等——前一种划分可以说是认识论意义上的划分,后一种划分则可以说是伦理学意义上的划分。在前一种意义上,孔子说"唯上智与下愚不移";在后一种意义上,孔子说"未有小人而仁者也"。

孔子之后,孟子提出"圣人与我同类。出乎其类,拔乎其萃",把"圣人"说成是人类中的出类拔萃者,他还提出"人皆可以为尧舜"。这些思想显然是有别于上述孔子的思想,其中蕴含着道德面前人人平等的思想因素,但是孟子的这种思想因素在后来儒家思想的演变过程中并没有得到发展。主张性恶论的荀子又把"圣人"实际地排斥于"人"之外并凌驾于"人"之上,荀子指出,正是鉴于人性恶,所以"圣人"创造了"礼义法度",用以变化和制约人性。至汉代董仲舒,他在贾谊才性三等说的基础上提出了人性有三品的理论,其实际意义不过为了说明具有"圣人之性"的"王"理所当然可以凌驾于"万民"之上而成为"治人者"和教化立法者的"超人"罢了。董仲舒说:"性者,天质之朴也;善者,王教之化也。无其质,则王教不能化;无其王教,则质朴不能善。"又说:"天生民性,有善质而未能善;于是,为之立王以善之,此天意也。民受未能善之性于天,而退受成性之教于王;王承天意,以成民之性为任者也。民受未能善之性于天,而退受成性之教于王,王承天意以成民之性为任者也;今案其真质而谓民性已善者,是失天意而去王任也。万民之性苟已善,则王者受命尚何任也?其设名不正,故弃重任而违大命,非法言也。"这里,董仲舒将其宣扬神学化的人性论的旨意表露得一清二楚。

不过,董仲舒又指出:"天之生民非为王也,而天立王以为民也。故德足以安乐民者,天予之;其恶足以贼害民者,天夺之。"这就是说,具有"圣人之性"者固然可以为"王",但为"王"者却不可任意胡为,否则,天将会把他的王位夺去。这显然是要用神学的目的论来限制统治者对人民的压榨,以防止激起人民的反抗和起义,危及封建政权。这里包含着对先秦儒家"民本"思想的继承,同时更表达了其"德足以安乐民"的圣人观。

董仲舒虽未对"圣人之性"予以理论阐发,但对圣人所以为天地之间最高贵者却有较多论述。首先,万物之中人最贵,人是万物之灵。"人之为人,本于天,天亦人之曾祖父也,此人之所以乃上类天也""以类合之,天人一也",此其一。其二,"天德施,地德化,人德义。天气上,地气下,人气在其间。天地之精所以生物者,莫贵于人。人受命乎天也,故超然有倚。物疢疾莫能为仁义,唯人独能为仁义;物疢疾莫能偶天地,唯人独能偶天地"。其三,"天、地、阴、阳、木、火、土、金、水,九,与人而十者,天之数毕也。故数者至十而止,书者以十为终,皆取之此。圣人何其贵者?起於天,至於人而毕。毕之外谓之物,物者投所贵之端,而不在其中。以此见人之超然万物之上,而最为天下贵也"。其次,圣人是人类之中最贵者,因为:

1. 圣人与天地合德——"天地者,万物之本,先祖之所出也……受命而海内顺之,犹众星之共北辰,流水之宗沧海也,况生天地之间,法太祖先人之容貌,则其至德,取象众名尊贵,是以圣人为贵也。"

2. 圣人心胸广大,无所不容——"容作圣。圣者,设也。王者心宽大无不容,则圣能施设,事各得其宜也。"

3. 圣人法而治——"《春秋》之道，奉天而法古……故圣者法天，贤者法圣，此其大数也。得大数而治，失大致而乱，此治乱之分也。所闻天下无二道，故圣人异治同理也。古今通达，故先贤传其法于后世也。"

4. 圣人有超人之智——"天地神明之心，与人事成败之真，固莫之能见也，唯圣人能见之。圣人者，见人之所不见者也。""圣人见端而知本，精之至也；得一而应万，类之治也。""夫览求微细于无端之处，诚知小之将为大也，微之将为著也。吉凶未形，圣人所独立也……故圣人能系心于微，而致之著也。"

综上所述，若撇开其神学迷信的思想因素不论，则较之于先秦儒家，董仲舒的圣人观的独特之处在于：一方面，以"人气"为"天地之精"来说明人为万物之灵的所以然之故，又以"圣人见端而知本，精之至也"来说明圣人有超人智慧的所以然之故；另一方面，以"唯人独能为仁义"来说明人作为万物之灵所特有的德性，又以"圣人者见人之所不见"来说明圣人所特有的智性。要言之，董仲舒的圣人观仍不出乎先秦儒家所讲的"仁""智"二端，只是在"仁""智"的来源上做出了不同于先秦儒家的独特论证。

这里值得顺带一提的是，东汉著名哲学王充虽然在天人关系问题上以天道自然论来反对董仲舒"天人感应"的神学目的论，但其圣人观却也像董仲舒一样是以"气"论来解释圣人之所以为圣人者。王充认为，天和地一样都是含气的自然物："夫天者，体也，与地同。""天地，含气之自然也。"而且这个含气的自然世界是无限的："天去人高远，其气莽苍无端末乎"。万物是因天气与地气上下相互交感而产生："天复于上，地偃于下，下气蒸上，上气降下，万物自生其中间矣"。人与物一样，也是禀受天地之气而生："人生于天地也，犹鱼之于渊，虮虱之于人也，因气而生，种类相产"。故人的自然属性与物无异："人，物也。物，亦物也。虽贵为王侯，性不异于物"。人之所以贵于物，是因为人有知识、智慧："人，物也，万物之中有智慧者也""天地之性，人为贵，贵其识知也"。人所以有智慧，则是由于人禀受了元气中最精微的部分："人之所以生者精气也"。其"精气"中含"五常（指仁、义、礼、智、信）之气"，所以人有智慧："人之以所聪明知惠（慧）者，以含五常之气也"。但是，"五常之气"必须依附于有形体的"五藏"（指肝、心、肺、肾、脾），人才能有智慧："五常之气所以在人者，以五藏在形中也。五藏不伤，则人智惠；五藏有病，则人荒忽，荒忽则愚痴矣。人死五藏腐朽，腐朽则五常无所托矣。所用藏智者已败矣，所用为智者已去矣"。总之，"精神本以血气为主，血气常附形体"。因此，精神必须依赖于形体："形须气而成，气须形而知。天下无独燃之火，世间安得有无体独知之精？"在王充看来，健全的形体只是人的知识、智慧赖以产生的先天的物质条件，现实的知识、智慧的产生更必须依赖于人后天的学习。他说："人才有高下，知物由学，学之乃知，不问不识。"他断然否认有所谓"生而知之"者，指出："天地之间，含血之类，无性（生）知者。"他特别强调"所谓圣者，须学以圣"，认为圣人只不过是比一般人聪明，智能上也胜过贤者，故在学习过程中"圣人疾，贤者迟；贤者才多，圣人知多"，然其"所知同业，多少异量；所道一途，步骤相过"。他坚决反对在认识问题上神化圣人，指出："儒者论圣人，以为前知千岁，后知万世，有独见之明，独听之聪，事来则名，不学自知,不问自晓,故称圣,则神矣……曰:此皆虚也。"王充虽然没有直接说明"圣人疾,贤者迟;贤者才多,圣人知多"的原因,但他以"含五常之气"来解释"人之以所聪明知惠"的原因,还说"富贵所禀,犹性所禀之气,得众星之精。众星在天,天有其象。得富贵象则富贵,得贫贱象则贫贱。故曰'在天'。'在天'如何?天有百官(引者按:据周桂钿先生说,'百官'当作'列宿'),有众星。天施气而众星布精。天所施气,众星之气在其中矣。人禀气而生,含气而长,得贵则贵,得贱则贱;贵或秩有高下,富或资有多少,皆星位尊卑小大之所授也。故天有百官,天有众星,地有万民。五帝、三王之精(引者按:据周桂钿先生说,'故天有百官……'应为'故天有列宿,地有百官;天有众星,地有万民;天有五宫三垣,地有五帝、三王之精')。天有王梁、造父,人亦有之,禀受其气,故巧于御",这些都实际上是间接地说明了"圣人疾,贤者迟;贤者才多,圣人智多"是由于圣人禀气不同于常人。

最近有学者指出,"以气论性"是汉儒的共同范式,其间的儒者皆未能跳出此范式。与此相应,汉儒同样"以气论圣",从王充的《论衡》到《白虎通》乃至汉末刘劭的《人物志》,无不是如此。

三、唐代儒家的圣人观

韩愈在人性论上持性三品说,根据这种人性论,人性之上品与下品固然不可改变,但通过教育,可以收到"上之性就学而愈明,下之性畏威而寡罪"的效果。但问题在于,谁来担任教育者?韩愈认为,能够推行仁义教化的,唯有"圣人",一般人只能按照"圣人"所定之礼乐制度行事。他说:认为"古之时,人之害多矣。有圣人者立,然后教之以相生相养之道……如古之无圣人,人之类灭久矣"。韩愈的圣人观基本上没有超出传统儒家特别是荀子、董仲舒的思想范围,实际上是把圣人看作人类的救世主,这种圣人观其实也是一种历史观,即圣人创造历史的英雄史观。韩愈的圣人观和荀子、董仲舒的共同点是,都把圣人描绘成人类的道德教化者形象。至于为什么唯有圣人可以充当这样的教化者,荀子尚未有一种明确的理论,汉儒和韩愈则都是"以气论性""以气论圣",而李翱却有另外一套理论,按照这种理论,圣人与百姓的差别并不在于"性",而是在于"情":"性者,天之命也,圣人得之而不惑者也;情者,性之动也,百姓溺之而不能知其本者也"。李翱在这里所表达的性情观仿佛是回复到了王弼的性情观,王弼"以为圣人茂于人者神明也,同于人者五情也。神明茂,故能体冲和以通无;五情同,故不能无哀乐以应物。然则,圣人之情,应物而无累于物者也"。李翱也承认圣人不能无情,因为"情由性而生,情不自情,因性而情;性不自性,由情以明",若圣人无情,则其性无以明;但是,圣人不同于百姓之处在于,圣人能知其本而不惑,所谓"觉则明"也,故能不溺于情,犹王弼所谓"应物而无累于物"——只是,在王弼看来,"今以其无累,便谓不复应物,失之多矣";李翱则恰好相反,认为"不应于物者,是致知也,是知之至也",所以他声称,圣人是"虽有情也,未尝有情",即"有情而无情"。

为了达到"不应于物"的"无情"境界,李翱要求"弗虑弗思":"弗虑弗思,情则不生，情既不生，乃为正思。正思者，无虑无思也"。这种"无虑无思"的思想，显然是受到了佛教佛性论思想的影响。如果说王弼"应物而无累于物"的圣人观是儒道兼综的话，那么，李翱"有情而无情"的圣人观则是儒佛兼综。儒道兼综的王弼的圣人观所强调的是"应物""有情"，而儒佛兼综的李翱的圣人观所强调的是"不应物""无情"。

但是，李翱的"不应物""无情"又不同于玄学家（何晏）的"无情"。何晏的"无情"是承庄子"无情"而来，李翱的"无情"则是承《中庸》"诚则明矣"而来："方静之时，知心无思者，是斋戒也。知本无有思，动静皆离，寂然不动者，是至诚也。""是故诚者，圣人之性也，寂然不动，广大清明，照乎天地，感而遂通天下之故，行止语默，无不处于极也。""圣人者岂其无情耶？圣人者，寂然不动，不往而到，不言而神，不耀而光，制作参乎天地，变化合乎阴阳，虽有情也，未尝有情也。"李翱所谓圣人之"无情"不过是"至诚而明"罢了。

四、宋明新儒家的圣人观

无论人们怎样去追溯宋明理学的思想渊源，也无论宋明理学的思想渊源有多么深厚而久远，范仲淹都无疑是宋明理学真正重要的先驱者之一。当时的儒家学者如胡瑗、孙复、石介、李觏、张载等都受到过范仲淹的帮助和指导，所以《宋元学案》设《高平学案》一节专述范之行迹，并将范仲淹与"宋初三先生"（孙复、石介、胡瑗）并列。张载是公认的理学奠基人之一，他年轻时有精武救国思想，曾向范仲淹（时任陕西经安抚副使，主持西北防务）上书《边议九条》，陈述自己欲夺回被西夏夺去的洮西之地的设想。范仲淹召见了张载，认定其日后定成大器，便劝张载弃武从文，鼓励张载从《中庸》读起，研习儒家经典。张载便读了儒、佛、道家书籍，将其中的知识融会贯通，逐渐形成自己独特的关学体系。张载的自励格言"为天地立心，为生民立命，为往圣继绝学，为天下开太平"，除了激励自己，也是称赞他一生中最佩服的人——范仲淹。宋代理学集大成者朱熹也盛赞"范文正杰出之才……自做秀才时便以天下为己任，无一事不理会过。一旦仁宗大用之，便做出许多事业……范公平日胸襟豁达，毅然以天下国家为己任"，认为"范文正时便大励名节，振作士气，故振作士大夫之功为多"。范仲淹虽没有留下什么学术专著，但其《自诚而明谓之性赋》《穷神知化赋》《天道益谦赋》《蒙以养正赋》《水火不相入而相资赋》等篇章表明，他的理学地位还是有一定学术思想来支撑的。范仲淹的名篇《岳阳楼记》虽只字未提"圣人"二字，但其文末一段实际上表达了他的圣人观：

> 予尝求古仁人之心，或异二者之为，何哉？不以物喜，不以己悲；居庙堂之高则忧其民；处江湖之远则忧其君。是进亦忧，退亦忧。然则何时而乐耶？其必曰"先天下之忧而忧，后天下之乐而乐"乎。噫！微斯人，吾谁与归？

这里"古仁人"实际上是"圣人"的代名词，"古仁人之心"即是"圣人之心"。"圣人之心"的特点是"不以物喜,不以己悲"——物我两忘的道家无情之境;"居庙堂之高则忧其民;处江湖之远则忧其君"——忧国忧民的儒家有情之境;"先天下之忧而忧,后天下之乐而乐"——"先忧后乐"的独特儒家情境。所以,从某种意义上说,范仲淹"先忧后乐"的圣人观也可以说是一种儒道兼综的圣人观,这种圣人观可以被概括为"圣人之心唯以天下为心"。这酷似道家老子所谓"圣人无常心,以百姓为心",但又不同于老子的"圣人之心":老子"以百姓为心"的"圣人之心",是"法自然"的"圣人"之"以天下观天下"的客观之心;对照范仲淹《自诚而明谓之性赋》所谓"自诚而明谓之性"的说法,其"以天下为心"的"圣人之心"则是"自诚而明"的"性"。在"先忧后乐"的情境中,"不以物喜,不以己悲"的物我两忘是"自诚";"居庙堂之高则忧其民;处江湖之远则忧其君"则是"自诚而明"。这里"诚"是"性"之体,"明"是"性"之用。这种关系表明,范仲淹所谓的"先忧后乐"的"古仁人之心",就是全心全意为天下百姓的赤子之心。圣人为何具有这种赤子之心或"仁心"?范仲淹没有说明,石介则有如此之论:

> 天地间有正气,有邪气。圣人生,乘天地正气,则为真运。运气正,天地万物无不正者矣。故其君为明君,臣为贤臣,民为良民,百物无札瘥夭作,阴阳顺序,风雨时降,昆虫草木,各遂其生植,不有变怪……故运气正,必有圣人乘之而王,圣人必有贤人起焉而辅。

石介"圣人乘天地正气"之说,显然是受到汉儒"以气说圣"的影响。"乘天地正气"是"圣人"所以具备完美的道德心灵("仁心")的原因;而历史上一系列"圣人之作"都是这种完善道德心灵的体现:"厥初生人,无君臣、无父子、无夫妇、无男女、无衣服、无饮食、无田土、无宫室、无师友、无尊卑、无昏冠、无丧祭,同于禽兽之道也。伏羲氏、神农氏、黄帝氏、陶唐氏、有虞氏、夏后氏、商人、周人作,然后有君臣、有父子、有夫妇、有男女、有衣服、有饮食、有田土、有宫室、有师友、有尊卑、有昏冠、有丧祭。噫,圣人之作皆有制也,非特救一时之乱,必将垂万世之法。故君臣之有礼而不可黜也,父子之有序而不可乱也,夫妇之有伦而不可废也,男女之有别而不可杂也,衣服之有上下而不可僭也,饮食之有贵贱而不可过也,土地之有多少而不可夺也,宫室之有高卑而不可逾也,师友之有位而不可迁也,尊卑之有定而不可改也,昏冠之有时而不可失也,丧祭之有经而不可忘也,皆为万世常行而不可易之道也,易则乱之矣。"

圣人依据自然万物的形象与结构制作的劳动工具、生活器皿以及社会制度,其目的只是满足人类的生存发展需要,圣人制作时其本心乃是纯粹至善的,是"自诚而明"的"性"之所发。

学术界公认的理学鼻祖周敦颐和中唐李翱一样,也是根据先秦思孟学派的作品《中庸》来构建自己的思想体系,其《通书》开篇有云:"诚者,圣人之本。大哉乾元,万物资始,诚之源也;乾道变化,各正性命,诚斯立焉。纯粹至善者也。"认为"诚"是来源于万物赖以产生的天德（"乾元"），这种天德不仅是万物生生不息变化的终极原因，也是这个宇宙生化大过程中万物各得其性命的终极依据，"诚"便是圣人依乎天德而安身立命的根据。周敦颐认为："圣人之道，仁义中正而已矣。"同时又以"生""成"训释"仁""义"："天以阳生万物，以阴成万物。生，仁也，成，义也"。赋予"仁义"和"圣人之道"以宇宙论意义，从而圣人就成为宇宙最高法则"道"的绝对体现者。圣人的一切行为因与作为自然本体和伦理本体同一的"诚"相冥合，故能周行天地，所过者化，所存者神。"寂然不动者，诚也；感而遂通者，神也；动而未形，有无之间者，几也。""诚、神、几曰圣人。""圣人在上，以仁育万物，以义正万民。天道行而万物顺，圣德修而万民化，大顺大化，不见其迹，莫知其然之谓神。故天下之众，本在一人。"

细究起来，石介、周敦颐的圣人观和李翱、范仲淹的圣人观还是有些差异的。李、范倾向于圣凡统一论，强调凡人亦可以成圣；石、周则倾向于圣凡差异论，强调圣人的超凡性，突出圣人创造历史的地位与作用。但是，他们都把"诚"与"仁"联系和统一起来，从而实际上把孔子"仁者人也，亲亲为大"和孟子"诚者，天之道也"纳入了同一思想系统，实现了人道之"仁"与天道之"诚"在理论上的统一。在这种天人合一关系中，"仁"是作为从属于"诚"和体现"诚"的东西而存在的，于是"仁"就不只是"人心"，同时也具有"天心"的意义了，从而"为仁"的道德实践便具有了"为天地立心"的宇宙论意义。周敦颐在将"生"训为"仁"的同时，也将"仁"释为"生"，这实际上是把《易传》所谓"天地之大德曰生"的"天德"（天地之德）本质地理解为天地的"仁爱"，同时把《易传》所谓"生生之谓易"的"易"（天地之间万物生生不息的变化）本质地理解为天地"仁爱"的表现。在这种关系中，"诚"则无非是"仁爱"作为"天心"（天地之心）的自然状态或本然状态，而所谓"诚者，圣人之本"也无非是说，"诚"是"圣心"（与天地合其德的圣人的仁爱之心）的自然状态或本然状态即圣人之性罢了。

按照周敦颐的圣人观，"诚"作为圣人之性应该体现在"以仁育万物，以义正万民"的道德实践上，这种道德实践在精神上是同孔子"博施于民而能济众"的圣人观念和"一日克己复礼，天下归仁焉"的仁道观念内在相通的。但是到了张载，他又回到《中庸》，在其"诚则明矣，明则诚矣"上做文章，并且可能是受到李翱"诚者，圣人之性也，寂然不动""不应于物者，是致知也，是知之至也"思想的影响，提出了"儒者则因明至诚，因诚至明，故天人合一，致学而可以成圣，得天而未始遗人"的思想。这里，"天人合一"是指"得天而未始遗人"，这是通过"因明致诚，因诚致明"的"致学"所达到的"圣"境。所谓"得天"是指知天道，"未始遗人"是指行人道。所谓"天人合一"，也就是指达到或实现"知天道"与"行人道"的统一。这也就是说，张载这里所讲的"天人合一"，是针对"致学"这一道德修养问题所提出的一个知行观命题，其精神实质在于强调"致学"过程中知与行的统一，而这种统一是建立在"诚""明"之间相互促进的互动关系上的，这种互动关系的形成要求主体（学者）"不以见闻梏其心"——"圣人尽性，不以见闻梏其心，其视天下无一物非我，孟子谓尽心则知性知天，以此"。这里，"不以见闻梏其心"相当于李翱所讲的"不应于物"或"寂然不动"意义上的"无情"，这是主体之"我"与客体之"物"的冥合("视天下无一物非我")状态，由此而达到"知性知天"。可见，张载的知行统一观是以"因明致诚，因诚致明"的诚明互动所达到的"知性知天"作为前提和基础的，这与《宋史》中的相关记述是一致的："(张载)与诸生讲学，每告以知礼成性、变化气质之道，学必如圣人而后已。以为知人而不知天，求为贤人而不求为圣人，此秦汉以来学者大蔽也。"张载自己也说："圣人之神惟天，故能周万物而知。"这与荀子"所谓大圣者，知通乎大道"、《易传》"夫《易》，圣人之所以极深而研几也。唯深也，故能通天下之志"的说法是一致的，可见张载的圣人观主要是来源于先秦荀子、《易传》系统的儒家，特别重视圣人的智慧特性，只是从其"圣人可以学而至"的观点来看，他显然不认为圣人的智慧具有常人所不可企及的超凡性，而是认为，只要按照他的"致学"方法来作"尽性"之功，就人人都可以获得这种智慧。

二程和朱熹的圣人观与张载的圣人观有同有异。其同者在于：程、朱像张载一样，也都认为圣人是可学而至。"二程之学，以圣人为必可学而至，而己必欲学而至于圣人。"朱熹也认为"圣人是为学而极至者"，并且也和声称"万物皆有理，若不知穷理，如梦过一生"的张载一样，程、朱都主张"穷理"。但是其"穷理"的方法却不同：张载认为"今盈天地之间者皆物也，如只据己之闻见，所接几何？安能尽天下之物？所以欲尽其心也"。而"尽心"必须做到"不以见闻梏其心"，唯其如此，"大其心则能体天下之物"。这种"大心"的方法是排斥"见闻之知"的超验方法。程、朱则认为"圣人只说'格物'二字，便是要人就事物上理会""致知是自我而言，格物是就物而言，若不格物，何缘得知？"所以程、朱的致知方法非但不排斥"见闻之知"，相反，是在经验知识"积累"基础上，借助于"举一而反三""闻一知十"的类推方法而达到"融会贯通"，如此来"尽穷天下之理""所以圣人教人要博学""圣贤教人，无非下学工夫"。"程先生曰：'穷理者，非谓必尽穷天下之理，又非谓止穷得一理便到。但积累多后，自当脱然有悟处。'又曰：'自一身之中以至万物之理，理会得多，自当豁然有个觉处。'今人务博者，却要尽穷天下之理；务约者又谓反身而诚，则天下之物无不在我，此皆不是。且如一百件事，理会得五六十件了，这三四十件虽未理会，也大概可晓了。"

张、程、朱虽然认为圣人是可学而至，像孟子一样肯定人皆可以为尧舜，可实际上，他们对"入圣"的门槛定得很高。张载根据道德修养水平的高低，将人划分为凡人、贤人、大人和圣人四个层次。凡人是最初层次："凡人应物无节，则往往自失。"贤人境界稍高："克己行法为贤，乐己可法为圣，圣与贤，迹相近而心之所至有差焉。""大人"则接近于圣；"大几圣矣""大与圣难于分别"，但与圣人还是有差距；"大以上之事，如禹、稷、皋陶辈犹未必能知，然须当皆谓之圣人，盖为所以接人者与圣同，但己自知不足，不肯自以为圣"。大人要入圣，尚须经过"化"这个环节："大几圣矣，化则位乎天德矣。""大而化之，能不勉而大也，不已而天，则不测而神矣。""化"不能刻意来实现，只能在日常生活中逐渐"仁熟"："盖大人之事，修而可至，化则不可加功，加功则是助长也，要在乎仁熟而已。""仁熟"是指把刻意修养而达到并保持的"大人"状态内化为无意而成、随心即至的自然状态，即《中庸》所谓"诚者，不勉而中，不思而得，从容中道"

的境界。张载认为这种"诚"的境界是连"大人"都觉得"不可阶而升":"圣人用中之极,不勉而中,有大之极,不为其大,大人望之,所谓绝尘而奔,峻极于天,不可阶而升者也。"对于一般人,圣人是可望而不可即的,因为圣人处理任何事都是周全恰当,没有任何缺点,所谓"惟圣人于大德有始有卒,故事无大小,莫不处极"。

与张载稍有不同,二程不认为"大人"与"圣人"之间有什么区别:"大人,以德言则圣人,以位言则王者","大人"和"圣人"其实是一回事。但二程认为,圣人与贤人还是有区别的:"天地之道,则养育万物,养育万物之道,正而已矣。圣人则养贤才,与之共天位,使之食天禄,俾施泽于天下,养贤以及万民也,养贤所以养万民也。"这就是说,贤人是圣人培养出来的,圣人负有养育万民的任务,这个任务必须通过圣人自己培养的贤才来完成。《程氏外书》提到:"乐随风气,至《韶》则极备。若尧之洪水方割,四凶未去,和有未至也。至舜以圣继圣,治之极,和之至,故《韶》为备。"这里所谓"治之极,和之至"的外王至境与《程氏易传》中如下所论一致:"天道生万物,各正其性命而不妄;王者体天之道,养育人民,以至昆虫草木,使各得其宜,乃对时育物之道也。"很明显,这种"各得其宜"的"治之极,和之至"的平天下之境,除了圣人,是无人可以达到的。张载是对圣人内在的"大德"标准定得太高,二程又对圣人之"大德"在外王之功的显示度上寄予过高期望,而朱熹心目中的圣人形象更是二者兼有,真正是完美无缺的"完人":"圣人之心,如明镜止水,天理纯全者即是存处""极其心之全体而无不尽者,必其能穷夫理而无不知者也""圣贤无所不通,无所不能""圣人万善皆备,有一毫之失,此不足为圣人"。

但是,朱熹"生之理谓性"和"人受天地之气而生,故此心必仁,仁则生矣"之说表明,从周敦颐到二程、朱熹,似乎有一个以"生"释"仁"的传统,这也许是宋代理学圣人观一以贯之的一个思想:圣人负有养育万民的天赋使命。这是理学家对于孔子"博施于民而能济众"的圣人观的继承,由此反映出儒学发展过程中一个始终不变的精神——关切民生的人文情怀。这种人文情怀主要不是在于珍视个人自己的自然生命,而是珍视普天下百姓的自然生命。儒家关切民生,以成济天下苍生为念,其以养育万民为圣人之天赋使命,实是将普济百姓自然生命视为自己的天职,其致力于圣人之学,则是要通过履行这种天职来成就自己的道德生命。这或许可以说是儒家生命哲学的精髓所在。儒家的这种真精神到了明代心学阶段也仍然得到了传承和发扬,这从王阳明的下述论述中便可见其大端:

> 夫禅之学与圣人之学,皆求尽其心也,亦相去毫厘耳。圣人之求尽其心也,以天地万物为一体也。吾之父子亲矣,而天下有未亲者焉,吾心未尽也……故于是有纪纲政事之设焉,有礼乐教化之施焉,凡以裁成辅相、成己成物,而求尽吾心焉耳。心尽而家以齐,国以治,天下以平。故圣人之学不出乎尽心。禅之学非不以心为说,然其意以为是达道也者,固吾之心也,吾惟不昧吾心于其中则亦已矣,而亦岂心屑屑于其外;其外有未当也,则亦岂必屑屑于其中。斯亦其所谓尽心者矣,而

> 不知已陷于自私自利之偏。是以外人伦，遗事物，以之独善或能之，而要之不可以治家国天下。盖圣人之学无人己，无内外，一天地万物以为心；而禅之学起于自私自利，而未免于内外之分；斯其所以为异也。

这里，王阳明在肯定佛教禅学亦为心学的同时，也划清了自己的心学与禅学的界限：禅学是"起于自私自利"，但求独善其身；作为圣人之学的心学则是"以天下万物为一体"，致力于"治家国天下"之事，以求"成己成物"之功。所谓"一天地万物以为心"，就是胸怀家国天下而有"仁民爱物"之情，而不独自珍自爱。王阳明所谓的"致良知"，就是要把融自爱与爱人为一体的仁爱之心见之于"裁成辅相、成己成物"的实践。他所从事的"圣人之学"就正是这样的道德实践。故曰："心之良知是谓圣，圣人之学，惟是致此良知而已"。这种以"良知"为"圣"、"致良知"为"圣人之学"的独特圣人观，是王阳明经"龙场顿悟"而形成的，这种觉悟使他恍然意识到："圣人之道，吾性自足，向之求理于事物者误也。"阳明心学之区别于程朱理学之处，正在于是否自觉意识到，仁爱之理原是天赋于人的自然本心（"吾性"）。一旦有了这样的自觉意识，就自然"知天下之物本无可格者。其格物之功，只在身心上做，决然以圣人为人人可到，便自有担当了"，从而就不会舍本逐末地"求理于事物"，而只须将这份纯粹天然的爱心一丝不差地全部奉献出来，使之见诸"成己成物"的实践，便可达到圣人境界了。王阳明的生命哲学是完全诉诸实践的道德哲学，在这种哲学看来，道德问题在本质上并不是一个理论问题，而是一个实践问题，因为人的道德心说到底只是一个自爱爱人之心，这种爱心是每个人生来就具有的，是不学而能的天理良知，是善人与恶人的区别，根本不在于其心中有没有这种良知，而在于是否自觉意识到其心中本有的这种良知，如果达不到这种道德自觉，那么，无论怎样去"穷理"，无论积累起多少知识，都不可能导致善行；同时，这种生命哲学把人的生命本质地理解为一种自然的道德生命，认为只要人们自觉意识到人类作为一种道德存在所固有的本性，他们就完全有能力按照这种本性来创造自己的生命，实现自己生命的价值。

第二节　道家的圣人观

"圣人"是老子所推崇的理想人物，也是道家所关心的学派议题。先秦道家的圣人观与汉代以后道教成仙的目标相结合，衍化为中国道家内丹而仙、救世救民的圣人观。

一、先秦道家的圣人观

先秦道家的圣人观在"圣人"标准上也是主张知识与道德相互统一的标准，正如周可真先生所说："道家老子讲'既得其母，以知其子；既知其子，复守其母'，这其实隐含'无得道之知则无守道之德'的观点；而庄子虽然表面上显得似乎是'不谴是非，以与世俗处'，其实和老子一样，他也是以'道'为'知'与'德'的标准，在他来看来，合'道'之'知'则为'至知'，合'道'之'德'则为'至德'，只是较诸分辨'母''子'、'道''德'的老子，他不是像后者那样将'知常曰明'的'得道（母）'与'常德不离'的'守道（母）'分作两截，而是将'至知'和'至德'融合于'齐物'——'齐物'具有'以为未始有物'的'齐物之知'（'至知'）和'天地与我并生，而万物与我为一'的'齐物之德'（'至德'）双重意义——在'齐物'境界里不再有'知'与'德'的分别。"但是，老庄毕竟有其不同于儒家的知识观和道德观。

老子对于"知"的看法，首先是从政治角度着眼的。他认为，"古之善为道者，非以明民，将以愚之。民之难治，以其智多。故以智治国，国之贼；不以智治国，国之福""是以圣人之治，虚其心，实其腹，弱其志，强其骨，常使民无知无欲，使夫智者不敢为也。为无为，则无不治"。实行"常使民无知无欲"的愚民政策，这叫"为道"，亦叫"为无为"，作为一种统治术，则叫"不以智治国"；与此相反，"以智治国"的统治术，老子称之为"为学"——"为学日益，为道日损"。所谓"为学"，就是对人民施行教化，使人民通过学习来日益增长其知识，从而能知书达礼，文明其行为。例如，儒家孔子就主张采用这种统治术。但是，老子坚决反对德治礼教，指出："上德不德，是以有德。下德不失德，是以无德……上礼为之，而莫之应，则攘臂而扔之……夫礼者，忠信之薄而乱之首。"因此，老子反对"为学"，认为"绝学无忧"。老子反对向老百姓灌输知识是出于推行愚民政策的政治需要，但他并不反对统治者"知"，相反，认为统治者不仅当"知"，还要真"知"："知不知，上。不知知，病。夫唯病病，是以不病。圣人不病，以其病病，是以不病。"（意谓：知而不以为知，是好的；不知而以为知，是毛病。只有把不知而以为知这毛病当作病，才会不得这病。圣人不得这病，就是因为他把这病当作病。）老子提倡的"知"是自然之知，其特点是：①以"常道"为对象——老子认为"道"有"常道"与"变（非常）道"之分："道，可道，非常道"。"道"，可以言说的是"变道"，不可言说的才是"常道"。②"不行而知"——"不出户，知天下；不窥牖，见天道。其出弥远，其知弥少。是以圣人不行而知"。老子认为，知"道"是在人摒除私欲杂念而臻于物我两忘的"玄同"境界时达到的。"玄同"的本义是"与玄同一"，亦即"与道同一"。怎样才能达到"玄同"？曰："塞其兑，闭其门，挫其锐，解其纷，和其光，同其尘，是谓玄同。"③"知物"以"知道"为前提和基础——"天下有始，以为天下母。既得其母，以知其子；既知其子，复守其母，没身不殆"。

在知识观上，庄子又区别于老子。首先，庄子不像老子那样肯定有"知物"的必要（尽管老子认为"知物"必须以"知道"作为前提和基础），而且认为分辨具体事物的认知活动是没有必要的，因为"物无非彼，物无非是""是亦彼也，彼亦是也"。又由于"物之生也，若骤若驰。无动而不变，无时而不移"。万物是"以不同形相禅，始卒若环，莫得其伦"，故要认识具体事物也没有可能，因为它们都没有质的相对稳定性（"若骤若驰"），也没有规律可循（"莫得其伦"）。更何况对认识者来说，"吾生也有涯，而知也无涯。以有涯随无涯，殆已！"，以有限的生命去追求无限的知识，这也是不明智的做法。

在庄子看来，有些人企图通过论辩方式来弄清谁是谁非，这其实是徒劳无益的，因为是与非没有客观标准。所以，应该明智地放弃对具体事物的认识。其次，庄子也不是像老子那样主张通过"无欲以静""常无欲以观其妙"的静观方法来"体道"，而是主张通过"坐忘"来达到与道为一的境界："堕肢体，黜聪明，离形去知，同于大通，此谓坐忘。"这是一种不仅"外天下""外物"，而且"外生"的物我两忘境界。

至于道德观，《老子》有专门的表述，其《德篇》起首有云："上德无为而无以为；下德无为而有以为。上仁为之而无以为；上义为之而有以为。上礼为之而莫之应，则攘臂而扔之。故失道而后德，失德而后仁，失仁而后义，失义而后礼。夫礼者，忠信之薄而乱之首也。前识者，道之华而愚之始。是以大丈夫居其厚而不居其薄，居其实而不居其华。故去彼取此。"这里，老子承认"仁"和"义"都是属于"德"，它对维护社会稳定可以起到一些积极作用，但是其作用极其有限，所以只是"下德"而已；至于"礼"，老子则认为它连"下德"都算不上，"礼"根本就是造成"忠信之薄"以至于酿成天下祸乱的根源！但是，老子不仅肯定"忠""信"对于维持社会稳定具有积极意义，而且实际上认为"忠""信"乃是社会稳定和天下太平的道德根基——他透过当时天下"礼坏乐崩"的种种表象，看到了其乱象的社会本质在于"忠信之薄"。如果把"忠信之薄"和"居其厚而不居其薄，居其实而不居其华"的话联系起来进行分析，更可认为，老子所提倡的"忠""信"都是属于"上德"。王弼释"上德"曰："常得而无丧，利而无害，故以德为名焉。何以得德？由乎道也。"据此，"忠"和"信"作为"上德"，其含义就是"由乎道"，其特点是"常忠而无丧""常信而无丧"。从"上德无为"的意义上，"忠"和"信"都属于"无为之德"。因"道法自然"而"道常无为"，故"无为之德"即是"自然之德"。《史记·老庄申韩列传》有云："世之学老子者则绌儒学，儒学亦绌老子。'道不同不相为谋'，岂谓是邪？李耳无为自化，清静自正……庄子者……其学无所不闚，然其要本归于老子之言……作《渔父》《盗跖》《胠箧》，以诋訿孔子之徒，以明老子之术……太史公曰：老子所贵道，虚无，因应变化于无为，故著书辞称微妙难识。庄子散道德，放论，要亦归之自然。"由此可见，至少在太史公（司马谈）看来，若论其"道"之"要"（本质内涵），则庄子同于老子，"亦归之自然"。这显然是把老庄思想的共性特征归之于崇尚"自然"。据此，老、庄的"道"是"自然之道"，其"德"是"自然之德"。事实上，庄子在反对仁义礼乐、崇尚"无为自化，清静自正"等方面，确实与老子相一致，如说："夫残朴以为器，工匠之罪也；毁道德以为仁义，圣人之过也！""若夫不刻意而高，无仁义而修，无功名而治，无江海而闲，不道引而寿，无不忘也，无不有也，澹然无极，而众美从之。此天地之道，圣人之德也。"又如："君子不得已而临莅天下，莫若无为。无为也，而后安其性命之情。"再如："天道运而无所积，故万物成；帝道运而无所积，故天下归；圣道运而无所积，故海内服。明于天，通于圣，六通四辟于帝王之德者，其自为也，昧然无不静者矣。圣人之静也，非曰静也善，故静也；万物无足以铙心者，故静也。"如此等等。

道家的"自然之德"有别于儒家的"名教之德"，最为显著的是："名教之德"是有名而可以言说的，"自然之德"却是无名而不可以言说的。因其如此，"名教之德"可以借助于有言之教来培养，"自然之德"却不可以借助于有言之教来培养，故曰"圣人处无为之事，行不言之教"。老子反对"为学"，认为"绝学无忧"，这与其崇尚"自然之德"是有内在联系的，在这种联系中，"自然之德"是如荀子所讲的那种"不可学"的"性"，也就是老子所谓"常德乃足，复归于朴"的"朴"。不过，老子之"朴"又不同于荀子之"性"，尽管其都是不学而能，但荀子之"性"是指人"生而有好利焉""生而有疾恶焉""生而有耳目之欲，有好声色焉"的强横争夺之性，老子之"朴"则是指如婴儿般的柔弱不争之性。老子曰："弱者，道之用。"柔弱不争正是"道"的功用所在，故能像婴儿那样柔弱不争，这正是"从事于道者同于道"的表现。老子又用"水"来表示与"道"相合的最高道德："上善若水。水善利万物而不争，处众人之所恶，故几于道。"河上公注："上善之人，如水之性。"至高无上的"善"应该如水一般，对天下万物有利却不与万物相争，甘处众人所厌恶的地方，所以水最接近于道。

老子贵柔，崇尚水一般的"善利万物而不争"之德，又与他的辩证善恶观密切相关。"天下皆知美之为美，斯恶已。皆知善之为善，斯不善已。故有无相生，难易相成，长短相较，高下相倾，音声相和，前后相随。是以圣人处无为之事，行不言之教。万物作而不辞，生而不有，为而不恃，功成不居。夫唯不居，是以不去。"在老子看来，善与恶也是一对辩证矛盾：有善必有恶，有恶必有善，善与恶都不能离开对方而独立存在。老子正是在强调善与恶之间具有互相依赖、互相转化的同一性意义上说："善之与恶，相去若何？"也因此，老子并不主张扬善惩恶、赏善罚恶，而是主张"善者吾善之，不善者吾亦善之，德善"。也就是认为，在道德上不应嫌弃任何一种人，不管他们是不是善类，都要一视同仁地善待。能做到像善待善类那样善待不善之人，才是"常善救人"："是以圣人常善救人，故无弃人，常善救物，无弃物，是谓袭明。"善待善人与恶人，是最高的道德——"上德"："夷道若纇，上德若谷。"上德之人，虚怀若谷，持守道德价值的中立，不分善人与恶人，一律善待，这意味着主观上没有求善的动机，没有追求做一个有道德的人的意图，这样倒能成为一个上德之人，一个真正有道德的人，故曰"上德不德，是以有德"。反之，下德之人却分辨善恶，区分善人与恶人，而有心求善，努力争取做一个有道德的人，结果反而不能成为一个有道德的人，故曰"下德不失德，是以无德"。这就是说，真正的道德是在无意间造成的，故曰"上德无为而无以为；下德为之而有以为"。所谓"无为"就是"无以为"，即"无意而为"；"为之"就是"有以为"，即"有意而为"。"无意而为"就是所谓"道法自然"的"自然"之境。所以，老子的道德观是"道德本于自然"或"道德出于自然"。出于自然的道德，是无意而为的道德，是谓"上德"。反之，违背自然的道德，是有意而为的道德，是谓"下德"。故"上德"与"下德"的根本区别就在于"无意"与"有意"。用《道德经》的原话来讲，"无意"就是"无知无欲"。在"善恶观"意义上，"知"是分辨善恶，"欲"是故意求善。所谓"无知无欲"，就是不分辨善恶，不故意求善。反之，分辨善恶，故意求善，就是"有知有欲"。在老子看来，人本来是无知无欲的，人们之所以会变得有知有欲而故意求善，是由于自然道德不断退化的结果："失道而后德，失德而后仁，失仁而后义，失义而后礼。夫礼者，忠信之薄，而乱之首。"老子认为，周代礼乐制度的创立标志着自然道德退化到了极点，正是这种制度，导致人们完全丧失了诚实质朴的品性而变得极其虚伪狡诈，天下因此而陷于纷乱。在这种社会制度下，人们故意求善，不过是为了争得善名所带来的利益，其求善是假，争名夺利才是真。所谓"下德为之而有以为"，实际上就是指下德之人有意于名利而求善，即为了争名夺利才努力去做一个有道德的人。所谓"上善若水。水善利万物而不争"，这表明了在老子看来，真正有道德的人，不仅要像水之善利万物那样善待善人与恶人，还要像柔弱的水那样不与万物相争。

所以，老子"五千言"的道德之论虽然没有提到一个"爱"字，而其实他所提倡的"自然之德"是充满爱的情感的，只是这种可以称为"自然之爱"的感情不是像儒家的"仁爱"那样"爱有差等"罢了。视"礼"为"忠信之薄，而乱之首"的老子，绝不讲什么"仁者人也，亲亲为大""各亲其亲，各子其子""君子之于物也，爱之而弗仁；于民也，仁之而弗亲"之类的宗法伦理道德，倒是有些像墨家那样提倡"爱无差等"的道德。观《老子》五千言，其中虽无"爱"字，然其"天地不仁，以万物为刍狗；圣人不仁，以百姓为刍狗""天道无亲，常与善人""圣人常善救人，故无弃人；常善救物，故无弃物"等论述表明，"无亲""不仁""常善"等相互关联的语词所包含的意义都是毫无偏私的博爱。所谓"常善"，就是"无亲"（不别亲疏，一视同仁）、"不仁"（爱无差等，泛爱万物）的大善。就"救人""救物"而言，"常善"意味着无论男女老少，无论亲疏贵贱，无论美恶大小，而莫不爱而救之。从效果上说，如此"救人""救物"，也就是所谓"无弃人""无弃物"；从动机上说，"常善"则意味着怀有无所嫌弃、无所偏私的博爱同情。而且从上面这些论述可以看出，它们所表达的博爱观念既属于"天道"范畴，又属于"人（圣）道"范畴。

总之，相对于儒家的圣人观，道家的圣人观是以提倡"无知""不仁"为主要特征的。"无知"不是指没有任何知识，而是指对万物无有分辨之知，其相对于分辨之知，是"大智若愚"的"大智"，分辨之知则属于"小智"。"不仁"也不是指没有任何爱的情感，而是指对万物无有偏私之爱，其相对于偏私之爱，前者可谓"博爱"，后者可谓"狭爱"。

在以"内圣外王之道"为核心内容的中国传统哲学语境中，"修养"就是指以圣人为目标的修己过程。故"修养"乃是针对特定人群体的个体，这些个体在现实性上都不是圣人，但又具有圣人的潜质，这种潜质使他们有可能成为圣人，所谓修养，就是促使其可能性转变成现实性的主观条件。中国传统哲学的修养论，在广义上除了讨论其主观条件所包含的种种要素及其相互关系，还包括对这种可能性的讨论。这种可能性，就其作为圣人的潜质而言，未尝不可被称为"圣性"，就像中国佛学中"佛性"是指众生成佛的可能性。但是，中国传统哲学固无"圣性"之说，唯佛教唯识家有所谓"圣性离生"的说法。究其原因，可能有两个方面：其一，大多数哲学家都肯定圣凡之间本性无异，无须用"圣性"（圣人之性）与"凡性"（凡人之性）之名来加以分别，即使是像董仲舒这样事实上持"性三品"说的哲学家，他也特意申明"圣人之性不可以名性，斗筲之性又不可以名性。名性者，中民之性"，这样一来，"人性"便成为"圣性"的代名词了，它就是指凡夫百姓成圣的可能性；其二，在中国传统哲学中，"人性"原是一个中性词，它既可以被用来指称道德意义上或善或恶抑或善恶相混的人之本性，也可以被用来指称非道德意义上的人之本性，只是到儒家性善论在人性论领域取得了绝对统治地位以后，"人性"一词才成为指称人的良善本性的专有名词，所以，尽管在大多数哲学家心目中"人性"无异于"圣性"，毕竟还有像荀子这样的哲学大家持"性恶"论，而在"性恶"语境中，"人性"当然不是指凡夫百姓成圣的可能性，也就不成为"圣性"的代名词。正是这些复杂的情况，使得中国哲学未曾像中国佛学之有"佛性"之说那样出现"圣性"之说。但是，弄清楚这些情况，明了"人性"与"圣性"之间的上述关系，有助于把握中国传统哲学的修养论与人性论之间的内在关联，即修养论不仅牵涉人性论，甚至在很大程度上人性论就是修养论的基础理论，但是狭义的修养论并不包括人性论。

中国传统哲学的人性论，大致可分为儒家系统的人性善恶论（包括性善论与性恶论及由其派生出来的性三品论、人性善恶混论之类）、道家系统的人性自然论和法家系统的人性自为论。因其有不同的人性论基础，儒、道、法三系的修养论也有相应的区别。法家系统的人性自为论并不看重圣人的道德，尽管其亦有圣人创造历史的英雄史观，例如韩非就说："上古之世，人民少而禽兽众，人民不胜禽兽虫蛇。有圣人作，构木为巢，以避群害，而民悦之，使王天下，号曰有巢氏。民食果蓏蚌蛤，腥臊恶臭而伤腹胃，民多疾病。有圣人用，钻燧取火，以化腥臊，而民悦之，使王天下，号之曰燧人氏。中古之世，天下大水，而鲧禹决渎。近古之世，桀纣暴乱，而汤武征伐。"圣人如此为人民进行创造发明，当然可以被理解为是圣德的体现，然而法家并不注重宣扬圣人的这种美德。法家集大成者韩非持有"世异则事异"和"事因于世"的历史变化观念，并据此宣扬"上古竞于道德，中世逐于智谋，当今争于气力"的历史发展观，正是基于这种历史发展观，韩非从"当今争于气力"的社会现实出发来讨论人性问题，其所论人性其实是"当今"历史环境下的人性，这种历史环境早就不是"竞于道德"的环境，而是"争于气力"的环境，所以韩非的人性论并不关注道德问题，更没有把人性与道德联系统一起来进行理论的探讨。与之相应，韩非的修养论也并不重视个人的道德修养，而是重视个人的智慧修养。考虑到韩非的智慧修养论主要涉及认识问题，本质上属于认识论，所以本文只考察上述三个系统中儒、道二系的修养论。

二、魏晋玄学家的圣人观

玄学是魏晋时期的主要哲学思潮。"玄"出自《老子》："玄之又玄，众妙之门。"当时的哲学家奉《周易》《老子》和《庄子》为经典，合称为"三玄"。玄学即"三玄"之学，其特征是以老庄思想解释儒家经典，所谓援道入儒，具有高度抽象的思辨形式。在魏晋时期，一般把"玄学"称为"玄远"之学。"玄远"在当时有两种含义：其一，指远离"事务（世事）"；其二，指远离"事物"。玄学的中心问题，是关于天地万物存在的根据问题，亦即关于远离"世务"和"事物"的形而上学本体论问题。

正始玄学的主要代表人物是何晏与王弼。据何劭《王弼传》说，"弼幼而察慧，年十余，好老氏，通辩能言"，又说"弼注《老子》，为之《指略》，致有理统；著《道德论》，注《易》，往往有高丽言"。故王弼未满弱冠之年，就已驰名遐迩。当时在曹氏政权任吏部尚书的何晏，"注《老子》始成，诣王辅嗣，见王注精奇，乃神伏曰：'若斯人可与论天人之际矣！'"。王弼因而受到何晏的器重，并经何推荐，当上了朝廷中的台郎。

《晋书·王衍传》云："魏正始中，何晏、王弼等祖述老、庄，立论以为天地万物皆以无为本。""天地万物皆以无为本"，是正始玄学的基本命题，也是何、王二人思想的共同点。但是他们的圣人观却不同，何劭《王弼传》记述其圣人观之差异曰："何晏以为圣人无喜怒哀乐，其论甚精，钟会等述之。弼与不同，以为圣人茂于人者神明也，同于人者五情也。神明茂，故能体冲和以通无；五情同，故不能无哀乐以应物。然则，圣人之情，应物而无累于物者也。今以其无累，便谓不复应物，失之多矣。"

何晏所持"圣人无情"论，其思想应来源于庄子哲学。《庄子·德充符》有云："有人之形，无人之情。有人之形，故群于人；无人之情，故是非不得于身……惠子谓庄子曰：'人故无情乎？'庄子曰：'然。'惠子曰：'人而无情，何以谓之人？'庄子曰：'道与之貌，天与之形，恶得不谓之人？'惠子曰：'既谓之人，恶得无情？'庄子曰：'是非吾所谓情也。吾所谓无情者，言人之不以好恶内伤其身，常因自然而不益生也。'"按庄子本人的辩解，他所谓"无情"是从养生角度说的。他认为"好恶"之情违背"自然"而有害于身体健康，所以主张"无情""无好恶"。何晏讲"圣人无喜怒哀乐"，显然同庄子的"无情"观点一脉相承。但庄子的"无情"观点是与其"逍遥游"思想融于一体的，作为一种处世哲学，其所反映的是一种混世、游世的生活态度；而身为魏国吏部尚书的何晏取"圣人无情"的哲学，则反映了其身处曹氏与司马氏两大统治集团政治斗争的旋涡之中而又企图从中游离出来的无可奈何的心态和消极无为的处世态度。

王弼是被何晏推荐到朝廷做官的，他虽然少年老成，但毕竟涉世不深，对现实政治斗争的残酷性尚缺乏深切体验，故仍不失其入世进取之心。他到朝廷任职之后，曾向当权者曹爽"论道移时"，即体现了他积极参政议政的入世精神。正是这种入世精神，才促使其在讨论人性问题时强调圣人"不能无哀乐以应物"的一面。他认为，圣人因其"神明茂于人"而"能体冲和以通无"，故而能"以情近性"。而"情近性者，何妨是有欲"？这"不妨有欲"之论，恰是王弼积极入世的生活态度的写照。

在王弼看来，"道"所赋予万物的德性，按其内容来说，就是无知无欲。而人在本性上与物无异，也是无知无欲。但是，人在同外界事物接触的过程中，又必然会产生情欲，即使圣人也是如此，例如，孔圣人在遇见他的得意门生颜渊时就欢乐，听到颜渊死亡的消息时便悲哀，圣人同样"不能无哀乐以应物"。王弼认为，圣人比一般人高明之处，在于"夫明足以寻极幽微"，但圣人"不能去自然之性"。圣人也是人；是人，就有人性；而性必然要表现为情。在王弼看来，何晏是因为只看到"圣人茂于人者神明，故能体冲和以通无"的一面，所以便认为圣人既然"通无"而"无累于物"，则自然"不复应物"了。不过，虽然王弼不同意何晏"圣人无情"的观点，而强调"圣人同于人者五情，故不能无哀乐以应物"，但他毕竟没有把"应物"推向极端，而是主张以"无累于物"来限制"应物"，这反映出他虽有入世进取之心，却并不想卷入当时激烈而残酷的政治斗争旋涡。

王弼"应物而无累于物"的圣人观是与其"以无为本"的本体论思想相一致的。在王弼的本体论中,"无""有"之间的关系有两个方面:一方面,"道以无形无为成济万物""万物虽贵,以无为用,不能舍无以为体也"——这是"无"对"有"的成济关系;另一方面,"夫无不可以无明,必因于有"——这是"有"对"无"的成济关系。认为"无""有"之间存在着一种相互成济的关系,肯定"有"也具有成济"无"的意义,这是王弼哲学区别于老子哲学的一大特点,后者则仅仅是讲"道"对于天地万物的意义,而绝口不提天地万物对于"道"有什么作用。按照王弼的思想逻辑,"圣人"作为"体无(道)"者,是与"无(道)"为一的,可以说是"无(道)"的化身或人格化的"无(道)"。其曰"圣人之情,应物而无累于物",这里"圣人"之"应物"所反映的正是"无""有"之间"无必因于有"的关系,其"无累于物"则反映"无""有"之间"有不能舍无以为体"的关系。据此分析,虽然在与何晏的关系中,王弼的圣人观是以强调"应物"而区别于何晏的圣人观的,但是从根本上说,王弼的圣人观还是以"无累于物"为归宿的,因为其"以无为本"的本体论毕竟强调了"无"是自本自根的东西,其虽依赖于"有"来表现自身,却并不以"有"作为自身存在的根据。

依王弼之见,人性是无善无恶的,假如人性("自然")能保持不变的话,人们都无知无欲,就不会发生争夺,社会就不需要统治者,人与人之间亦不存在尊卑贵贱的差别,也就无所谓名教。但是,他认为,除了极少数"圣人"以外,绝大多数人都不能保持其本性,不能"守其真",名教正是在"自然"(民性)失守的情况下由圣人创立的,其作用就在于使人民复归于无知无欲的状态,从而使社会保持应有的秩序,倘使没有名教,则社会必然混乱不堪,乃至于不能够存在下去。显然,王弼首先是为了突出圣人的地位,把圣人说成是人类的救世主;其次是为了论证名教的合理性,把名教说成是"守自然(真)"的依据。正是因为在王弼看来"名教"是因"自然"而设,其意义仅仅在于"守自然(真)",所以他反对离开"自然"去追求"名教",认为离开"自然"的"名教"是有害于"自然"的,也正是在这个意义上,他才主张"绝仁弃义"。但"绝仁非欲不仁也,为仁则伪成也",王弼所要抛弃的"仁义"只是在他看来违背"自然"的"仁义",即假仁假义。就此而言,圣人之"应物而无累于物",无非是顺应"自然(真)"的要求,追求符合"自然(真)"的"仁义",而不是舍本逐末地离开"自然"去追求"仁义"。可见,王弼的圣人观具有将道家的"自然"和儒家的"仁义"统一起来并强调"仁义本于自然"的特点。这就是说,王弼心目中的圣人,其作为"道(无)"的化身,也是如老子所谓"道法自然"那样以"法自然"为本质特征的,用王弼自己的话来说,"法自然"就是"用夫自然"——"我(引者按:指圣人)之教人,非强使从之也,而用夫自然""应物而无累于物",正是"用夫自然"的圣人的为人处世之道。

玄学的另一位重要代表人物郭象的圣人观,也有其本体论思想基础。据《晋书·向秀传》记载,郭象在向秀《庄子隐解》的基础上,"述而广之",作《庄子注》。以注《庄》的形式阐发"独化于玄冥之境"的观点。"独化"是郭象玄学的核心概念。所谓"独化",

就是指万物各由其命而生、各任其性而化。具体说来，其"独化"思想主要由以下几个观点构成。

（一）"无不能生有"

郭象说"无既无矣，则不能生有""若无能为有，何谓无乎？一无有则遂无矣"，他认为"无"与"有"是绝对对立的，"无"就是"无"，"有"就是"有"，相互之间不能发生转化。他说："非唯无不得化而为有也，有亦不得化而为无矣。是以夫有之为物，虽千变万化，而不得一为无也。不得一为无，故自古无未有之时而常存也"。"有"是"常存"的：原其始，它不是由"无"转化而来；推其终，它也不可能转化为"无"。

（二）"有不能为（生）有"

郭象说："夫有之未生，以何为生乎？故必自有耳。岂有之所能有乎？此所以明有之不能为有，而自有耳。非谓无能为有也。"其意思是说，既然追问"有"是从何而生，当然就排除了"有"本身会是产生"有"的东西，虽然这并不意味着"有"就一定是生于"无"，但是，"有"不是生于"有"却是无可置疑的。他又说："请问夫造物者有耶？无耶？无也，则胡能造物哉？有也，则不足以物众形。"这就是说，假设产生万"有"的东西是某个具体的"有"，那么，这个特殊的"有"又怎能产生出形式多样、性质各异的万物来呢？这里，郭象从世界的统一性与多样性的角度来论证"有不能为有"，这和王弼在同一问题上的论证思路有相合之处，这表明：将世界本原归结为某种或几种具体实物的朴素唯物主义宇宙生成论在解释世界多样性方面存在致命缺陷，到魏晋时期已为哲学家们已普遍意识到，并试图加以克服。正是这种努力，才使王弼走向了"以无为本"的唯心主义宇宙本体论，而郭象则走向了"独化于玄冥之境"的神秘主义。

（三）"物各自造"

郭象根据"无不能生有""有不能为有"，得出了"物各自造"的结论。他说："故造物无主而物各自造。物各自造而无所待焉，此天地之正也。"所谓"物各自造而无所待"，就是"外不资于道，内不由于己，掘然自得而独化也"。

（四）"死生变化，唯命之从"

郭象所谓"物各自造"的直接含义是万物皆"无所待焉"而"掘然自得而独化"，或曰"物之自然，非有使然也"。但是，他所谓的"无所待""非有使然"，并非真是指不受任何外在因素的支配或制约，而是指不受任何可知从而可以把握的外在因素的支配或制约。他说"物各自然，不知其所以然而然"，可见，他所谓的"自然"，不过是指由于莫明其故的原因而使之然罢了。这个莫明其故的原因，他称之为"命"："不知其所以然而然，谓之命。""命"，因为莫明其故而无法把握它，只能受其支配，在这个意义上，又可以说是"不可奈何者，命也"。对于"命"，万物无可奈何，只能"死生变化，惟命之从"。

在郭象看来，正因为天下万物死生变化都是由莫明其故的"命"所决定的，所以"天下莫不芒也""皆不知其所以然而然，故曰芒"。"命"与"芒"的含义有同有异，其同在于：二者都含有"不知然所以然而然"的意思。其异在于："命"是指宇宙间各个具体的存在物（部分）都是"不知其所以然而然"的，"芒"则是指宇宙间一切存在物（全体）皆"不知其所以然而然"；前者决定天下万物无不"自得而独化"，后者则决定天下万物皆"独化于玄冥之境"。所谓"玄冥之境"，就是指具体存在物"自得而独化"于其中的"莫不芒"的环境世界。由于这个世界中的一切存在物"皆不知其所以然而然"，故谓之"玄冥之境"（犹言神秘莫测的世界）。

（五）"各足于其性"

在郭象看来，形形色色相互区别的万物都是由"命"决定的，是"命"决定了它们的死生变化，决定了它们的存在状态和存在方式。这种"命"定的具体事物的存在状态和存在方式，郭象称之为"性"："命之所有者，非为也，皆自然耳""自然耳，故曰性"。

郭象指出："天性所受，各有本分，不可逃，亦不可加。"因此，所谓"唯命之从"，就体现在"各足于其性"："庖人尸祝，各安其所司；鸟兽万物，各足于所受；帝尧许由，各静其所遇。此乃天下之至实也。各得其实，又何所为乎哉？自得而已矣。故尧、许之行虽异，其于逍遥一也。"逍遥自得就是自足其性，各得其所，故曰"夫安于命者，无往而非逍遥矣""得其所，则物皆逍遥也"。具体地说，逍遥自得又有两种含义：

就"性"的不变性来说，逍遥自得，就是安守性分，不作非分之想。郭象说："性各有分，故知者守知以待终，而愚者抱愚以至死。岂有中易其性者？"

就"性"的限制性来说，逍遥自得，就是度德量力，决不勉强自己。"性之所能，不得不为也；性所不能，不得强为。"

综上所述，郭象的"独化"论的实质在于把普遍联系的统一的物质世界形而上学地割裂成无数的一个个"自得而独化"的孤立个体——"有"，进而将其"自得而独化"的原因归结为莫明其故的"命"。这个"命"，其实是现实的具体事物赖以存在的一切物质关系的总和（在社会历史观意义上，它就是在现实性上构成人的本质的一切社会关系的总和）在郭象哲学中的反映，在这种反映中，它表现为一种超现实、超理性的神秘实体。郭象更把这个神秘实体当作决定现实、支配理性的一种绝对不可抗力量，并用它来解释现存世界中的各种事物存在的必然性和合理性，认为正是它赋予了现存世界中各种事物以"性"，从而才使现存世界中的一切事物都具有势所必然和理所当然的现实性。可见，郭象的"独化"论是一种相当典型的为现实世界的合理性作论证的本体论哲学。他所谓的"命"，其实就是宇宙的本体，只不过这种本体不是像王弼"贵无"中的"无"那样是天地万物的共同本体，而是宇宙间各个具体存在物的特殊本体，所以它也不是像王弼"贵无"论中的"无"那样是可以通过"神明"来把握的理性客体，而是理性所无法把握而相反地只能受其支配的非理性主体。据此，如果说王弼的本体论是一种为现实世界的统一性作论证的以张扬理性为特征的客体哲学的话，那么，郭象的本体论则可以说是一种为现实世界的多样性作论证的以宣扬非理性为特征的主体哲学。正是这种非理性主体哲学，把圣人本质地理解为神人："神人即圣人也。圣言其外，神言其内。"在郭象的术语中，"圣人"只是"神人"众多名称中的一种，此外还有"至人""天人""全人""古之人""无待之人"等。"神人"之所以又被称为"圣人"，是因为郭象心目中的"神人"并不是那种不食人间烟火的方外之士，而是仍有世俗之情。"夫神人即今所谓圣人也，夫圣人虽在庙堂之上，然其心无异于山林之中。"这样的"神人"是"冥于内"而"游于外"，实现了"内"（山林）、"外"（庙堂）统一，从而也实现了"无为"（心在山林之中）与"有为"（身处庙堂之上）的统一。"唯圣人与物冥而循大变，为能无待而常通，岂独自通而已！""与物冥"就是"冥于内"的"无待"之境，"循大变"就是"游于外"的"常通"之境。较之于王弼玄学中"应物而无累于物"的"圣人之情"，郭象玄学中"无待而常通"的"神人之情"乃是大同小异，本质上是一致的，都是在于融通儒道："应物""常通"是儒家入世之情；"无累于物""无待"是道家超脱之心。也因为如此，正像王弼讲"绝仁非欲不仁"，郭象也绝不排斥"仁义"，相反认为："夫仁义，自是人之性情，但当任之耳……恐仁义非人情而忧之者，真可谓多忧也。"可以说，郭象和王弼殊途同归地都把道家的"自然"和儒家的"名教"统一起来了。从生命哲学角度来看，这种统一乃是自然生命与道德生命的统一。如果说自然生命所代表的是人的个体存在，道德生命所代表的是人的群体存在或社会存在的话，那么，以王弼和郭象为主要代表的魏晋玄学显然是看重人的个体存在，即其重视自然生命甚于道德生命，在这种生命哲学中，道德生命是从属于自然生命的，是以自然生命为本体的。圣人的道德情怀乃是出于对自然生命的珍重，并且唯有出于珍重自然生命的道德情感，才是真诚的道德情感；反之，不是出于珍重自然生命的道德情感，则是虚伪的道德情感。这是从魏晋玄学作为一种儒道兼综的生命哲学所引出的一个逻辑结论，一个对于构建现代护理人文关怀理论极具启迪意义的结论。

 小结

中国传统哲学的"内圣之道"是以"圣人"为目标的"修己"之"理"。儒家孔孟都把"圣"与"仁"作为统一的理解，认为"圣"是"仁"的充分体现；荀子则是以"道"释"圣"，把"圣人"当作"道"的化身来理解。先秦儒家圣人观的共性特征是主张道德（"仁"）与知识（"智"）的相互统一，并强调二者的统一需要体现和落实于普济百姓、化成天下的人文关怀实践之中。这种圣人观为汉儒董仲舒所继承，只是他对"仁"与"智"的来源做出了不同于先秦儒家的独特论证。先秦道家老庄的圣人观也是主张知识与道德的相互统一，但道家所提倡的是"不谴是非"的"大智"和"绝仁弃义"的"博爱"，其强调知识与道德的统一乃是体现和落实于"法自然"的"无为"之行。儒道兼综的魏晋玄学致力于协调儒家"仁义"

与道家"自然"之间的关系，认为圣人的道德情怀是出于对自然生命的珍重，唯有出于珍重自然生命的道德情感才是真诚的道德情感，否则是虚伪的道德情感。

　　唐儒韩愈、李翱的圣人观和荀子、董仲舒一样，也是把圣人说成人类的道德教化者。李翱更认为圣人可以充当这样的教化者是由于其"至诚而明"，这一思想对宋明理学产生了重要影响。理学家石介、周敦颐的圣人观都把"诚"与"仁"联系和统一起来，在这种关系中，"诚"乃是"仁"的自然状态或本然状态，亦即李翱所谓"复性"的"性"。张载的圣人观主要来源于先秦荀子、《易传》的思想，特别重视圣人的智慧特性，并认为任何人只要"尽性"，就可以获得和圣人一样的智慧。和张载一样，二程、朱熹也认为圣人是可学而至，但程朱又认为圣人所负有的养育万民的使命是通过由圣人培养出来的贤人来实施和完成的。从周敦颐到程、朱，宋代理学圣人观有一个一以贯之的以"生"释"仁"的传统，这个思想传统就是认为圣人负有养育万民的天赋使命，这是理学家对于孔子"博施于民而能济众"的圣人观的继承，由此反映出儒学发展过程中一个始终不变的精神，即以成济天下苍生为念，以普济百姓自然生命为己任和天职的人文情怀。王阳明的心学圣人观更是把这种人文情怀归结为人皆有之的天赋"良知"，并把这种"良知"落实到以"知行合一"为特征的"致良知"的道德实践中，这对于试图构建现代护理人文关怀理论的我们来说极具启迪意义：人文关怀其实并没有什么深奥的道理，无非是自爱爱人之心而已。关键在于怎样来培养这种爱心并使这种爱心落实到具体行动上，故围绕于此的修养方法论理应成为现代护理人文关怀理论的主体内容。从这个角度来看，中国传统哲学的修养论对于构建现代护理人文关怀理论，应该是具有特别重要的参考价值和借鉴意义的。

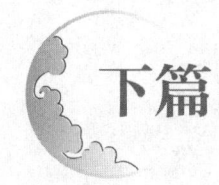

护理人文关怀实践方向

　　本篇探究人文关怀的"所当然之则",即人文关怀主体所应该遵循的行为准则。但主体的人文关怀行为是与其人文素质及其关怀能力联系在一起的,倘若离开了这种素质和能力,人文关怀行为就无从谈起。根据这一事理逻辑,本篇首先讨论人文关怀行为主体的人文素质及其关怀能力。从现代护理人文关怀的"所当然之则"方面来探讨并阐述在中国传统儒道生命哲学之人文关怀思想指引下的"护理人文关怀实践方向",包含第四、五、六、七章共四章。第四章"护理人文关怀修养论"论述了基于人性善恶论的儒家修养论和基于人性自然论的道家修养论。第五章"护理人文关怀层次论"论述了中国传统生命哲学与马斯洛需求层次理论的有机联系。儒家之"义以养人"是与人的生理需要相应的、对人的生理需要起内在制约作用的人文之理;儒家之"仁以安人"是与人的安全需要相应的,以关怀生命安全、生活安定为本质内容的人文之理;儒家之"信以任人"是与人的社交需要相应的人文之理;道家的"自然之信"和墨家的"兼信"以其不讲亲疏之别与尊卑之差,与现代平等价值观一致;儒家之"礼以立人"是与人的尊重需要相应的人文之理;"道以化人"是与人的自我实现需要相应的人文之理。第六章"护理人文关怀实践论"论述了护理人文关怀的发端——通过博施济众以立德、循规守信以立命和慎独诚意以立身的"敬畏生命"的职业道德;接着论述了护理人文关怀的内核——通过对病人润物无声的关怀和移情的照护,诠释了护理人文关怀的核心要素;还论述了护理人文关怀的责任——通过以案例引导的"心中有人的护理"的陈述,诠释了护理人员仁爱寡欲、思诚精心、上善若水、勇于担当和奉献的守护生命之"所应然之果"。第七章"护理人文关怀评价论"从评价的哲学基础、指标体系及方法与实践三个层面,系统论述了护理人文关怀评价的科学化与规范化路径,旨在为护理人文关怀的实践与研究提供理论依据和实践指南。

第四章 护理人文关怀修养论

护理人文关怀的确立，是以护理主体之人文情怀的确立为前提的。而护理主体之人文情怀的确立，不应该只依赖先天的同情心，更应该依赖护理主体后天自觉的道德修养。本章关于基于人性善恶论的儒家修养论和基于人性自然论的道家修养论的论述，从实践理性的意义上说明护理主体自觉的道德修养所当然。

儒道生命哲学的本体论、德性论、修养论作为哲学原理，奠定了现代护理人文关怀的理论架构并指出其开展的价值取向。而传统儒道思想中的"工夫修养论"，则蕴含了从"凡夫位"向"圣人位"进阶的变化过程。这些传统的修养论，则可以进一步指导护理人文关怀的实践操作。无论是对于护理人员自身心态的调整，还是护理人员帮助病人心态的调整，儒道修养论都指出了生命实践的方向，显现出十分重要的意义。

第一节 基于人性善恶论的儒家修养论

儒家的人格理想是"成贤成圣"。"成贤成圣"对儒家来说不是自发的，更不是盲目的，而是自觉的。这个自觉就体现在儒家都清醒地认识到这样的道理：尽管"人皆可为尧舜"，但人不能自发地都成为尧舜，人要想成为尧舜，就必须加强后天的道德修养。对于后天道德修养之必要性的强调，在儒家那里是一致的，这也就是说无论是主张"性善"论的儒家（例如孟子）还是主张"性恶"论的儒家（例如荀子），他们都无例外地强调后天的道德修养对于"成贤成圣"来说是必要的。持"性善"论的儒家（孟子）与持"性恶"论的儒家（荀子）在这个问题（道德修养之必要性）的认识上的区别仅仅在于：一个（孟子）强调后天道德教育、道德修养有助于保持与扩充先天的"善性"，一个（荀子）强调后天的道德教育、道德修养有助于化解与改变先天的"恶性"。"性善"论通过发扬人先天具有的仁心并在行动中表现出来，从而展现出对世界的道德关怀。而"性恶"论则旨在去除人性的负面因素来化性起伪，通过礼乐塑造出人的善良行为。故孟、荀两家，可谓殊途同归；在其同归的道路上，即展开儒家修养论的实践路径。

一、孔子的"修己以敬"论

孔子是儒家学派鼻祖,他除了讲到"性相近,习相远",很少讨论人性和天道问题,以至于他的学生子贡曾说:"夫子之言性与天道,不可得而闻也。"所以,孔子并无严格意义上的人性论。但是,孔子的修养论坚信"为仁由己",这个信念表明,孔子肯定人皆有"为仁"之可能,这意味着至少他承认在本性上人皆有仁善的一面。尽管他曾说"君子而不仁者有矣夫,未有小人而仁者也",但"未有小人而仁者"却不等于"不可能有小人而仁者",所以至少从逻辑上来讲,孔子并没有排除"小人"也有"为仁"之可能,亦即他并没有明确否定"小人"在本性上有仁善的一面,就像他没有明确肯定"小人"在本性上有仁善的一面一样。正因为如此,这就也给后儒讨论人性问题留足了各自自由发挥其思想的余地。

在孔子看来,圣人是人类中最伟大的人,也许只有唐尧配得上"圣人"的称号,因为"唯天为大,唯尧则之"。按孔子的思想,"仁"与"圣"是相通的,在"仁者爱人"意义上,"仁"与"圣"并无差别,圣人之"博施于民而能济众"正是"仁者爱人"的体现,只是并非所有具备仁德的人都有条件做到"博施于民而能济众"罢了。这也就是说,在道德意义上,圣人和仁人是完全同一的。不过,圣人虽是仁人,而仁人却不等于是圣人,在这个意义上,仁人又可以视为次于圣人者。而"君子而不仁者有矣夫,未有小人而仁者也",这意味着,君子是次于仁人而高于小人者,而小人是人类中最卑微的人。从"未有小人而仁者"的话来判断,孔子的修养论应该主要是针对君子的。

在孔子看来,君子中虽有"不仁者",但"仁远乎哉?我欲仁,斯仁至矣",所以只要其愿意,君子是完全可以把自己修养成仁人的。另外,从《论语》所记孔子"博施于民而能济众……必也圣乎!尧舜其犹病诸""若圣与仁,则吾岂敢?抑为之不厌,诲人不倦,则可谓云尔已矣""圣人,吾不得而见之矣;得见君子者,斯可矣"的言论来看,孔子又显然不认为圣人是容易修成的,他认为,恐怕连尧舜都忧心自己达不到圣人的要求,其他人就更不用说了。后儒把孔子视为圣人,但孔子自己却很谦虚,他不仅不敢自诩为圣人,连仁人他都不敢当,他自认为作为一个老师倒也许是够得上"为之不厌,诲人不倦"的,即他自认不过是一个合格的老师罢了。他又曾评论自己的学生说:"回也,其心三月不违仁,其余则日月至焉而已矣。"可见,虽然孔子说"我欲仁,斯仁至矣",但这也只是基于"为仁由己"的可能性而言其修养结果取决于修养意愿罢了,从实际修为过程来说,要达到"成仁"的目标是很难的。在孔子看来,"成仁"之所以难,是因为修己者在追求"仁"的过程中往往做不到"敬"。所以"子路问君子,子曰:'修己以敬。'"强调"修己以敬",是孔子修养论的主要特点。

据杨伯峻先生所说,《论语》中共出现"敬"字21次,其意义只有两种:一是指对做事的严肃认真(18次);二是指待人接物真心诚意和有礼貌(3次)。前一种意义也就是孔子所讲的"事思敬""执事敬""行笃敬"的"敬",这都是从做事的态度上说的。孔子讲"敬",主要是针对"事父母"和"事君"两个方面。孔子说:"今之孝者,是谓能养。

至于犬马，皆能有养，不敬，何以别乎？"供养父母还不能算是"孝"，敬事父母才是真正的"孝"。敬事父母要做到"事父母，能竭其力"且"劳而不怨"。孔子又说"事上也敬"，这里的"上"是指君主而言。孔子主张"事君，敬其事而后其食"；其弟子子夏也说"事君，能致其身"。但孔子也不只是讲对父母、对君上要"敬"，他还把"敬"作为社会生活中的一般行为原则提出来，主张无论生活在什么样的社会中，都应该奉行"敬"的原则，认为只要做事踏实认真，无论到哪里生活都行；反之，如果做事作风浮夸，办事不认真、不实践，那么，就是在自己的家乡也立不住脚——"言忠信、行笃敬，虽蛮貊之邦，行矣。言不忠信，行不笃敬，虽州里，行乎哉？"

当然，孔子的修养论并非只是讲"敬"而已。他说："君子有九思：视思明，听思聪，色思温，貌思恭，言思忠，事思敬，疑思问，忿思难，见得思义。"这是要求君子从"视""听""色""貌""言""事""疑""忿""见得"九个方面进行自我修养，以达到"视明""听聪""色温""貌恭""言忠""事敬""疑问""忿难""见得义"。但是，其中最为孔子所重者是"事思敬"，他把"事敬"视为君子最重要的道德修养，以至于认为"力行近乎仁"。"力行"就是替别人办事"能致其身""能竭其力"的意思，也就是"行笃敬"。孔子极反感那些善于"巧言"即光会说漂亮话却不愿力行的人，说："巧言，令色，鲜仁矣。"所以，孔子主张"讷于言而敏于行"，也就是为人处世要少说空话，多办实事。

总之，孔子修养论的本质特征就是在于强调"修己以敬"，这是把尽心竭力为他人办实事当作最重要的仁德来看待。如果能尽心竭力为天下人办实事，以至于达到"博施于民而能济众"，那就不只是成仁，更是成圣了。这也就是说，孔子之强调"敬"，无非是要求将仁爱之心体现落实于为"安人""安百姓"而认认真真办实事的行动上。

二、孟子的"养心存心"论

孟子是"性善"论者，但是他所谓的"性善"，不过是说"人性之善也，犹水之就下也；人无有不善，水无有不下"。也就是说，正像水具有向下流动的本性一样，人也具有向善发展的本性。可见，"人之性善"并不是说人生来就已经完善，而只是说人的本性向善。孟子认为，任何人只要顺着其先天的善性发展，就能成为尧舜一样的善人、圣人，故曰"人皆可以为尧舜"。从根本上讲，孟子的性善论是一种劝人从善戒恶的伦理学说。既然要劝人从善戒恶，自然就要给人指出一条从善戒恶的途径来。孟子性善论中这方面的内容，就是他的"养心""存心"的道德修养论。

孟子所开示的修养之道有两个基本要点：一是"寡欲"，二是"思诚"。

1. "养心莫善于寡欲"

孟子说："人之所以异于禽兽者几希！庶民去之，君子存之。"这里的"去之""存之"的"之"，是指人所固有的道德良知，孟子有时也称它为"赤子之心"。他说："大人者，不失其赤子之心者也。"又说："君子所以异于人者，以其存心也。""存心"，又叫"养心"。他说："养心莫善于寡欲。""其为人也寡欲，虽有不存焉者，寡矣；其为人也多欲，虽有存焉者，寡矣。"这意味着，人的感官欲望愈少，其善心保存得愈多；反之，感官欲望愈多,其善心丧失得愈多。孟子提倡"寡欲",就是要抑制"小体"之所好。

与"存心"相对,孟子把因追求感官享受而导致的丧失善心称作"放心"。他指出:"放其心而不知求,哀哉!人有鸡犬放,则知求之;有放心而不知求。学问之道无他,求其放心而已。"怎样"求放心"呢?孟子主张"思诚"。

2."思诚者,人之道"

孟子继承和发展了子思的"诚者,天之道也;诚之者,人之道也"的思想,指出:"诚者,天之道也;思诚者,人之道也。"他这里所讲的"人之道",实际上是指"学问之道";所谓"思诚",则是指"求放心"。"求放心"具体表现为"思诚"。照孟子的看法,"诚"是"天之道",则"思诚"即是"知天"。怎样"知天"呢?

孟子说:"尽其心者,知其性也。知其性,则知天矣。"他把"思诚""知天"归结为"尽心""知性"。这种尽心知性的过程,是一种神秘的"反求诸己"的直觉活动。这种直觉活动要求人的内心达到这样一种精神状态,它类似于人在黎明前夕所具有的那种精神状态——孟子称这种精神状态为"平旦之气"或"夜气",并说:"夜气不足以存,则其违禽兽不远矣。"说明保持这种精神状态对于"知性""知天"具有十分重要的作用。

上述两种修养方法,"寡欲"是抑制"小体"的消极作用,"思诚"则发挥"大体"的积极作用。就此二者主次关系而言,孟子认为当"先立乎其大者",即要以"思诚"为主,他说:"先立乎其大者,则其小者不能夺也。"认为人的道德理性一旦确立起来,其情欲就必然处于从属地位了。孟子说:"君子深造之以道,欲其自得之也。自得之则居之安,居之安则资之深,资之深则取之左右逢其原,故君子欲其自得之也。"此之谓君子一旦以大道提升自我,即可自得自我之本心良心,从而左右逢源,取用不竭。总之,反求诸己是自反与自得的紧密结合:自反是从途径上讲,自得是从目的上讲;自反是反思自己的良心本心,自得是得到自己的良心本心。一旦做到了自得,听从良心本心的命令,也就成就了道德。经由自反自得本心良心之后,遵循本心良心的要求为人处世,如此便可"仰不愧于天,俯不怍于地"。"愧"和"怍"都是惭愧的意思,根据全在于内心,只有做到心正无邪,才能无所愧怍,所以问题的实质是无愧于心。如果某件事情是良心本心不允许的,却违背良心本心而为之,这就是有愧于心;而如果某件事情是良心本心允可的,遵照良心本心的安排照做了,这就叫作无愧于心。那么,怎样做才能无愧于心呢?孟子提出了养浩然之气说。

孟子所谓的"浩然之气"是一种以仁义为基本内核的至大至刚而塞于天地之间的崇高精神境界。他认为,这种以仁义为内核的精神境界必须借助于"集义"的方法来进行长期的心性涵养才能达到。在孟子看来,人性本善,良善之心本自具足,这颗良善之心只要不被破坏,浩然之气就能因积蓄而生发出来,这是一个由内而外的过程,因为道德情操与精神境界的培育是外力强加不得的。而人生一旦因涵养而得浩然之气,他的人生就将超拔于常人,不为外在的物欲、强势等所左右和威胁,正所谓"富贵不能淫,贫贱不能移,威武不能屈"是也。这种不能淫、不能移、不能屈的崇高气节与精神力量,若用鲁迅先生的话讲,就是中国的脊梁。孟子说:"鱼,我所欲也;熊掌,我所欲也。二者不可得兼,舍鱼而取熊掌者也。生，亦我所欲也；义，亦我所欲也。二者不可得兼，舍生而取义者也。"鱼和熊掌都是人们喜好的美味，当二者不可兼得之时，唯有舍鱼而取熊掌，鱼轻而熊掌重，这是人之常情，亦是人之常理。而当生命与道义二者不可兼得之际，孰轻孰重，自不待言，因此舍弃生命而成就道义就是所当然之则了。正是因为道义之价值远甚于生命的延续，所以，即便是濒临死亡的求乞者，宁可饿死也不会接受嗟来之食。这就是舍生取义，这就是浩然之气的最高境界。就人生的价值而言，"人之所欲有甚于生者，所恶有甚于死者"，生死不是人之为人的最高价值所在，它要受到基于本心而建立起来的人的气节的制约。如此的正气对后来中华民族精神的塑造起了重要的作用。

3．人之为善，还需要有一定的社会条件

在孟子的修养论中，"思诚""寡欲"是个人从善戒恶的修行方法，但他认为，仅仅依靠个人的这种修养，还不足以使人为善。人之为善，还需要有一定的社会条件。这些条件包括：

（1）经济上使民有恒产：孟子认为，人们的道德水平是受经济条件制约的。他说："圣人治天下，使有菽粟如水火……而民焉有不仁者乎？"此亦即管仲所谓"仓廪实而知礼节"之意。反之，"若民，则无恒产，因无恒心。苟无恒心，放辟邪侈，无不为已"。因此，他主张制民以恒产，以保证他们"仰足以事父母，俯足以畜妻子，乐岁终身饱，凶年免于死亡"。孟子所讲的"恒产"，其标准是"八口之家"，给"百亩之田"（相当于现今三十余亩）、"五亩之宅"。

与此相应，他主张实行井田制，其特点是"方里而井，井九百亩，其中为公田。八家皆私百亩，同养公田，公事毕，然后敢治私事"。同时，在国家经济政策上，实行"省刑罚，薄税敛，深耕易耨"。

（2）政治上实行"王道"：所谓"王道"，就是"以德服人"。孟子曰："以力假仁者霸，霸必有大国。以德行仁者王，王不待大——汤以七十里，文王以百里。以力服人者，非心服也，力不赡也；以德服人者，中心悦而诚服也，如七十子之服孔子也。"推行"以德服人"的"王道"，意味着在国内实行以统治者以身作则为根本特征的人治，在国际实行以反对"以力服人"的"霸道"政治为根本特征的和平外交政策。

（3）文化上兴办学校：孟子主张"设为庠序学校以教之。庠者，养也；校者，教也；序者，射也。夏曰校，殷曰序，周曰庠，学则三代共之，皆所以明人伦也"。办学的目的，是要以学校为基地，对人民实行以"仁义"为核心的道德教化，通过这种社会性的教育，来提高人民的思想素质与道德水平，达到"人伦明于上，小民亲于下"的社会文明状态。

孟子认为，上述这些经济、政治和文化方面的条件，是完全可能得到满足的，因为人人都有对别人的同情心（即"不忍人之心"），统治者当然亦不例外，因此，统治者若将其固有的同情心推行于政治，"以不忍人之心，行不忍人之政，治天下可以运之掌上"，而人民亦将荫受其福。孟子认为，统治者实行"不忍人之政"（又称"仁政"），这是实现上述条件的根本保证。而他所提出的性善论，则为其"仁政"主张找到了哲学上的理论根据。

三、荀子的"虚壹而静"说

荀子 15 岁就开始游学于齐国。当时齐国稷下学宫集中了各家各派的学者,其中 76 人被尊为"上大夫",著名的有邹衍、淳于髡、田骈、慎到、接子、季真、环渊、彭蒙、尹文、田巴、鲁连仲和荀子等,汇集了道、法、儒、名、兵、农、阴阳等百家之学,成为当时各学派荟萃中心,并逐渐形成了一个具有一定倾向的学派,后人称为"稷下学",其中黄老学派居于主导地位。齐襄王之后,稷下学宫逐渐衰落,历时一百四五十年,促进了百家争鸣的开展和先秦时期学术文化的繁荣。荀子在稷下学宫为学十余载,曾三度出任学宫祭酒,在那里,荀子广泛接触了各主要学派的学说。他经过分析比较,对先秦各主要学派及其代表人物的学术和思想做出了总结性评论。在《非十二子》中,荀子对它嚣、魏牟、陈仲、史䲡、墨翟、宋钘、慎到、田骈、惠施、邓析、子思、孟轲十二人一一作了点评、批判:

> 纵情性,安恣睢,禽兽行,不足以合文通治;然而其持之有故,其言之成理,足以欺惑愚众。是它嚣、魏牟也。
>
> 忍情性,綦溪利跂,苟以分异人为高,不足以合大众,明大分;然而其持之有故,其言之成理,足以欺惑愚众,是陈仲、史䲡也。
>
> 不知壹天下、建国家之权称,上功用、大俭约而僈差等,曾不足以容辨异、县君臣;然而其持之有故,其言之成理,足以欺惑愚众,是墨翟、宋钘也。
>
> 尚法而无法,下修而好作,上则取听于上,下则取从于俗,终日言成文典,反紃察之,则倜然无所归宿,不可以经国定分;然而其持之有故,其言之成理,足以欺惑愚众,是慎到、田骈也。
>
> 不法先王,不是礼义,而好治怪说,玩琦辞,甚察而不惠,辩而无用,多事而寡功,不可以为治纲纪;然而其持之有故,其言之成理,足以欺惑愚众,是惠施、邓析也。
>
> 略法先王而不知其统,犹然而材剧志大,闻见杂博。案往旧造说,谓之五行,甚僻违而无类,幽隐而无说,闭约而无解。案饰其辞而祗敬之曰:"此真先君子之言也。"子思唱之,孟轲和之,世俗之沟犹瞀儒,嚾嚾然不知其所非也,遂受而传之,以为仲尼、子弓为兹厚于后世,是则子思、孟轲之罪也。

最后归结到以推崇仲尼(孔子)、子弓(孔子学生)的学说为主:

> 今夫仁人也,将何务哉?上则法舜、禹之制,下则法仲尼、子弓之义,以务息十二子之说,如是则天下之害除,仁人之事毕,圣王之迹著矣。

荀子又在《解蔽》篇中批评墨子、宋子、慎子、申子、惠子、庄子六人学说之片面性：

> 墨子蔽于用而不知文，宋子蔽于欲而不知得，慎子蔽于法而不知贤，申子蔽于势而不知知，惠子蔽于辞而不知实，庄子蔽于天而不知人。

认为只有孔子学说最为全面："孔子仁知且不蔽，故学乱术足以为先王者也。一家得周道，举而用之，不蔽于成积也。"

此外，荀子还在《天论》篇中特别批评慎子、老子、宋子、墨子四人思想各有偏失：

> 慎子有见于后，无见于先；老子有见于诎，无见于信；墨子有见于齐，无见于畸；宋子有见于少，无见于多。有后而无先，则群众无门；有诎而无信，则贵贱不分；有齐而无畸，则政令不施；有少而无多，则群众不化。《书》曰："无有作好，遵王之道；无有作恶，遵王之路。"此之谓也。

总之，经过分析比较，荀子认为其他各派学说都各有所"蔽"，唯有孔子"不蔽于成积"，因此拳拳服膺于孔子的学说。荀子指出，其他各派学说之所以各有所"蔽"，是因为"万物为道一偏，一物为万物一偏。愚者为一物一偏，而自以为知道，无知也"。荀子认为，真正的"道"是"体常而尽变"的，是"一隅不足以举之"的，而那些被他批判的人恰恰只是得到了"道之一隅"，而且这些"曲知之人"的更严重的错误就在于通过"观道之一隅"得到了"持之有故，言之成理"的结论后，固执地坚持这个结论，不肯再"观道的全体"，而且"私其所积，惟恐闻其恶也；倚其所私以观异术，惟恐闻其美也""自以为足而饰之，内足以自乱，外足以惑人"，于是"上以蔽下，下以蔽上"，产生了"蔽塞之祸"。为了改变学术界的这种思想蔽塞状态，以达到"上明而下化"的思想大清明，荀子提出了"虚壹而静"的"解蔽"方法。

> 人何以知道？曰：心。心何以知？曰：虚壹而静。心未尝不臧也，然而有所谓虚。心未尝不满也，然而有所谓一。心未尝不动也，然而有所谓静。人生而有知，知而有志。志也者，臧也，然而有所谓虚。不以所已臧害所将受，谓之虚。心生而有知，知而有异。异也者，同时兼知之。同时兼知之，两也，然而有所谓一。不以夫一害此一，谓之壹。心卧则梦，偷则自行，使之则谋，故心未尝不动也，然而有所谓静。不以梦剧乱知，谓之静。未得道而求道者，谓虚壹而静。作之：则将须道者之虚，则人（引者按：当为"入"）；将事道者之壹，则尽；将思道者静，则察。知道察，知道行，体道者也。虚壹而静，谓之大清明。

由于荀子把"圣人"看作"道"的化身，声称"圣人"是"道之极"，所以，"虚壹而静"作为"解蔽""知道"的方法，不仅是一种认知方法，更是一种"治心之道"，一种追求得道成圣的修养方法。

荀子说："水火有气而无生，草木有生而无知，禽兽有知而无义。人有气、有生、有知、亦且有义，最为天下贵也。"同时认为，人之所以"有义"，又是同人"有辨"分不开的。"人何能以群？曰：分。分何能以行？曰：义。""群"（组织）依赖于"分"（分工），"分"依赖于"义"（分工合作的组织行为规范）。而"义"必须依赖于"辨"（根据组织行为规范来识别是非的思维能力和认知活动），所以荀子认为："人之所以为人者，非特以其二足而无毛也，以其有辨也。"正因为荀子把思辨看作人之所以为人者，所以在认识论上他十分强调"心"（亦称"天君"）的"征知"作用。"征知"即对感性认识进行分析、辨别的思维活动。他说"缘耳而知声""缘目而知形"，但是如果离开思维，人的感觉就会失灵，"心不使焉，则白黑在前而目不见，雷鼓而侧而耳不闻"。当然，"心"的作用还不仅仅在于"征知"，更重要的还在于"知道"。荀子认为，"知道"必须依靠"心"的作用，而当用"心"进行认识活动时，就必须做到"虚壹而静"：

"虚"——人生下来就有知觉，有知觉就有记忆，记忆就是心里所藏的经验、知识。不因心里所藏的经验、知识而妨碍学习和接受新的经验、知识，便是所谓虚心。

"壹"——人心生来就有认识能力，能辨别事物的差异。辨别差异，就是同时知道两种事物；同时知道两种事物，就是"两"。不因为对这一事物的认识而妨害对那一事物的认识，便是所谓壹心。

"静"——人心时刻处在运动变化中，睡着了就会做梦，松弛时就会胡思乱想，使用时心里就能做出谋划。不让幻梦和胡思乱想扰乱正常的思维，影响理性的正确认识和判断，便是所谓静心。

荀子认为，对没有认识道而寻求道的人，告诉他要虚心、壹心而静心。实行起来，如果像等待道的人那样虚心，就能接受道；如果像实行道的人那样专心，就能全面认识道；如果像研究道的人那样静心，就能明察道。认识了道并能明察它，认识了道并能照着去做，这才是实行道的人。达到了虚心、壹心和静心的境界，这叫作"大清明"。"大清明"的概念应是来源于稷下黄老学派，代表该学派的著作《管子·内业》有"鉴于大清，视于大明"之说。在荀子这里，"大清明"是指认识上全面透彻而无偏蔽的境界。他认为，进入这种境界，世界万物就没有不显现出来的，显现出来的都能加以归类、排列次序，能排列次序的都会让其各得其位（"万物莫形而不见，莫见而不论，莫论而失位"）。

"虚壹而静"作为"解蔽"的方法固然具有认识论意义，但荀子是主张"唯圣人为不求知天"的，所以通过"虚壹而静"达到"大清明"并由此达成的"知道"，这个"道"并不是他所谓"天行有常"意义上的"天道"（自然规律），而归根到底不过是超验性的"圣王之道"而已，它不是科学与理性的结晶，与真理无关，而是统治术以及经验的提炼，是借助先王的名义而抽象出来的君主政治的一般原则，就本质而言，在上者乃是君主政治前提下的最高道德原则，在下者则流为具体的安邦治国之道术。因此，"虚壹而静"的认识论意义是限于政治和道德领域的，说到底，它是一种政治修养方法，也是一种道德修养方法，或者毋宁说，它是这两种修养方法的混合形式。对于"性恶"论者荀子来说，这种修养方法虽适用于一切有志于求道成圣的人，但这并不意味着肯定这些人天生都具有如"性善"论者孟子所说的那种"善性"，而是肯定他们像圣人一样生来就不只是"二足而无毛"，而且还"有辨"——这种"人之所以为人"的"辨性"才是他们在圣人创设了"礼义法度"的条件下按照"礼义法度"的要求来进行自我修养的先天根据，其修养过程便是他们运用其天生具有的能"辨"之"心"来追求"知道"并达到"知道"与"行道"的统一，即"体道"的过程。

四、宋明新儒家的"存理去欲"论

"天理"一词早在先秦典籍中就已出现，如《庄子·天运》："夫至乐者，先应之以人事，顺之以天理，行之以五德，应之以自然，然后调理四时，太和万物。"又如《韩非子·大体》："寄治乱于法术，托是非于赏罚，属轻重于权衡；不逆天理，不伤情性。"将"天理"和"人欲"联系起来论之，则始于《礼记·乐记》："人化物也者，灭天理而穷人欲者也。"《乐记》的"天理""人欲"对立观念，对宋明理学产生了很大的影响。宋明理学家普遍倡导"存理去欲"。如张载说："上达反天理，下达徇人欲者与！"二程则说："人于天理昏者，是只为嗜欲乱著他。""人心：私欲，故危殆；道心：天理，故精微，灭私欲，则天理明矣。""人心莫不有知，惟蔽于人欲，则忘天理也。"朱熹也说："人欲者，此心之疾，循之则其心私而且邪。""人之一心，天理存则人欲亡；人欲胜则天理灭。""学者须是革尽人欲，复尽天理，方始是学。"王阳明更提出"天理人欲不并立""圣人述六经，只是要正人心。只是要存天理，去人欲""只要去人欲，存天理，方是功夫"。在宋明理学诸家中，也许只有陆九渊对《乐记》"天理""人欲"之说持质疑态度，他说："天理人欲之言，亦自不是至论。若天是理，人是欲，则是天人不同矣。"他根据"天人合一"的观点揭露了"天理""人欲"之说的自相矛盾之处。至于宋代理学的"异端"代表陈亮、叶适就更是提倡"理欲统一"，反对程朱理学的"存理去欲"论，认为"人生何为？为其有欲。欲也必争，惟曰不足""耳之于声也，目之于色也，鼻之于臭也，口之于味也，四肢之于安佚也，性也，有命焉"。他们把物欲看作人之本性，不认为物欲就意味着罪恶，虽然他们同时也认为物欲是不应该无限发展的，而应该以道德的精神的需要限定它。明中叶以降出现了一股反理学思潮，罗钦顺、李贽、陈确、王夫之等都对理欲对立观念进行了批判。陈确说："欲即是人心生意，百善皆从此生，止有过不及，更无有无之分。"王夫之说："人欲之各得，即天理之大同。"他们都充分肯定了私欲、物欲的正当性、合理性，但也主张节欲。本文撇开理学的"异端"思想和反理学思潮以及理学内部的不同意见，仅就代表理学主流意识的朱熹和王阳明来论其"存理去欲"的修养论。

（一）朱熹：主敬涵养

朱熹早年因受其父亲及家师影响，曾潜心于佛，遍访名山，求教佛道原理，有数位佛门师友。《佛祖历代通载》中就有如此记述:"朱文公少年不乐诗文,因听一尊宿说禅,直指本心,遂悟昭昭灵灵一着。十八岁请举,时从刘屏山,屏山意其必留心举业,暨搜其箱,只大慧语录一册耳。"在佛门师友的影响下,朱熹在修养论上一度认同禅宗的参悟之法,师从李延平后,在李延平积极引导下乃由"主悟"渐转"主静"。三十岁左右,朱熹又师事延平先生(李侗),从学李侗前后达十年之久,所受其影响甚多且深。除了"理一分殊"、春秋大义、经世之法等,就修养论而言,其受李侗最大影响者是"静中体验未发"的涵养工夫。朱熹不仅肯定了李侗的涵养工夫,更用"敬"来代替"静",从而超越和发展了李侗的思想,完成了其修养论从"主悟"到"主静"再到"主敬"的思想发展历程。

朱熹最终确立的体认天理的修养方法是"主敬以立其本,穷理以进其知"(《二程遗书·序》),即以主敬涵养为修养方法之核心。他曾将《敬斋箴》书于室内墙上以自警:

> 正其衣冠,尊其瞻视。潜心以居,对越上帝。
> 足容必重,手容必恭。择地而蹈,折旋蚁封。
> 出门如宾,承事如祭。战战兢兢,罔敢或易。
> 守口如瓶,防意如城。洞洞属属,罔敢或轻。
> 不东以西,不南以北。当事而存,靡他其适。
> 弗贰以二,弗参以三。惟精惟一,万变是监。
> 从事於斯,是曰持敬。动静无违,表里交正。
> 须臾有间,私欲万端。不火而热,不冰而寒。
> 毫厘有差,天壤易处。三纲既沦,九法亦斁。
> 於乎小子,念哉敬哉。墨卿司戒,敢告灵台。

朱熹为何如此重视"敬"?从儒学渊源上说,孔子早就提出了"修己以敬"的思想。然前文已论,孔子强调"敬"原是要求将仁爱之心体现和落实于为"安人""安百姓"而认真办实事的行动上。就"内圣外王之道"来说,孔子之"敬"是指向外王之实事。宋明理学则普遍轻"外王"而重"内圣"。二程首先将"敬"引向内圣治心之事而作为"治心之方"提出来:"识道以智为先,为学以敬为本。夫人,测其心者,茫茫然也。将治心而不知其方者,寇贼然也。天下无一物非吾度内者,故敬为学之大要。"所谓"为学以敬为本",就是要求为学主体首先确立一颗"敬心"。而培养"敬心"也就是所谓"涵养",故曰:"涵养须用敬,进学则在致知。"二程此说受到朱熹的高度重视,朱熹道:"程夫子之言曰:涵养须用敬,进学在致知。此两言者,如车之两轮,如鸟之两翼,未有废其一而可行可飞者。"尽管"敬"与"知"不可或缺其一,但相对说来,"敬"更为重要。"'敬'字工夫,乃圣门第一义,彻头彻尾,不可顷刻间断。'敬'之一字,真圣门之纲领,存养之要法。"

为何"敬"如此重要,以至于堪称"圣门第一义"?

首先,从"敬"与"心"的关系来说,"敬"作为"治心之方""持己之道"(《二程遗书》),乃是人把控自己心思的根据,决定着自己的用心方向。"敬者一心之主宰,而万事之本根也。""何者为心?只是个敬。人才敬时,这心便在身上了。"一旦离开了"敬",人就失去了主心骨,犹如心不在身一般,就什么事情都无法开展起来了,正在做的事情也一定无法做成了。

其次,从"敬"与"事"的关系来说,"敬不是万事休置之谓,只是随事专一""只敬则心便一"。如果离开了"敬",则做事三心二意,无法把事情做好。以为学之事来说,"为学之道,莫先乎穷理;穷理之要,必在于读书,读书之法,莫贵乎循序而致精;而致精之本,则又在于居敬而持志"。要把学问做到极致,必须用心专一。"'涵养须用敬,进学则在致知。'无事时,且存养在这里,提撕警觉,不要放肆。到讲习应接时,便当思量义理。""敬是个莹彻底物事。……提撕便敬;昏倦便是肆,肆便不敬。""此一个心,须每日提撕,令常惺觉。"从这个意义上,"敬"便是一心为学,精心穷理。

再次,就"敬"与"理"的关系来说,"道者,日用事物当行之理,皆性之德而具于心,无物不有,无时不然,所以不可须臾离也。若其可离,则岂率性之谓哉?是以君子之心,常存敬畏,虽不见闻,亦不敢忽,所以存天理之本然,而不使离于须臾之顷也"。人心皆具"天理",对于这"日用事物当行之理",须常存敬畏之心,否则就会使人心失去"天理"制约,导致物欲横流而无所不为。从这个意义上,"敬有甚物?只如'畏'字相似",甚至可以说"敬,只是一个'畏'字"。"敬畏"就是心中有个惧怕,不敢随心所欲,肆无忌惮。"人只有个心,若不降伏得,做甚么人?""人心万事之主,走东走西,如何了得?""居敬"就是"要收拾此心,令有个顿放处""常常恁地收拾得这心在,便如执权衡以度物"。朱熹认为,对"天理"常怀敬畏之心,则"心既常惺惺,又以规矩绳检之,此内外交相养之道也"。他甚至认为,人们对"天理"的"戒惧"程度,会直接影响到"天理"的实现程度。他在诠释《中庸》"致中和,天地位焉,万物育焉"时说:"致,推而极之也。位者,安其所也。育者,遂其生也。自戒惧而约之,以至于至静之中无少偏倚,而其守不失,则极其中而天地位矣;自谨独而精之,以至于应物之处无少差谬,而无适不然,则极其和而万物育矣。盖天地万物,本吾一体,吾之心正,则天地之心亦正矣;吾之气顺,则天地之气亦顺矣。故其效验至于如此,此学问之极功,圣人之能事,初非有待于外,而修道之教,亦在其中矣。"人们对道统、天理所具有的神圣性的"戒惧而约之",有助于道统的贯彻实施、天理的大化流行。

最后,就"敬"与"仁"的关系来说,朱熹道:"别纸所论敬为求仁之要,此论甚善。所谓心无私欲即是仁之全体,亦是也。但须识得此处便有本来生意融融泄泄气象,乃为得之耳。颜子不改其乐,是它功夫到后自有乐处,与贫富贵贱了不相关,自是改它不得。仁智寿乐,亦是功夫到此,自然有此效验。"从这个意义上,"敬"便是少私寡欲,安贫乐道,一心求"仁"。能有如此求"仁"之敬心,才是有真爱的人。"爱而不敬,非真爱也;敬而不爱,非真敬也。敬非严恭俨恪之谓,以此为敬,则误矣。只把做件事,小心畏谨,便是敬。"

总之，"大事小事皆要敬。圣人只是理会一个'敬'字"，陈来先生曾如此概括朱熹的为学之方："敬贯动静，敬贯始终，敬贯知行。"这的确是如陈先生自己所说那样"比较全面而合乎朱熹的整个思想"。

（二）王阳明：知行合一

王阳明曾自述其早年依朱熹之说去做"格物穷理"之事曰：

> 众人只说格物要依晦翁，何曾把他的说去用！我着实曾用来。初年与钱友同论做圣贤要格天下之物，如今安得这等大的力量？因指亭前竹子，令去格看。钱子早夜去穷格竹子的道理，竭其心思至于三日，便致劳神成疾。当初说他这是精力不足，某因自去穷格。早夜不得其理，到七日，亦以劳思致疾。遂相与叹圣贤是做不得的，无他大力量去格物了。

王阳明并自称其直至"龙场顿悟"才恍然明白"天下之物本无可格者。其格物之功，只在身心上做"的道理。他认为朱熹"格物穷理"之说的症结在于"不知心即理"：

> 晦庵谓："人之所以为学者，心与理而已。"心虽主乎一身，而实管乎天下之理，理虽散在万事，而实不外乎一人之心。是其一分一合之间，而未免已启学者心理为二之弊。此后世所以有专求本心，遂遗物理之患，正由不知心即理耳……外心以求理，此知行之所以二也。

朱熹理学立论于"性即理"，阳明心学则立论于"心即理"，这是朱、王之学的根本区别。王阳明认为，朱熹理学由"性即理"所引出的"外心以求理"导致了知行分离的弊端，而他自认为，如果明白了"心即理"的道理，从而知道"求理于吾心"，只在身心上做格物之功，就可以克服知行分离的弊端，所以他声称"求理于吾心"乃"圣门知行合一之教"。"知行合一"是由"心即理"所必然引出的修养之道。

王阳明所谓"心即理"之"心"不是指那块血肉之心。"心不是一块血肉，凡知觉处便是心；如耳目之知视听，手足之知痛痒，此知觉便是心也。"这个"知觉"之"心"有不同的名称："知是理之灵处，就其主宰处说便谓之心，就其禀赋处说便谓之性"。而"心之本体即是性。性即是理"。王阳明将朱熹"性即理"的理学命题转换为"心即理"的心学命题的关键之处在于确定"心之本体即是性"，这是体现阳明心学之特质的独特命题，其意思是说："知是心之本体。心自然会知，见父自然知孝，见兄自然知弟，见孺子入井，自然知恻隐。此便是良知。不假外求"。这里，"心之本体"是指人天然具有的知觉本性，这种知觉本性体现在"见父自然知孝，见兄自然知弟，见孺子入井，自然知恻隐"；

"性"是指这种知觉本性不是通过后天的学习培养而成,是天赋予人的一种自然本能。因为这种自然而然的知觉本能与儒家"孝""悌"等的道德要求完全一致,所以称之为"良知"。"良知"不只是表示这种知觉本能是先天具有,不学而能,同时也表示这种天赋的知觉本能是纯善而无恶,所谓"至善者性也。性元无一毫之恶,故曰至善"。

王阳明认为,"心即理也。此心无私欲之蔽,即是天理,不须外面添一分。以此纯乎天理之心,发之事父便是孝,发之事君便是忠,发之交友治民便是信与仁"。所以,如果"这个灵能不为私欲遮隔,充拓得尽,便完完是他本体,便与天地合德",然而"自圣人以下,不能无蔽。故须格物以致其知"。换言之,"若良知之发,更无私意障碍,即所谓'充其恻隐之心,而仁不可胜用矣'。然在常人不能无私意障碍。所以须用致知格物之功,胜私复理,即心之良知更无障碍,得以充塞流行"。然则,怎样"致知格物"?王阳明指出:

> 格物,如孟子"大人格君心"之"格",是去其心之不正,以全其本体之正。但意念所在,即要去其不正以全其正,即无时无处不是存天理,即是穷理。天理即是"明德",穷理即是"明明德"。

又说:

> 《中庸》"不诚无物",《大学》"明明德"之功,只是个诚意。诚意之功只是个格物。
> 《大学》工夫即是明明德;明明德只是个诚意;诚意的工夫只是格物致知……大抵《中庸》工夫只是诚身,诚身之极便是至诚;《大学》工夫只是诚意,诚意之极便是至善:工夫总是一般。

尽管说《中庸》之"诚身"与《大学》之"诚意"总是一般工夫,但具体说来,二者之间还是有所区别的:"诚身"是"修身"方面的工夫,"诚意"是"正心"方面的工夫。"正心修身工夫,亦各有用力处。修身是已发边,正心是未发边。心正则中,身修则和。"而王阳明所特别重视的是心之未发阶段的"诚意"工夫,因为在他看来,"工夫难处,全在格物致知上。此即诚意之事。意既诚,大段心亦自正,身亦自修"。所以他说:"若'诚意'之说,自是圣门教人用功第一义。但近世学者乃作第二义看,故稍与提掇紧要出来,非鄙人所能特倡也。"

"诚意"工夫首先在于"立志",即"静时念念去人欲,存天理。动时念念去人欲,存天理。不管宁静不宁静""只念念要存天理,即是立志"。王阳明认为,"立志"对于修养者具有"种德"意义,他把"种德"比用种树,认为"种树者必培其根。种德者必养其心。欲树之长，必于始生时删其繁枝；欲德之盛，必于始学时去夫外好。如外好诗文，则精神日渐漏泄在诗文上去；凡百外好皆然……我此论学，是无中生有的工夫，诸公须要信得及只是立志。学者一念为善之志，如树之种，但勿助勿忘，只管培植将去。自然日夜滋长，生气日完，枝叶日茂。树初生时，便抽繁枝，亦须刊落，然后根干能大。初学时亦然。故立志贵专一""善念存时，即是天理。此念即善，更思何善？此念非恶，更去何恶？此念如树之根芽，立志者长立此善念而已""大抵吾人为学，紧要大头脑，只是立志，所谓困忘之病，亦只是志欠真切"。要做到志之真切，"初学必须思省察克治，即是思诚，只思一个天理"，如此达到"知至善即吾性，吾性具吾心，吾心乃至善所止之地，则不为向时之纷然外求，而志定矣。定则不扰，不扰而静，静而不妄动则安，安则一心一意只在此处。千思万想，务求必得此至善"。

总之，"诚意"就是"正心"工夫，必要达到一心一意追求至善时方是"心正"。但是，"要此心纯是天理，须就理之发见处用功"。所谓"就理之发见处用功"，是针对那些"不免有习心在"的普通人而言，而不是针对"利根之人"而说。王阳明说："利根之人直从本原上悟入。人心本体原是明莹无滞的，原是个未发之中。利根之人一悟本体，即是功夫，人己内外，一齐俱透了。"但是，普通人"不免有习心在，本体受蔽，故且教在意念上实落为善去恶。功夫熟后，渣滓去得尽时，本体亦明尽了"。"就理之发见处用功"要求普通人须"在意念上实落为善去恶"。

王阳明自称其讲学有个宗旨，叫作"无善无恶是心之体，有善有恶是意之动，知善知恶是良知，为善去恶是格物"。按照这个看法，人心一旦有意念发生，其意念就有或善或恶的差别。而作为心之本体的良知，正具有自我辨别其意念到底是善还是恶的能力。"是非之心，不虑而知，不学而能，所谓良知也。良知之在人心，无间于圣愚，天下古今之所同也。"所谓"在意念上实落为善去恶"，也就是凭借人所固有的良知（"是非之心"）对自己的意念活动作"省察克治"的功夫，即在常存善念的同时，一经发现自己心生不善之念，就把这不善之念克服掉。这种运用"知善知恶"的良知来对自己的意念活动进行"省察克治"的心学修养方法，便是所谓的"知行合一"方法。《传习录》记云："问知行合一。先生曰：'此须识我立言言宗旨。今人学问，只因知、行分作两件，故有一念发动，虽是不善，然却未曾行，便不去禁止。我今说个知行合一，正要人晓得一念发动处，便即是行了。发动处有不善，就将这不善的念克倒了。须要彻根彻底，不使那一念不善潜伏在胸中。此是我立言宗旨。'"

"知行合一"作为阳明心学特有的修养方法，就其在意念上实落为善去恶的作用来说，其为善之功在于防恶念于未萌之先，其去恶之功则在于克恶念于方萌之际。王阳明说："必欲此心纯乎天理，而无一毫人欲之私，此作圣之功也。必欲此心纯乎天理，而无一毫人欲之私，非防于未萌之先，而克于方萌之际不能也。防于未萌之先，而克于方萌之际，此正《中庸》'戒慎恐惧'、《大学》'致知格物'之功：舍此之外，无别功矣。"这种为善去恶的工夫是紧密结合日常生活来进行的，在这个道德修养过程中，知行融成一片而不可分离：

> 要此心纯是天理，须就理之发见处用功。如发见于事亲时，就在事亲上学存此天理；发见于事君时，就在事君上学存此天理；发见于处富贵贫贱时，就在处富贵贫贱上学存此天理；发见于处患难夷狄时，就在处患难夷狄上学存此天理。至于作止语默，无处不然。随他发见处，即就那上面学个存天理。这便是博学之于文，便是约礼的功夫。
>
> 尽天下之学，无有不行而可以言学者，则学之始固已即是行矣。笃者敦实笃厚之意，已行矣，而敦笃其行，不息其功之谓尔。盖学之不能以无疑，则有问，问即学也，即行也；又不能无疑，则有思，思即学也，即行也；又不能无疑，则有辨，辨即学也，即行也。辨既明矣，思既慎矣，问即审矣，学既能矣，又从而不息其功焉，斯之谓笃行。非谓学、问、思、辨之后而始措之于行也。是故以求能其事而言谓之学，以求解其惑而言谓之问，以求通其说而言谓之思，以求精其察而言谓之辨，以求履其实而言谓之行。盖析其功而言则有五，合其事而言则一而已。此区区心理合一之体，知行并进之功，所以异于后世之说者，正在于是……是故知不行之不可以为学，则知不行之不可以为穷理矣；知不行之不可以为穷理，则知知行之合一并进，而不可以分为两节事矣。
>
> 某尝说知是行的主意，行是知的功夫；知是行之始，行是知之成。若会得时，只说一个知已自有行在，只说一个行已自有知在……今人却就将知行分作两件去做，以为必先知了然后能行，我如今且去讲习讨论做知的功夫，待知得真了方去做行的功夫，故遂终身不行，亦遂终身不知。此不是小病痛，其来已非一日矣。某今说个知行合一，正是对病的药。
>
> 知者行之始，行者知之成：圣学只一个功夫，知行不可分作两事。
>
> 知之真切笃实处，即是行；行之明觉精察处，即是知，知行功夫本不可离。只为后世学者分作两截用功，失却知行本体，故有合一并进之说。
>
> 知行之为合一并进，亦自断无可疑。

王阳明认为，当"知行合一并进"的修养之功着实用到极致，达到"其心纯乎天理，而无人欲之杂"的程度，就可以实现成圣目标了。"圣人之所以为圣，只是其心纯乎天理，而无人欲之杂……人到纯乎天理方是圣……然圣人之才力，亦有大小不同……才力不同，而纯乎天理则同，皆可谓之圣人。""只要此心纯乎天理处同，便同谓之圣。若是力量气魄，如何尽同得？后儒只在分两上较量，所以流入功利……后儒不明圣学，不知就自己心地良知良能上体认扩充，却去求知其所不知，求能其所不能。""圣人气象何由认得？自己良知原与圣人一般，若体认得自己良知明白，即圣人气象不在圣人而在我矣。"

五、顾炎武的"行己有耻"论

顾炎武是明清之际实学思潮的主要代表人物之一。其实学活动是从其27岁"秋闱被摈，退而读书"时就开始的，当时他是出于"感四国之多虞，耻经生之寡术"而发愤读书，这种学习精神是其实学思想的萌芽。此后十余年间，顾炎武在学问上除了"纂记故事"，主要精力用在"学为诗古文"上。50岁以后，他才"笃志经史"，自觉地把"明道救世"作为其学术宗旨，并在《与友人论学书》（康熙六年，1667年）中提出了"博学于文，行己有耻"的学术原则和"非好古而多闻，则为空虚之学"的实学概念，这标志着其实学思想的正式形成。

> 愚所谓圣人之道者如之何？曰："博学于文"，曰："行己有耻"。自一身以至于天下国家，皆学之事也；自子臣弟友以出入、往来、辞受、取与之间，皆有耻之事也。耻之于人大矣！不耻恶衣恶食，而耻匹夫匹妇之不被其泽，故曰："万物皆备于我矣，反身而诚。"呜呼！士而不先言耻，则为无本之人；非好古而多闻，则为空虚之学。以无本之人，而讲空虚之学，吾见其日从事于圣人而去之弥远也。虽然，非愚之所敢言也，且以区区之见，私诸同志，而求起予。

顾炎武"博学于文，行己有耻"的学术原则是以其过去二三十年来的治学经历作为基础，在探究明朝灭亡原因的过程中，通过对明清之际学术学风的深刻反省，"知天下之势之何以流极而至于此，则思起而有以救之"，出于"拨乱反正"的需要而提出来的。其中，"行己有耻"是其学术的主体性原则，"博学于文"则是其学术的方法论原则。在顾炎武看来，明朝的灭亡是与明末士人中盛行"空虚之学"有直接关系的，这种空疏不实之学导致了士人普遍缺乏治国平天下之真本领，从而使得国家缺乏人才而日益衰退，最终归于灭亡，正如他后来所说的"吾未见无人与财而能国者也"；而明末之所以"空虚之学"盛行，归根结底是由于当时学者身为士人却"不先言耻"，他们以"恶衣恶食"为耻，而不以"匹夫匹妇之不被其泽"为耻，因此要么是"为利"而沉溺于科举，要么是"为名"而热衷于"文辞著书，一切可传之事"，无有肯为国家百姓而从事利国利民之学问者。在顾炎武看来，明代灭亡的根本原因就是由于明代士大夫阶层普遍只求个人名利，贪图物质享受，全然不顾为天下百姓谋利益。

对顾炎武来说，"行己有耻"不仅是一条学术主体性原则，更是整个士大夫阶层所应当遵守的最基本的道德原则，其临终绝笔而定的《日知录》有云：

> 《五代史·冯道传》论曰："礼义廉耻，国之四维；四维不张，国乃灭亡。善乎管生之能言也。礼义，治人之大法；廉耻，立人之大节。盖不廉则无所不取，不耻则无所不为。人而如此，则祸败乱亡亦无所不至，况为大臣而无所不取，无所不为，则天下其有不乱，国家其有不亡者乎？"然而四者之中，耻尤为要……所以然者，人之不廉而至于悖礼犯义，其原皆生于无耻也。故士大夫之无耻，是谓国耻。

"礼义廉耻,国之四维;四维不张,国乃灭亡"本是《管子·牧民》提出的一个观点,是对我国上古时代国家治理经验的一个总结,旨在告诫执政者:行政过程中讲究行为的礼、义、廉、耻,是维护自己的执政地位,确保自己的政权不倒的关键所在。北宋卓越的文学家、史学家欧阳修在《新五代史·冯道传》中引用了《管子》中的这段名言,并加以发挥,说"礼义,治人之大法;廉耻,立人之大节",特别强调了廉耻之德的政治意义,认为一个国家的国民特别是官员,他们是否具有这种道德,是关系到其国家安危与存亡的大事,其原理就在于"不廉则无所不取,不耻则无所不为"。顾炎武则特别重视士大夫的行为对国家政权的影响,说"士大夫之无耻,是谓国耻"。这并非泛泛而论,是有历史针对性的。明代是在明末农民大起义和后金国的大举反明战争中走向灭亡的,为什么明代执政者无力应对农民大起义军和后金国军队的双重打击而最终蒙受灭亡之耻呢?顾炎武认为,其根本原因就在于明末士大夫无耻,所谓"国耻"即指明代灭亡之耻。"士大夫之无耻,是谓国耻",是顾炎武通过对明亡之故的探究所总结出来的明之所以灭亡的一条历史教训。按照这个观点,所谓"四维不张,国乃灭亡"可以归结于"耻维不张,国乃灭亡"。

总之,顾炎武所提出的"行己有耻"的原则,既是为人原则,又是为学原则。作为为人原则,"行己有耻"就是以"礼"为行为准则,决不做"悖礼"妄为之事;作为为学原则,"行己有耻"就是务求"实学"以经世泽民,决不做无益之空谈。

按照顾炎武的思想,坚持"行己有耻",关键是要做到"先义后利",把他人和社会的利益放在第一位来考虑,而非反过来将自己个人的利益看得高于一切。顾炎武说:"君子得位,欲行其道;小人得位,欲济其私。欲行道者,心存于天下国家;欲济私者,心存于伤人害物。""心存于天下国家"而"行道",就是"义"。"苟非返普天率土之人心,使之先义而后利,终不可以致太平。"同时,坚持"行己有耻",就应该像屈原那样为人"耿介""刚方",做到"中立守道""直言危行",决不"同乎流俗""合乎污世"。"尧舜所以行出乎人者,以其耿介。同乎流俗,合乎污世,则不可与入尧舜之道矣。"与"耿介"相反的行为,顾炎武称之为"夸毗",认为"夸毗"的主要表现是"寡交""善身""怯言""弱断""拱默保位""柔顺安身""无所可否""与世浮沉"。顾炎武认为,明末"丧乱之所从生"乃至于最终"召天祸",与其士大夫崇尚"夸毗"的为人处世方式也有密不可分的关系,它不仅直接导致"朝多沓沓之流,士保容容之福",其流风所至,更使国民亦皆化为"巧言令色"之辈。鉴于这一沉痛的历史教训,他告诫"后王":"圣王重特立之人而远苟同之士,保邦于未危,必自此始。"

顾炎武更把"耻匹夫匹妇之不被其泽"的道德意识自觉化成一种对天下、对历史的责任感和使命感。他说:"天生豪杰,必有所任。今日者,拯斯人于涂炭,为万世开太平,此吾辈之任也。仁以为己任,死而后已。"顾炎武本于匡时救弊之心而开始写作《天下郡国利病书》。其著《日知录》,更是出于高度自觉的"明道救世"意识,他说:

> 君子之为学，以明道也，以救世也。徒以诗文而已，所谓"雕虫篆刻"，亦何益哉！……今为《五书》以续三百篇以来久绝之传，而别著《日知录》上篇经术，中篇治道，下篇博闻共三十余卷。有王者起，将以见诸行事，以跻斯世于治古之隆，而未敢为今人道也。

作为一位学者，顾炎武以其勤于著述的一生为学经历，充分体现和实践了被他概括为"文须有益于天下"的学术创作原则，这一原则也是对其"仁以为己任"的天下责任感和历史使命感的自我提炼和理论概括。在《日知录》中，顾炎武进一步展示了这种"仁以为己任"的人文精神：

> 有亡国，有亡天下，亡国与亡天下奚辨？曰：易姓改号，谓之亡国；仁义充塞，而至于率兽食人，人将相食，谓之亡天下……是故知保天下，然后知保其国。保国者，其君其臣肉食者谋之；保天下者，匹夫之贱，与有责焉耳矣。

这段论述所表达的思想后来被梁启超概括为"天下兴亡，匹夫有责"，以一种比"文须有益于天下"更为普遍的理性形式表达了其"耻匹夫匹妇之不被其泽"的道德意识，其思想渊源依然是儒家"安人""安百姓"的"仁道"理想，但不再像传统儒家那样通常是站在"君王"立场说话，而是站在"匹夫"立场说话，由此将"安人""安百姓"的"仁道"由"君王之道"转换为"匹夫之道"，即不再把"仁道"的实践仅仅寄托于承担治国理民责任的统治阶级，而是把"仁道"诉诸包括统治阶级和被统治阶级在内的一切人，使每个人都具有"耻匹夫匹妇之不被其泽"的道德意识和"仁以为己任"的人文情怀，并将这种道德意识和人文情怀付诸"保天下"的道德实践和人文关怀行为。

第二节 基于人性自然论的道家修养论

道家崇尚自然。"自然"在道家那里，是与"人为"相对而言的。但不能因此将道家之崇尚自然简单地解释为排斥"人为"。道家不是简单地反对或排斥"人为"，而是如同老子所强调的"无为而无不为"，乃强调要以"无为"的态度做任何事情。这个"无为"的态度，在道家就谓之"自然"。按照庄子的解释，给马钉掌套辔就是"人为"，就是违背马的本性，或者说违背自然。照庄子的这个解释，道家崇尚自然，其实是主张做任何事都要顺应事物的自然本性而为，决不能违背自然本性硬干、蛮干。道家的修养论，正体现了这一顺应事物的自然本性而为之理性。道家与道教皆秉持人性自然之旨。

老庄之修养工夫，在于无去自我，回归大化。而后世道教则从心灵的无为进一步衍生到身体的静养，将自我融合于自然气运之中，从而达到身心双修之功效。

一、老子"少私寡欲"的修养论

老子哲学的最高范畴是"道"，"道"是天地万物的根源，"圣人"是"从事于道者"，而"从事于道者同于道"，故"圣人"是"道"的化身。老子的修养论是以"圣人"为目标，也可以说是以"道"为目标，这里"成圣"与"成道"是完全一致的。

老子把追求"成圣""成道"的修养过程称作"为道"。怎样"为道"呢？老子说："为道日损，损之又损，以至于无为。"这里，"损"是减少的意思。减少什么呢？"少私寡欲"是也。"日损"就是要日益减少私欲，以至于达到"不欲以静"。所谓"无为"也就是"静"的意思。在老子看来，无私无欲，是人的自然本性。"日损"的过程，是返本归根的过程。他说："归根曰静。"意思便是，复归到人的自然本性，达到了无私无欲，内心就会彻底平静下来。老子认为，平静的心境是"得道"的主观条件。只有使内心达到"虚极静笃"的状态，才能心地生辉，从而靠这"内心的光明"（高亨语）直接照察宇宙的本根。他所谓"涤除玄览，能无疵乎"，也是根据这样的要求提出来的。这里，老子把心比作一面玄妙的镜子。为照察宇宙的本根，他要求把这面镜子清洗得干干净净，不留一点污点。很明显，他所要"涤除"的是私欲。由此可见，"少私寡欲"是"为道"的基本方法。

"少私寡欲"既具有静观"体道"的认识论意义，又具有静心养气的养生论意义。在老子看来，"万物负阴抱阳，冲气以为和"，阴阳之气调和是万物生存的基础，也是人类生命存在的根据。所以，他主张用"专气致柔"的方式来养生。"专气"，帛书《老子》作"抟气"。"抟气"就是"搏气"，亦即结聚气。老子认为，婴儿是含气至厚的至柔者，故曰："专气致柔，能婴儿乎？"老子又说："（婴儿）终日号而不嗄，和之至也。"婴儿整天号哭却嗓子不哑，是因其阴阳之气调和至极。体内和气（阴阳调和之气）充足又叫"含德之厚"，故曰："含德之厚，比于赤子。""德"在这里是指结聚在身体内的阴阳调和之气，因其得于"道"，故谓之"德"。"含德之厚"，犹言"含气之厚"。老子认为，要保持体内和气（阴阳调和之气）充足，就要做到"心不使气"，以免内气散失而导致刚强，否则，"心使气曰强。物壮则老，是谓不道。不道早已"。所谓"心使气"，就是动心而有欲念。在老子看来，欲念是导致内气散失（"失德"）的根源。有云："故物，或损之而益，或益之而损。"这就是说，欲念与内气是互相排斥的：欲念减少，则内气增多；欲念增多，则内气减少。所以，老子主张"为道者日损，损之又损，以至于无为"，亦即要使欲念减少到与"自然"相一致的程度。如此，其心便能"不欲以静"，以至于"心不使气"，从而就能保持体内和气（阴阳调和之气）充足，使生命力长盛不衰；反之，若"心使气曰强。物壮则老，是谓不道。不道早已"。此所谓"不道"，是指不合乎上述"长生久视之道"。当然，老子虽认为通过"抟气""积德"可以"长生久视"，但也仅仅是延长寿命而已；他未尝认为养气可以长生不死，所谓"不道早已"，反过来恰好说明了"为道"也不过是可以免于夭折而能尽其天年罢了。

在政治上，老子主张"无为而治"。"损之又损，以至于无为"的"为道"也具有政治修养意义，从这个意义上，"少私寡欲"意味着"无为""好静"："我无为而民自化，我好静而民自正，我无事而民自富，我无欲而民自朴。"同时也意味着以毫无偏私的公平心对待百姓，所谓"圣人不仁，以百姓为刍狗"也。如此毫无偏私地博爱百姓，从而"常善救人"而"无弃人"，"常善救物"而"无弃物"，也就成为"圣王"了，所谓"公乃王"也。

"少私寡欲"当然更具有道德修养意义。《老子》被称为《道德经》并非偶然，实是因该书在某种意义上表达了一种全新的道德观，在这种道德观看来，道德的演化是一个"失道而后德，失德而后仁，失仁而后义，失义而后礼"的道德逐步退化过程。当道德退化到用"礼"来规范人们的行为时，那便意味着道德的彻底沦丧。"夫礼者，忠信之薄而乱之首"。"礼"的出现是道德彻底沦丧的主要标志。老子的"为道"主张正是针对他所看到的当时社会道德彻底沦丧的现实情况提出来的，其目的就是改变这种现状，使人们复归于"道"，因为在老子看来，"道"才是人们安身立命的根据和心灵安顿之所。"少私寡欲"是"为道"者使自己的心灵安顿于"道"的根本修养方法。

二、庄子"无己""无功""无名"的修养论

作为老子的后学，庄子固然也是以"道"立论，但其"道"实不相同。老子之"道"主要是供"王"者效法的："道常无为而无不为。侯王若能守之，万物将自化。"从这个意义上，老子所著五千言，不过是为"侯王"所开示的一张治国的方子。但是庄子却借许由之口说："予无所用天下为！"认为"道之真以治身，其绪余以为国家，其土苴以治天下。由此观之，帝王之功，圣人之余事也，非所以完身养生也"。由此可见，庄子不再像老子那样重视"治国""治天下"，探究如何治国平天下的政治方略，而是探究如何"完身养生"的"治身"之道。但是，庄子的"完身养生之道"又不同于老子的"长生久视之道"。庄子并不像老子那样刻意追求"长生久视"并以"专气致柔"作为养生之法，而是主张"常因自然而不益生"。庄子对待死生的态度是一种极端消极的自然主义态度，他以"死生为昼夜""不知说（悦）生，不知恶死"。并因此嘲讽那些追求长生久视的养形存身者："寿者惛惛，久忧不死，何苦也！"庄子极欣赏那些"游方之外者"的人生态度，认为其"以生为附赘悬疣，以死为决疴溃痈"的生死观才是真正通乎生死之道的。所以，庄子的修养论不仅政治意味淡薄，更没有通常意义的养生论色彩，只是追求"不死不生"即"死生无变于己"的自然境界。

怎样才能"入于不死不生"之地？据《庄子·大宗师》的论述（见下），要进入这样的自然之境，须依序经过如下七个阶段的修行：外天下，外物，外生，朝彻，见独，无古今，不死不生。

> 以圣人之道告圣人之才，亦易矣。吾犹守而告之，参日而后能外天下；已外天下矣，吾又守之，七日而后能外物；已外物矣，吾又守之，九日而后能外生；已外生矣，而后能朝彻；朝彻，而后能见独；见独，而后能无古今；无古今，而后能入于不死不生。

据傅佩荣先生的解释，以上七个阶段中，"外天下"是遗忘（或超越）天下（代表人间的一切，包括仁义与礼乐之类的价值观）；"外物"是遗忘万物；"外生"是遗忘生命；"朝彻"就是透彻通达，有如阳光照亮一切（类似"启明"状态）；"见独"是看见一个整体（一切合而为一，皆源于"道"）；"无古今"是没有古今之分，时间不再具有意义；"不死不生"是与"道"合一，永恒不变。如此说来，"不死不生"的自然之境其实也就是修养者最终使自己的心灵达到像"道"一样"自本自根"的绝对自由。

"自本自根"表示"未有天地，自古以固存"的"道"不受任何外在条件的制约，也没有任何外在因素来改变它，也就是老子形容"道"时所讲的"独立而不改"的意思。这种绝对自由的自然之心通过修养者的处世方式表现出来，便是所谓"独与天地精神往来，而不傲倪于万物；不谴是非，以与世俗处"的"逍遥游"。以这种合于"道"的行为方式来处世的高人，便是《庄子·逍遥游》中所说的"至人""神人""圣人"："至人无己，神人无功，圣人无名。"这里"至人""神人""圣人"是对与"道"合之人的不同称谓，分别表示与"道"合之人不同方面的特性，这些特性便是"无己""无功""无名"。这里三个"无"字都不是用以陈述某种客观事物的状态，而是对与"道"合之人主观心理状态的描述，表示于"己"、于"功"、于"名"都不用心。用庄子自己的话来说，这里的"无"即是"忘"，"无己""无功""无名"便是"忘己""忘功""忘名"。《庄子·大宗师》曰："堕肢体，黜聪明，离形去知，同于大通，此谓坐忘。""坐忘"有两个要点；一是"堕肢体"——"离形"；二是"黜聪明"——"去知"。所谓"离形"，就是"免为形"（不刻意保养身体）。"世之人以为养形足以存生"，而庄子主张"不以好恶内伤其身，常因自然而不益生也"。所谓"不益生"，就是"免为形"。"夫欲免为形者，莫如弃世。""弃世"意味着"弃事"（行动上不为养形操劳）、"遗（忘）生"（思想上不为存生烦恼）。"弃事则形不劳，遗（忘）生则精不亏。夫形全精复，与天为一。"所谓"与天为一"，也就是与"道"合一的自然之境。可见，所谓"离形去知"，实即"弃事遗生"之意。"弃事"意味着不劳不作，故谓之"坐"；"遗生"则是"忘生"，简言之曰"忘"。是之谓"坐忘"。"坐忘"的关键在于"忘"；不能"忘"，便"坐"不住。《庄子·大宗师》所谓"无己""无功""无名"，其意思正是指与"道"合之人具有"忘己""忘功""忘名"的心理特质。对于求"道"的修养者来说，这些心理特质也就是其应该具备的主观要件，这是对上述七个修行阶段的总体概括，意味着"无己""无功""无名"是达到与"道"合一的修行目的的充分必要条件，亦即：若缺乏这些主观要件，就无以达到与"道"合一；只要具备了这些主观要件，便足以达到与"道"合一。

具体怎样来理解"无己""无功""无名"或"忘己""忘功""忘名"呢？依笔者之见，"无己""忘己"就是"天地与我并生，而万物与我为一"的境界，在这种"齐物"境界里，主体在认知上不再分别物我，也就是达到物我两忘的状态——是谓"忘己"；在这种状态下，因为物我融成一片，就既无所谓物，也无所谓我了——是谓"无己"。关于"无功""忘功"，从《庄子·让王》"道之真以治身，其绪余以为国家，其土苴以治天下。由此观之，帝王之功，圣人之余事也，非所以完身养生也"的话来分析，圣人只是用"道"来治身罢了，至于"圣人之余事"，其"余"并非指圣人治身之余所留下的空余时间，"余事"当然也不是指圣人利用这空余时间来做可以成就"帝王之功"的事，这里的"余"是"多余"的意思，它表示成就"帝王之功"的事对圣人来说只是一种负担、累赘——《史记·老庄申韩列传》对庄子相关之事的记述即表明了这一点，其曰："楚威王闻庄周贤，使使厚币迎之，许以为相。庄周笑谓楚使者曰：'千金，重利；卿相，尊位也。子独不见乎郊祭之牺牛乎？养食之数岁，衣以文绣，以入太庙。当是之时，虽欲为孤豚，岂可得乎？子亟去，无污我。我宁游戏污渎之中自快，无为有国者所羁，终身不仕，以快吾志焉。'"可见，"帝王之功"作为"圣人之余事"是有碍于圣人"快吾志"的一种羁绊。因此，"神人无功"意味着与"道"合一者"终身不仕"，当然对求"道"的修养者来说也应该做到"忘功"而"终身不仕"。至于"无名""忘名"，《庄子·逍遥游》中许由说的一番话可以说明之，其曰："吾将为名乎？名者，实之宾也。吾将为宾乎？鹪鹩巢于深林，不过一枝；偃鼠饮河，不过满腹。"这段话的意思是说：我只图填饱肚子，再有个睡觉的地方，除此以外，一无所求！什么功名利禄，我全不在乎！庄子还说："为善无近名，为恶无近刑。"这意味着他的处世原则是：既不做会遭受刑罚之罪的坏事，也不做博取善名的好事。庄子的这种处世哲学被有的学者评论为"基于超世和顺世矛盾之上的游世主义哲学"。游世，便是"无己""无功""无名"者无求无待、无拘无束、自由自在的逍遥生活。

"道家"的本义是指汉初信奉和阐扬"黄老之言"的一个学派，后引申指先秦诸子中老子一派以及汉初祖述"黄老之言"而"采儒、墨之善，撮名、法之要"的学派。但历史上"道家"之名的含义颇不确定，很难给予其严格的界定。周可真先生主张把"道家"之名广义地理解为是对先秦老庄学派和汉时黄老学派以及道教的统称，认为可以把道家划分为先秦道家、汉代道家和宗教道家三种历史形态。

神仙崇拜是道教信仰的核心，是道教不同于其他宗教教义的最显著之点，也是宗教道家教义与老庄道家思想的根本区别所在。老子只承认人生活得道可以"长生久视"，未尝认为可以长生不死；庄子更明确地提出"生也有涯"，肯定人的寿命是有限的，他甚至"以生为附赘悬疣，以死为决𤴁溃痈"，有厌弃生命的倾向，他只追求个人心灵的自由自在。故老庄的思想本旨与道教的长生成仙的信仰是格格不入的，甚至是正相反的。

道教幻想通过修道成仙，不过早期道教幻想中的仙是肉身仙体，到东晋上清派成立和天师道改革以后，道教所幻想的修道成仙已不再是肉身仙体，而是羽化升天的神仙。但是，直到唐末，道教修道成仙的方术都是以丹药服食为主要内容的，到五代宋初这段时间里，才有人开始探索新的长生得仙的方法。道教本有服气吐纳、辟谷炼气一类的方术，便从这里演变出内丹之说来。北宋张伯端的《悟真篇》问世后，道教修仙理论开始专主内丹，并斥外丹黄白为旁门邪术。这种思想在宋代得到发扬，至南宋全真道则完全抛弃了外丹黄白之术，只讲内丹炼养了。宋代以后的道士大多不再以炼丹合药、点化凡躯为事，同时也不再怂恿帝王去服食求仙。

道教的修养论围绕成仙的宗旨而展开，其中有许多迷信成分，但也有一些值得重视的修养方法，这些方法对于构建现代护理人文关怀理论中的修养方法论是有一定参考价值和借鉴意义的。兹择要简述如下。

三、孙思邈"抑情养性"之术

孙思邈（581—682）是唐代道士和道教学者，也是著名的医学家，著有《千金要方》（30卷）、《千金翼方》（30卷）等。其思想主要包括"人命至重"的医德思想（其叙《千金要方》取名之缘由曰："人命至重，有贵千金，一方济之，德逾于此，故以为名也"）、"志存救济"的医学思想（他主张炼丹，然其主旨不在于飞升成仙，而是"意在救疾济危"）和"抑情养性"的养生思想等。

关于养生之道，孙思邈认为，不能养性，"纵情恣欲，心所欲得，则便为之，不拘禁忌，欺罔幽明，无所不作，自言适性，不知过后一一皆为病本"。就道教修炼而言，善于养性，注意精神道德的修养，比饵药服食更重要。"虽常服饵，而不知养性之术，亦难以长生也。"孙思邈的养性之术以"自慎"为首，即要"安不忘危，恒以忧畏为本"，注意日常生活，遵守摄养之法，经常保持身心健康。此外，他还对居处、按摩、调气、服食、杂忌、房中等许多方面，都作了极其细致的论述，其中提出要实行"十二少"和避免"十二多"：

> 夫养性者，当少思、少念、少欲、少事、少语、少笑、少愁、少乐、少喜、少怒、少好、少恶。行此十二少者，养生之都契也。多思则神殆，多念则志散，多欲则损智，多事则形劳，多语则气争，多笑则伤藏，多愁则心慑，多乐则意溢，多喜则忘错昏乱，多怒则百脉不定，多好则专迷不理，多恶则憔悴无欢。此十二多不除，丧生之本也。

孙思邈还特别强调运动的重要性，谓："养性之道，常欲小劳，但莫大疲及强所不能堪耳。且流水不腐，户枢不蠹，以其运动故也。"

四、成玄英"去躁归静"之法

成玄英（生卒年不详）是唐初道士，贞观五年（631）召至京师，加号"西华法师"。他著有《老子注》《庄子疏》等，着重发扬"重玄之道"的思想，进一步深化了道教的哲理，对后世亦有一定影响。

"重玄"是成玄英对《老子》中"玄之又玄"一语的解释，其曰："有欲之人，唯滞于有；无欲之士，又滞于无。故说一玄，以遣双执。又恐行者，滞于此玄。今说'又玄'，更祛后病。既而非但不滞于滞，亦乃不滞于不滞。此则遣之又遣，故曰'玄之又玄'。""重玄"之意不只要超脱有无，更要超脱非有非无。他认为，此等境界即是"重玄之道"的境界。这种境界体现在处理"境""智"关系上，就是"能所两忘，境智双遣"；体现在处理"美""恶"关系上，就是"忘善恶而居中"；体现在处理"是""非"关系上，就是"彼我两忘，是非双遣，而得环中之道"；如此等等。

关于长生之术，成玄英主张"去躁归静"："静是长生之本，躁是死灭之原""静则无为，躁则有欲。有欲生死，无为长存"。所谓无欲无为，具体言之，就是："夫善恶两忘，刑名双遣，故能顺一中之道，处真常之德，虚夷任物，与世推迁。养生之妙，在乎兹矣"。为此，成玄英进一步提出了"三业清净，六根解脱"作为"去躁归静"的条件。

"三业清净"——身业净（"以无行为行，行无行相。故云善行。妙契所修，境智冥会，故无辙迹之可见也"）；口业净（"不言之言，言而不言，终日言，未尝不言，故谓之善言也。语默不异，故无口角之责也"）；意业净（"妙悟诸法，同一虚假，即假体真，无劳算计，划然明了"）。

"六根解脱"——"外无可欲之境，内无能欲之心，恣根起用，用而无染，斯则不闭而闭，虽闭不闭，无劳关楗，故不可开也"。

成玄英虽信仰长生成仙，但并不认为一切人都能达到长生的目的，因为各人"根性不同，机悟差异"。他进而把人分为三等：利根之人（"上机之士"）、中根之人（"中机之士"）和下机之人（"凡人"）。认为下机之人本来不信道，也就不可能修道。中根之人对修道三心二意，也很难得道。唯有利根之人即上机之士，坚定信道，勤苦修学，有希望得道长生。

五、吴筠"守静去躁"之术

唐代道士吴筠（？—778）著有《玄纲论》《神仙可学论》《心目论》《形神可固论》等。吴筠认为，神仙是有的，也是可学而致的，但又不可以一概而论，"有不因修学而自致者，禀受异气也；有必待学而后成者，功业充也；有学而不得者，初勤而中惰，诚不终也"。既然神仙可学而后成，其功业又当从何入手呢？他说："夫人生成，分一气而为身，禀一国之象，有气存之，有神居之，然后安焉。身者道之器也，知之修炼，谓之圣人。"故修炼贵在"宝神"而非"养形"；而"存神"之法要在"守静去躁"："气者，神也；人者，神之车也，神之室也，神之主人也。主人安静，神则居之；躁动，神则去之。神去，则身死者矣。"怎样才能"安静"下来？关键就在于"忘情"（除去情欲）。他说："本无神也，虚极而神自生；本无气也，神运而气自化。气本无质，凝委而成形；形本无情，动用而亏性……故生我者道，灭我者情。苟忘其情，则全乎性。性全则形全，形全则气全，气全则神全，神全则道全，道全则神王，神王则气灵，气灵则形超，形超则性彻，性彻则反复流通，与道为一。"然则，怎样达到"忘情"？

吴筠把"忘情"具体化为"至静""精思""斋戒""慈惠"，认为这是"陟初仙之阶"。他更提出了"七近""七远"的具体修行方法："七远"是要远离七种不正确的观念和行为；"七近"是要努力达到下列七种正确的观念和行为：

① "性耽元虚，情寡嗜好"。
② "惩忿窒欲"，"刻意尚行"。

③"身居禄位之场，心游道德之乡"。
④"潇洒荜门，乐贫甘贱"。
⑤"静以安身，和以保神，精以致真"。
⑥"追悔既往，洗心自新"。
⑦"至忠至孝，至贞至廉"。

小结

　　孔子的"修己以敬"论注重以诚敬的心理状态来达到仁心的显现，孟子的"养心存心"论则保存并滋养了人的道德心灵，荀子的"虚壹而静"论则强调了心灵的不含杂念、专心致志、执一不动等特征，宋明新儒家的"存理去欲"论则高扬了人性的道德价值，顾炎武的"行己有耻"论树立了以天下为己任的道德关怀。儒家的这些修养论具有普遍的淑世情怀特征，用道德情感去爱护世界，关怀他人。

　　老子的"少私寡欲"论与庄子的"无己""无功""无名"论，则力主去除自己内心纷杂的欲念，告诫世人不要自以为是、自以为功，而要将自我融入大化之中。孙思邈的"抑情养性"术、成玄英的"去躁归静"法、吴筠的"守静去躁"术则将道家自然无为的修养论从养心落实到养身，通过养心以养身。

　　在护理关怀上，儒家的修养论旨在向外的关怀他人，道家的修养论旨在向内的洗涤自心，而道教的修养论则通过养心而养身，达到身心的和谐。总结而言，儒道修养论可以分成自心、自身、他人三个步骤。从自心看，儒道修养论既可以帮助护理人员自身的内心调养，又可以帮助病人的内心调养。从自身看，儒道修养论可以通过保持良好的健康心态来影响整个身体功能的康复。从他人看，儒道修养论则是护理人员关爱他人的根本精神驱动力。

第五章
护理人文关怀层次论

在中国传统哲学中,"人文"出自"观乎人文,以化成天下",指由以化成天下的王道法则。按照中国传统哲学"内圣外王"的逻辑,所谓人文之理便是修己治人的当然行为准则。但是,本章并非泛泛地讨论中国传统哲学的人文之理,而是出于构建现代护理人文关怀理论的需要来具体讨论之。这种讨论当然要关注该理论应包括的人文关怀的行为准则方面的内容,并且要考虑这种行为准则必须适应中国的具体社会环境,否则,它便不具有可行性。本章对中国传统哲学人文之理的探讨,即是为制定现代护理人文关怀的行为准则而寻求其传统文化方面的理据。要使这项工作展开得富有成效,须有一定理论作为指导,否则面对中国传统哲学宏富的内容,就会束手无策,不知从何着手来探求其人文之理。

现代护理人文关怀的对象是人。实施人文关怀,必须考虑到人的普遍心理需求,否则就会使人文关怀成为无的放矢的主观盲目行为,非但不能收到好的效果,反而很可能适得其反,事与愿违地造成对被关怀之人的伤害。现代心理学对人的普遍心理需求已有公认的科学研究成果,尤其突出地反映在美国心理学家马斯洛(Abraham Maslow,1908—1970)的"需要层次理论"中。按照这个理论,人类具有以下七种从低级到高级排列的基本需要:①生理需要——包括对水、食物、空气和排泄等的需要;②安全需要——包括对人身安全、稳定、保护的需要以及避免疾病、恐惧、焦虑等;③归属和爱的需要——包括友谊、结婚、团体的接纳、别人的关怀等需要;④尊重的需要——包括"他尊"和"自尊"的需要,前者是指别人对自己的尊重(如注意、接受、支持和赞许等),后者是指个人对自身的尊重(如自信、自强、独立和胜任等);⑤认知需要——包括对自身和周围世界的探索、理解及解决疑难的欲望;⑥审美需要——包括喜好对称、秩序、完整结构以及对自身行为完美的需要;⑦自我实现的需要——通过创造和追求自我理想,充分发挥和表现自己的全部潜能的需要。马斯洛又将这七种需要归纳为五种:生理需要、安全需要、社交需要、尊重需要、自我实现需要。马斯洛认为,一个健全的个体,当他的生理、安全、爱以及尊重的需要得到了适当满足之后,就会持续不断地努力并对自我实现具有较高的要求。但是,当安全、爱和尊重的需要受到威胁时,一个人就会把自己的全部精力束缚在焦虑、防御上,甚至对周围人和事物采取敌视的态度,降低对自己的要求,寻求低级需要的满足。马斯洛的需要理论对于科学地实施护理人文关怀具有重要的启示意义和指导作用,对于本文有目的地开展对中国传统哲学人文之理的自觉探讨也有指导作用。正是根据马斯洛的心理学理论，本章从中国传统哲学中选取了"义""仁""信""礼""道"五个范畴来加以论述。在笔者看来，它们正好是同马斯洛心理学所讲的生理需要、安全需要、社交需要、尊重需要、自我实现需要在一定程度上具有对应关系的人文之理。由于"义""仁""信""礼""道"主要是儒家系统的哲学范畴，故本章对这五个范畴的探讨与论述主要限定在先秦儒家到宋明新儒家的儒学史范围之内，并适当提及其他学派的相关论述以为补充。

第一节 "义以养人"
——与人的生理需要相应的人文之理

古汉语中"義""善""美"三字均从"羊"，其意义原本相近。许慎《说文解字》说："美，甘也。从羊从大。羊在六畜主给膳。"因为羊在六畜主给膳，所以在先民看来，羊就代表或意味着美味。"美"的本义即是味道甘美。《说文解字》释"義"曰："己之威仪也。从我、羊。"徐铉等曰："此与'善'同意，故从羊。"徐铉认为"義"与"善"的意义是相同的，所以这两个字都从"羊"。准此并参照《说文解字》"善，吉也"的解释，"義"的本义其实是"吉利""吉祥"，"己之威仪"应是"義"的后起意义。但不管怎样，"義"在被当初造字者发明出来时就同人的饮食活动密不可分，它与"善""美"一样，起初都是表示同人的饮食活动相关的美好、愉悦的积极感受或能给人带来此类积极感受的东西抑或这些东西的属性，只是后来才超出了它们的本来意义。就"義"来说，董仲舒所谓"天之生人也，使之生义与利，利以养其体，义以养其心"，就颇能说明"義"的后起意义与它的本来意义之间的关联："義"的后起意义是指与可用以"养体"（满足身体生理需求）的"利"（可以满足人的生理需求的东西）相对应的可用以"养心"（培养人的道德意识）的道德准则，这种道德准则显然是用来制约和调节人们追求满足其生理需求的社会行为的。这就是说，"義"本是指同可以满足人的生理需求的东西（"利"）密切相关的，因其生理需求的满足而给人带来了美好、愉悦感受的东西，但是后来它不再具有这种感性的功利意义，超越了这种功利意义而获得了理性的道德意义，然而这种道德意义仍与功利意义联系在一起。正是这种联系，使"義"与"利"构成了一组概念——这组概念反映着日常生活中两类活动之间的关系：一是人们自我制约、自我调节其生理的物质生活需求及相关行为的理性活动，二是他们追求其生理的物质生活需求满足的感性活动。这组概念后来成为中国传统哲学特别是儒家哲学中最基本的一对范畴，以至于朱熹曾称"义利之说，乃儒者第一义"。

朱熹所说的"义利之说"起源于儒家鼻祖孔子"君子喻于义，小人喻于利"之说。从孔子"富贵是人之所欲也；不以其道得之，不处也。贫与贱，是人之所恶也；不以其道得（引者按：当作'去'）之，不去也"的话，可以领悟到，他所谓"君子喻于义"并非反对君子求利，不过是要求"君子义以为上""见利思义"而已。只要牟利的行为合于"道"，君子也不妨追求"富与贵",以遂其"人之所欲"。孔子未尝反对正当的求利行为,他只是反对不正当的求利行为,其所谓"小人喻于利"无非是指见利忘义的不正当牟利行为而言,其指斥这种行为属于小人之举,这反映了他对见利忘义的行为深恶痛绝,这也是其所以发为"君子"与"小人"之辨的缘由所在。

尽管孔子首创儒家"义利之说",但《论语》显示,他并未对"义"做出界说。只是《中庸》引用了孔子"义者,宜也"的话,但这话到底是孔子的原话还是《中庸》作者假借孔子名义而说的话,我们无从知晓,只能肯定先秦思孟学派于"义"已有内涵明确的概念,认为"义"是标志行为恰到好处的概念。根据《论语·颜渊》所载:"颜渊问仁。子曰:'克己复礼为仁。一日克己复礼,天下归仁焉。为仁由己,而由人乎哉?'颜渊曰:'请问其目。'子曰:'非礼勿视,非礼勿听,非礼勿言,非礼勿动。'"行为恰到好处的标准应该是"礼",而"义"应该就是指视、听、言、动合于"礼"的行为举止状态,或者也可以被理解为根据"礼"的要求所采取的恰当的行为举止。在孔子看来,这种恰当的行为举止或恰到好处的行为举止状态是主体"克己复礼"所达到的"仁"。可见,在孔子哲学中,"义"与"仁"都同"礼"相关,在和"礼"的关系中,它们构成这样一种关系:"仁"是思想意识上对"礼"的认同与归依,"义"是行为举止上对"礼"的服从与遵循;"仁"是"义"的思想意识根据,"义"是"仁"的行为举止表现。换言之,"仁"与"义"是内外一体的关系,如果用"体""用"范畴来表示这种关系,则这种关系可被归结为"仁为体,义为用"。因其如此,"仁"与"义"常被并称为"仁义"——可以肯定,"仁义"这个提法至少是符合孔子思想的,因为孔子具有"仁"与"义"内外一体的观念。

但是,孟子"恻隐之心,仁之端也;羞恶之心,义之端也;辞让之心,礼之端也;是非之心,智之端也"的性善论观点表明,他的仁义观念有别于孔子。孟子并不认为"义"以"仁"为根据,是"仁"的外在表现,而是认为"仁"与"义"各有其先验的道德良知作为根据,"义"根源于人生来就具有的"羞恶之心",是从"羞恶之心"发展而来。如上所述,在孔子哲学中,"义"原本同"仁"和"礼"都有不可分割的内在联系,但是这种关系不复存在于孟子哲学中,因为在孟子看来,不仅"仁"与"义"各自来源于不同的天赋道德良知,"礼"也有其特殊的来源,它是根源于人生来就具有的"辞让之心",所以它的生成路径也有别于"仁"和"义":"仁"和"义"分别从"恻隐之心"和"羞恶之心"发展而来,而"礼"则是由"辞让之心"发展而来。按照朱熹《四书章句集注》中对《孟子·公孙丑上》"无羞恶之心,非人也"句的解释,"羞,耻己之不善也;恶,憎人之不善也",则孟子所谓"义"应该是指由"羞恶之心"发展而来的对于善与不善的自觉分辨和基于这种分辨所采取的行为,这种行为包括两个方面:因"耻己之不善"所采取的弃恶从善的行为;因"憎人之不善"所采取的对他人的不善行为或恶行进行批评、抵制或斗争的行为。由此来看,在孟子哲学中,"义"与"智"之间有密不可分的联系,因为在孟子看来,"智"根源于人所固有的"是非之心",是由"是非之心"发展而来的道德理智,这种能分辨是非的道德理智,当然是人之所以能分辨善与不善的内在根据。在这个意义上,"义"与"智"有互相交集之处,在这种交集关系中,"智"是"义"的根据,"义"

是"智"的表现。但是,"义"与"智"又有明显的区别:"智"只是表示分辨是非的认知能力和认知活动,"义"则不仅表示分辨善与不善的认知能力和认知活动,同时还表示如上所述的针对自我和他人所采取的正己正人的行为。

荀子对"义"的看法与孔子、孟子都不同,其曰:

> 礼义法度者,是生于圣人之伪,非故生于人之性也。
> 性者,本始材朴也;伪者,文理隆盛也。
> 今人之性,生而有好利焉,顺是,故争夺而辞让亡焉;生而有疾恶焉,顺是,故残贼生而忠信亡焉;生而有耳目之欲,有好声色焉,顺是,故淫乱生而礼义文理亡焉。然则,从人之性,顺人之情,必出于争夺,合于犯分乱理而归于暴。
> 古者圣人以人之性恶,以为偏险而不正,悖乱而不治,故为之立君上之执以临之,明礼义以化之。起法正以治,重刑罚以禁之,使天下皆出于治,合乎善也。是圣王之治而礼义之化也。

由此可见,在荀子哲学中,"义"和"礼"一样,都是指与人的自然本性有区别的用以限制和矫正人的耳目之欲及相关行为的人文法则——在这个意义上,荀子有时也以"理"释"义":"义,理也,故行。"这些伦理意义的人文法则都是由圣人制定的,同人的自然本性无关。在"义"和"礼"之间,荀子更重视"义"对于人类的意义,因为在他看来,"义"是人类之所以优于动物和使自然万物为人类所利用的根据所在:"水火有气而无生,草木有生而无知,禽兽有知而无义,人有气、有生、有知,亦且有义,故最为天下贵也。力不若牛,走不若马,而牛马为用,何也?曰:人能群,彼不能群也。人何以能群?曰:分。分何以能行?曰:义。故义以分则和,和则一,一则多力,多力则强,强则胜物;故宫室可得而居也。故序四时,裁万物,兼利天下,无它故焉,得之分义也。故人生不能无群,群而无分则争,争则乱,乱则离,离则弱,弱则不能胜物;故宫室不可得而居也,不可少顷舍礼义之谓也。"从这里可以看出,"义"作为一种伦理法则,被认为是圣人制定出来用以构建人类社会组织的人文工具,其作用在于规范人们的组织行为,使他们有各司其职的内部分工,以便其开展分工基础上的合作与协同,这也就是说,"义"是组织分工的伦理原则。相对于"礼"来说,"义"是"礼"的价值性原则,"礼"因"义"而获得了道德的正当性。

董仲舒对"义"的看法更有其独特的思想内容。和孟子一样,董仲舒也认为"义"的终极来源是"天",但孟子只是说"君子所性,仁义礼智根于心",将"义"纳入"心"或"性"范畴,虽然这个"心"或"性"来源于"天",但他毕竟没有直接说"义"根源于"天",而董仲舒则明确指出"义"根源于"天":

> 人之人本于天，天亦人之曾祖父也。此人之所以上类天也。人之形体，化天数而成；人之血气，化天志而仁；人之德行，化天理而义……天之副在乎人。人之情性有由天者矣。
>
> 天之生人也，使人生义与利。利以养其体，义以养其心。心不得义不能乐，体不得利不得安。
>
> 量势立权，因势制义，故圣人之为天下兴利也，其犹春气之生草。

在董仲舒哲学中，"义"被说成是"天"有意让圣人制作出来，以养人之心而让人感受到快乐，而圣人是"因势制义""化天理而义"。"义"被纳入"天理"范畴，是意味着圣人是秉承"天意"和遵从"天意"的安排而"因势制义"，故"义"归根到底是出于"天心"的"天理"。因此，董仲舒有时把"义""理""道"当作同义语来使用，例如：

> 夫仁人者，正其谊不谋其利，明其道不计其功，是以仲尼之门，五尺之童，羞称五霸，为其先诈力，而后仁义也。
>
> 仁人者，正其道不谋其利，修其理不急其功。

这里"谊（义）""理""道"在同一意义上被交替使用。所以，按照董仲舒的语用习惯，"义"既可以说是"天理"，也可以说是"天道"。故其所谓"道之大原出于天，天不变道亦不变"的逻辑，也完全适用于他关于"义"的思想。在董仲舒哲学中，"义"与"利"构成一对范畴，它们之间不是互相对立的关系，而是相辅相成的关系，因为在董仲舒看来，"义"和"利"都是其"养生人"所不可或缺的，只是相对而言，"义"对"养生人"的意义更为重要罢了。"义者心之养也，利者体之养也。体莫贵于心，故养莫重于义。义之养生人大于利矣。"较之于先秦儒家，董仲舒的"义"具有鲜明的生命哲学意味，他是着眼于"养生人"来讨论"义""利"关系，强调了"义"对于人的生存具有比"利"更为重大的意义，这是看重人的精神生命胜于物质生命，看重精神生活需求的满足胜于物质生活需求的满足，看重精神生活需求满足所带来的理性快乐胜于物质生活需求满足所带来的感性享乐——在董仲舒看来，"义"是人类精神生活的快乐之源，"心不得义不能乐"也。

宋明新儒家二程释"义"曰："义者宜也，权量轻重之极。"进而将"义"和"仁""礼""知（智）""信"归入"五常"，称"万物皆有性，此五常性也。若夫恻隐之类，皆情也，凡动者谓之情"。这是对孟子思想的继承，而又有所发展，因为孟子只讲"仁义礼智"而未提及"信"，二程则把"信"纳入"五常"；孟子讲"仁义礼智根于心"，即认为"恻隐之心"等均属于"性"，仁义礼智是由"性"发展而来，二程则把"仁义礼智信"都纳入"性"，而将"恻隐之类"归于"情"；思孟学派的著作《中庸》只是讲"义者宜也"，二程则进而将"宜"解释为"权量轻重之极"("极"应为"准则"之意)。要之，二程的"义"是一个标志人们据以权量轻重的最高标准的概念，这种标准对于人来说是他们的天赋自然本性，属于"天理"范畴。

二程曰："利害者，天下之常情也。人皆知趋利而避害，圣人则更不论利害，惟看义当为不当为，便是命在其中也。"可见，"义"作为"权量轻重之极"，是指权量利害关系所依据的标准。在二程看来，问题不在于是否应当趋利避害，而在于趋利或避害的行为是否合于理义；只要经过权衡是合于理义的，那么，无论是趋利行为还是避害行为，就都属于正义行为。在"义""利"关系上，二程说："大凡出义则入利，出利则入义。天下之事，惟义利而已。"又说："不独财利之利，凡有利心，便不可。如作一事，须寻自家稳便处，皆利心也。圣人以义为利，义安处便是利。"这里前后两说，前者是说天下之事要么是离"义"而求"利"，要么是离"利"而求"义"，这是指天下人一般处理"义""利"关系的方式；后者是说圣人既非离"义"而求"利"，亦非离"利"而求"义"，而是把正义的实现当作自己唯一的利益来追求，认为正义的实现也就是自己利益的实现。这两个说法逻辑一贯，与上述"圣人则更不论利害，惟看义当为不当为"的说法也完全一致，其所要表达的中心思想是"利在义中"或"非义则利无所寓"。这里并不存在所谓"二程所论之义利对立"的问题，二程并没有在任何意义上把义利对立起来，相反是其以"利在义中"或"非义则利无所寓"的义利统一之论消除了义利对立。

关于"义"，朱熹的看法是：

> 义者，天理之所宜；凡事只看道理之所宜为，不顾己私。
>
> 义者，宜也。君子见得这事合当如此，却那事合当如彼，但裁处其宜而为之，则无不利之有。君子只理会义，下一截利处更不理会。
>
> "君子喻于义，小人喻于利。"君子只知得个当做与不当做，当做处便是合当如此。小人则只计较利害，如此则利，如此则害。君子则更不顾利害，只看天下当如何。

由此可见，朱熹的看法同二程完全一致，除了语言表述上的差异，没有什么实质性区别。程、朱关于"义"的思想较诸以往儒家的特别之处在于，他们把"义"理解为"公"："义与利，只是个公与私也。""仁义根于人心之固有，天理之公也。利心生于物我之相形，人欲之私也。循天理则不求利而自无不利，徇人欲则求利未得而害己随之。"这样"义""利"问题就被本质地归结于"公""私"问题、"理""欲"问题了。

总之，以二程、朱熹为代表的宋儒和汉儒董仲舒一样，都把"义"纳入"天理"范畴，只是董仲舒尚未有"性即理"的观念，而程朱是以"性即理"作为其哲学的基本命题，由此将"义""性""理"联成一体，使"义"成为通过"性"体现出来的"理"。

明儒王阳明对"义"又有不同于程朱的看法，王阳明说："礼也者，理也；理也者，性也；性也者，命也。'维天之命，于穆不已'，而其在于人也谓之性；其灿然而条理也谓之礼；其纯然而粹善也谓之仁；其截然而裁制也谓之义；其昭然而明觉也谓之知；其浑然于其性也，则理一而已矣。故仁也者，礼之体也；义也者，礼之宜也；知也者，礼之通也。经礼三百，曲礼三千，无一而非仁也，无一而非性也……人之不仁也，其如礼何哉？故老庄之徒，外礼以言性，而谓礼为道德之衰，仁义之失，既已堕于空虚潆荡。"

这里，王阳明把《中庸》"义者宜也"之"宜"理解为"礼之宜"，进而将"礼之宜"解释为"截然而裁制"。根据下文"而世儒之说，复外性以求礼，遂谓礼止于器数制度之间，而议拟仿像于影响形迹，以为天下之礼尽在是矣。故凡先王之礼，烟蒙类散而卒以煨烬于天下，要亦未可专委罪于秦火者……礼之节文也，犹规矩之于方圆也……规矩者，无一定方圆；而方圆者，有一定之规矩"，所谓"截然而裁制"应是指"性"，即"良知"的作用而言。其反对"外性以求礼"，就意味着主张"求礼于性"或"求礼于良知"，也就是认为"良知"才是"礼"之本，故"外性以求礼"是礼学领域的舍本逐末之举，"求礼于良知"才是可收统本举末之实效的礼学正途。换言之，王阳明是要把礼学改造成一门心学，他要用"致良知"的心学方法作为礼学方法，这种方法的特点在于发挥"良知"本有的"裁制"功能，使因本心发动而产生的情欲受到"良知"的"裁制"而合理规范地流行。要之，在王阳明哲学中，"义"是标志情欲规制的范畴，这种规制由"知善知恶"的"良知"所裁定。

综上所述，可作如下概括：孔子之"义"是出于"仁"而合于"礼"的行为举止；孟子之"义"是本于"羞恶之心"的正己正人行为；荀子之"义"是圣人所定的组织分工的伦理价值原则；董仲舒之"义"是作为精神快乐之源的"天理"；程朱之"义"是作为权量利害的价值标准的"天理"；王阳明之"义"是由"良知"裁定的情欲规制。由此可见，孔孟偏重于"义"对主体行为的规制与指导作用，后儒特别是宋明新儒家则偏重于"义"对主体情欲的规制与引导作用。从现代认知心理学角度来看，总体上，儒家之"义"可以被理解为"知"（认知）范畴的"理"（理性），这个"理"对于"知"（认知）的意义在于帮助主体做出正确的事实判断，而对于"情"（情感）和"志"（意志）则都具有认知导向作用，但是比较而言，孔孟之"义"作为"理"偏于对"志"（意志）的认知导向，以帮助主体做出正确的行为判断；后儒之"义"作为"理"则是偏于对"情"（情感）的认知导向，以帮助主体做出正确的价值判断。由此可以说，孔孟之"义"是属于制约主体意志活动的行为理性，后儒之"义"是属于制约主体情感活动的价值理性。但是从心理需要角度来看，这两个方面的理性对于追求满足生理需要的感性活动来说并无本质区别，都是制约这种感性活动的道德理性。

第二节 "仁以安人"
——与人的安全需要相应的人文之理

人的安全需要是当其处于危难之中突显出来的。先秦儒家孟子强调，当看到别人身处危难时，应该发动"恻隐之心"去救助别人；如果见危不救、见死不救，则意味着丧失了"恻隐之心"而无异于禽兽了，故曰"无恻隐之心，非人也"。孟子认为，"仁"便是建立在人生而具有的"恻隐之心"的基础之上的道德，故曰"恻隐之心，仁之端也"。据此，儒家之"仁"可以被理解为与人的安全需要相应的人文之理。

儒家"仁学"是由孔子创立的。迄今为止，关于孔子仁学的研究论著可谓汗牛充栋，所以在这里完全没有必要对孔子仁学再作一般性论述，只是想探讨这样一个问题：以仁学为核心的孔子哲学中，是否具有同孟子"恻隐之心，仁之端也"的思想相一致的因素？笔者探讨的结论是肯定的，其理由在于：

> 子曰：天何言哉？四时行焉，百物生焉，天何言哉？
> 子曰：大哉，尧之为君也。巍巍乎！唯天为大，唯尧则之。
> 子贡曰：如有博施于民而能济众，何如？可谓仁乎？子曰：何事于仁，必也圣乎！尧舜其犹病诸！夫仁者，己欲立而立人，己欲达而达人。能近取譬，可谓仁之方也已。

根据孔子的这些言论，可以做出如下推断：①"天生百物"——这是孔子宇宙论的基本命题。②"圣人则天"——这是孔子天人观的基本命题。③"圣人之仁在于博施于民而能济众"——这是孔子圣人观的基本命题。这些命题之间具有如此的逻辑关系：博济众生是圣人仁爱之心的体现，而圣人则天而与天合其德，故圣人的仁爱之心乃源出于天，天生百物正是由于天心之仁爱。据此而论，孔子之"仁"具有"生物""济众"的意义，而且"济众"是由"生物"派生出来的意义，也就是说，"生物"是"仁"的第一义。于是，"生物"也就可以被理解为"欲使物生"的天仁之心，由此当然可以引申出"欲遂人之生"的圣仁之心。既然圣人具有"欲遂人之生"的仁心，则假定圣人与其他人都是属于同类的话，就自然可以得到人皆有"欲遂人之生"的仁心的结论。而孟子所谓"恻隐之心，人皆有之"，正是基于"圣人之于民，亦类也。出于其类，拔乎其萃""圣人与我同类"的逻辑前提；他所谓的"恻隐之心"就蕴含着"欲遂人之生"的意义。

据上分析，孔、孟的仁学思想其实是一脉相承的，只是孔子以"生物"为"仁"的思想在他那里未有明确的表达，这种思想到孟子才以"恻隐之心，仁之端也"的表达形式得到初步显现，但仍未达到足以明晰的程度，直到董仲舒以来才把这种思想明确地表达出来：

> 仁之美者在于天。天，仁也。天覆育万物，既化而生之，有养而成之，事功无已，终而复始，凡举归之以奉人。察于天之意，无穷极之仁也。人之受命于天地，取仁于天而仁也。

不过在董仲舒之前,《易传·系辞》就已有"天地之大德曰生"和"夫大人者,与天地合其德"之说,从《易传·说卦》"立天之道曰阴与阳,立地之道曰柔与刚,立人之道曰仁与义"的说法来看,《易传》所谓"大德"与"仁义"之间明显存在着互相一致、彼此相通的关系,根据这种关系,是不难引申出董仲舒所说的那种"天,仁也。天覆育万物,既化而生之,有养而成之"的理论来的。

唐代大儒韩愈论"仁",也说:"博爱之谓仁……古之时,人之害多矣。有圣人者立,然后教之以相生相养之道……如古之无圣人,人之类灭久矣。"这显然也是把"仁"理解为"生养之道",与董仲舒"天,仁也。天覆育万物,既化而生之,有养而成之"的仁论完全一致。

宋代理学开山鼻祖周敦颐之论"仁"更是直截了当地以"生"释"仁":"天以阳生万物,以阴成万物。生,仁也;成,义也。故圣人在上,以仁育万物,以义正万民。天道行而万物顺,圣德修而万民化。"到朱熹时实际上已经形成了"生-仁-理三者圆融一体的理学思想"。明清之际虽曾出现过一股反理学的思潮,但是理学"生-仁-理"的基本思想结构则并未被打破,反理学思潮最重要的代表人物、清初哲学家戴震依然是沿袭了自周敦颐以来以"生"释"仁"的理学传统,他指出:"人之生也,莫病于无以遂其生。欲遂其生,亦遂人之生,仁也;欲遂其生,至于戕人之生而不顾者,不仁也。不仁,实始于欲遂其生之心;使其无此欲,必无不仁矣。然使其无此欲,则于天下之人,生道穷促,亦将漠然视之。己不必遂其生,而遂人之人生,无是情也。"

据上所论,在从先秦到清代的整个古代的儒学发展过程中,儒家之"仁"始终都是以见危思救的"恻隐之心"为基本精神,这种道德精神是出于对生命的关怀——不只是对自己生命的关怀,同时而且更为重要的,是对他人生命乃至于宇宙众生的关怀。这种人文关怀固然表现在方方面面,但是见危思救、见困思扶的"恻隐之心"和"安人""安百姓"的仁道行为则是首要的和最重要的表现,因为人处于困危之境最需要得到关怀和帮助,从心理学上讲,人在这个时候所产生的第一需求无疑是解除当下的困危,这种需求固然也潜在地包含着生理需要,因为摆脱困危可以使生理需要得到更好的满足,在某种情况下,摆脱困危甚至是生理需要得到满足的必要前提,但是摆脱困危的需求本身却不是一种生理需要,而是属于安全需要。孔子所谓"安人""安百姓"正是指救危扶困、济世救民的仁道行为而言,其"安"字就包含"安全""安定"之义:"安人"就是努力使他人生命安全、生活安定;"安百姓"就是努力使全天下人生命安全、生活安定。对人的心理而言,生命安全、生活安定都是属于安全需要。按顾炎武"孔子之删述六经,即伊尹、太公救民于水火之心"的说法,甚至连孔子删述"六经"都可以说是出于满足百姓安全需要的考虑,于此益见儒家之"仁"的要义乃在于"爱人"而"救民"。

总之,按其本质来说,儒家之"仁"就是对他人、对百姓的生命安全、生活安定的关怀之心,是与人的安全需要相应的人文之理。

第三节 "信以任人"
——与人的社交需要相应的人文之理

　　人是社会动物，人的社会性是在人与人的交往中形成的。现代心理学所讲的社交需要，就是指人作为社会动物的本性需要。为了满足这种需要，人与人之间必须建立起一种互相信任的伦理关系，这是人们赖以开展社会交往的精神基础；离开这个基础，社会交往便无以顺利进行。在中国传统哲学中，与人的社交需要相应的人文之理是"信"。

　　古汉语中"信"是一个会意字，东汉文字学家许慎在《说文解字》中说："信，诚也。从人从言，会意。"其"从人从言"的字形结构表明，"信"所涉及的是社会交往中人们言语的诚实与否的问题。就其作为一种道德而言，"信"的首要意义是要求人们在相互交往中做到互相言语诚实，而不以虚言诳语互相欺骗。春秋末年，老子曾发出"忠信之薄"的感叹，这反映出当时社会诚信缺失的情况很严重，所以生活于这个时代的思想家、哲学家，无论是道家鼻祖老子，还是儒家鼻祖孔子，都忧国忧民，无不重视诚信问题。

　　老子特别讲究"言善信"，强调言语诚实，认为"信言不美，美言不信"，要求摒弃花言巧语；又认为"夫轻诺必寡信"，所以主张"贵言""希言"，以为只有做到了惜言如金、一诺千金，才能获得别人的信任。老子还主张，不管别人是不是做到了言语诚实，自己都要言语诚实地对待别人，他认为只有这样，每个人都从我做起，任何情况下都诚实待人，这个社会才会有真正的诚信（"信者，吾信之；不信者，吾亦信，德信"）。

　　孔子也主张为人必须讲诚信，认为"人而无信，不知其可也"。像老子一样，孔子也强调言语诚实，认为"言必忠信""笃行信道"是君子应有的品德："所谓君子者，言必忠信而心不怨，仁义在身而色无伐，思虑通明而辞不专；笃行信道，自强不息，油然若将可越而终不可及者。此则君子也。"对孔子来说，笃行信道是增进道德的必要条件，所谓"忠信，所以进德也；修辞立其诚，所以居业也"。孔子认为，一个笃行信道的人无论走到哪儿都能吃得开，都能得到别人的信任（"信则人任焉。""言忠信、行笃敬，虽蛮貊之邦，行矣。言不忠信，行不笃敬，虽州里，行乎哉？"）。

　　孔子也有类似老子"信言不美，美言不信"的思想，而要求摒弃花言巧语，认为"巧言，令色，鲜仁矣"。并且孔子也有类似老子"贵言"的思想，主张"讷于言而敏于行"，要求君子少说多做，达到"谨而信"。《礼记》也说"君子寡言而行，以成其信"，主张要用实际行动来取得别人的信任。为此，孔子要求君子做到"言之必可行"，以确保不失信于人。

　　但是，儒家讲"信"又有不同于道家的地方，即儒家要求君子在讲"信"的同时更要讲"义"，认为君子应当是"义以为上"，所以君子讲"信"首先要考虑是否合"义（宜）"，若是合"义（宜）"，则"见义勇为"——"见义不为，无勇也"，反之，如果不顾"义（宜）"之与否，仅仅为了得到别人的信任而履行诺言，兑现自己的承诺，那种做法便是小人之举了，所以"大人者，言不必信，行不必果，惟义所在"；而道家是主张"绝仁弃义"的，故其讲"信"不考虑也不可能考虑"义"之与否的问题，而是像"道法自然"那样完全出于"自然"。从这个意义上讲，道家之"信"是"自然之信"，儒家之"信"则是"合宜之信"。

尽管儒、道都讲"信"，儒家更是言"信"甚多，仅《论语》出现"信"字就有三十八次之多，但均未曾对"信"概念做出逻辑界说。首先对"信"给出定义的是墨家，《墨经·经上》曰："信，言合于意也。""信：不以其言之当也，使人视城（诚）得金。"意思是说：所谓信，就是嘴上说的同心里想的完全一致。信之所以宝贵，不是因为笃行信道的人说话总是恰到好处，而是因为其对人从不说违心话，只说真心话，视言语之真诚如金子般贵重。同时，墨家提出"无言而不行"作为"信"的客观标准，要求守信者必须达到言行一致——"言必信，行必果，使言行之合，犹合符节也，无言而不行也"（《墨子·兼爱》），认为只有言行一致才是真信，而达到言行一致的必要前提是"言信"，即言语出于真心，反之则"言不信者行不果"（《墨子·修身》），也就不可能做到言行一致。而如果言而不行，就必然要丧失信誉，所谓"行不信者名必耗"（《墨子·修身》）。

除道家、儒家、墨家以外，其他各家几乎无不重"信"，例如兵家说"素信者昌"（《孙子兵法·威王文》）（意谓：一贯守信义的人就能昌盛），又如法家韩非说"小信诚则大信立"。但是，在诸子百家中，最能身体力行信道的是墨家，《吕氏春秋·上德篇》中就有记载："墨者钜子孟胜，善荆之阳城君。阳城君令守于国，毁璜以为符，约曰：'符合听之。'荆王薨，群臣攻吴起，兵于丧所，阳城君与焉，荆罪之。阳城君走，荆收其国。孟胜曰：'受人之国，与之有符。今不见符，而力不能禁，不能死，不可。'其弟子徐弱谏孟胜曰：'死而有益阳城君，死之可矣。无益也，而绝墨者于世，不可。'孟胜曰：'不然。吾于阳城君也，非师则友也，非友则臣也。不死，自今以来，求严师必不于墨者矣，求贤友必不于墨者矣，求良臣必不于墨者矣。死之所以行墨者之义而继其业者也。我将属钜子于宋之田襄子。田襄子贤者也，何患墨者之绝世也？'徐弱曰：'若夫子之言，弱请先死以除路。'还殁头前于。孟胜因使二人传钜子于田襄子。孟胜死，弟子死之者百八十。三人以致令于田襄子，欲反死孟胜于荆，田襄子止之曰：'孟子已传钜子于我矣，当听。'遂反死之。"

为了守"信"，为了"行墨者之义"，一百八十三位墨者义无反顾地献出了自己的生命，他们用生命诠释了何谓"信义"，何谓"诚信"，何谓"言必信，行必果，使言行之合，犹合符节也，无言而不行也"！

按照现代心理学的解释，社交需要是生理需要和安全需要基本满足以后所产生的一种强烈动机，即渴望有所归属而成为群体的一员，为此希望得到团体的接纳与别人的关怀、信任和友爱。《吕氏春秋·贵信篇》所谓"信而又信，谁人不亲？"就表明了中国传统哲学中"信"的范畴恰是同现代心理学所讲的"社交需要"相应的人文之理，《贵信篇》这句话的意思正是说：一个人如果是待人竭诚守信的话，那么，无论是谁都会亲近他，愿意关心他、接纳他。《礼记·礼运》所谓"讲信修睦"，更是从组织角度讲明了"信"的伦理功能，即"信"可以使组织中的人际关系达到或变得和睦。据此，如果能使一个组织中的人个个都视诚如金而笃行信道的话,那么,这个组织就必定会是一个人际关系特别和睦、彼此互相认同度与关爱度都极高的严密组织。墨家之所以会形成一个组织特别严密、战斗力特强的团体,与墨家极端重视诚信乃至于为了信义而牺牲生命也在所不惜是极有关系的。儒家虽然也极重诚信,《礼记·檀弓》甚至告诫君子"必诚必信,勿之有悔",要求君子也要像墨家那样义无反顾地坚守诚信而不得有悔;荀子则认为"口能言之,身能行之,国宝也",要求统治者把能言善辩且能说到做到的信义之人当作国宝来珍惜和重用,但由于儒家不是像墨家那样提倡"爱人如爱己"的"兼爱",而是提倡"亲亲为大"的"仁爱",这就导致了儒家的信道是讲究亲疏有别、贵贱有差的,从而使得儒家君子在履行信道时,就不是像墨家弟子那样对任何人都一视同仁地诚信以待,而是特别讲究依据"礼义"的要求来因人而异地诚信待人,这种"等差之信"使得儒家之"信"缺乏统一的客观量度,在实际操作过程中只能根据自己对"礼义"的主观理解来具体确定针对身份、地位都互有差异的人所应取的诚信度,这导致后儒最终不仅将"信"纳入"天理"范畴,更将"天理"与"吾之本心"(王阳明语)等而视之,从而把"信"当作人生来就具有的"良知"来看待,于是"信"就变成了全无客观量度的纯粹主观理念,从而履行信道也就成为完全受"吾之本心"支配而让他人无从加以客观评价的纯粹个性化的主观活动了。

因此,按照现代民主社会"人人平等"的价值标准来看,基于"道法自然"观念的道家的"自然之信"和基于"兼爱"观念的墨家的"兼信"更值得我们重视,因为"自然之信"和"兼信"都不讲亲疏之别与尊卑之差,这更接近于"人人平等"的现代价值观。

第四节 "礼以立人"
——与人的尊重需要相应的人文之理

许慎《说文解字》云:"禮,履也,所以事神致福也。"可见,"礼"是起源于先民对"神"的崇拜,是由原始宗教发展而来。孔子有云:"务民之义,敬鬼神而远之。""礼"作为"事神致福"的宗教祭祀活动,所表达的是"敬神"之意。到了盛行"天命"观念的周朝礼乐时代,"事神致福"之"礼"便是"事天致福"之"周礼"。但是,"周礼"不再仅仅是一种"事神致福"的宗教祭祀活动,而是包括宗法性的祭祀活动、等级制度和相应的伦理道德及政治思想和社会观念在内的一整套社会价值体系。按照这套社会价值体系的构造者周公"天矜于民,民之所欲,天必从之"(《尚书·泰誓》)的神学哲学思想,"周礼"所表达的就不仅是"敬天"之意,同时它也表达了一种"敬民"之意,只是这里"敬民"是因于"敬天",是由"敬天"派生出来的一种道德情感。由此可见,传承周代礼乐文化的儒家之"礼",其精神内核原是"敬"。因其如此,孔子乃有"修己以敬"之说,这个"敬"应该是兼指"敬天"和"敬民"而言,据此来理解他所谓"务民之义,敬鬼神而远之"的话,其"敬而远之"的意思便是治国理民者不只是要"敬天",而且还应当"敬民"。而在孔子看来,统治者之"敬天""敬民"乃体现在"好礼"。所谓"上好礼,则民莫敢不敬"便是说，假使统治者能敬民的话，老百姓也自然能回敬统治者。这意味着孔子主张一国之人无论其地位是尊是卑，都应"好礼"，如果他们都能做到互相以礼相待的话，那么就会出现一国上下彼此互敬的和谐局面了。由是观之，儒家之"礼"可以而且应该被理解为与人的尊重需要相应的人文之理。

儒家之"礼"在汉以后被纳入"五常"（一般认为始于董仲舒），同"仁""义""智""信"并列，后世又并称其为"五德"。五德之中，唯有"礼"是讲究形式的。《礼记·礼器》曰："先王之立礼也，有本有文。忠信，礼之本也；义理，礼之文也。无本不立，无文不行。"从"礼"的本义"履"来看，所谓"礼之本"和"礼之文"应是就"礼"（履）的主体意识方面和行为方面而言，"礼之本"即"礼"的意识，"礼之文"即"礼"的行为。在《礼记》作者看来，"礼"的意识是以"忠信"为内容的。然以笔者的上述分析，在孔子那里，"礼"的意识其实是以"敬"为内容的。《论语·为政》载："子游问孝，子曰：'今之孝者，是谓能养。至于犬马，皆能有养。不敬，何以别乎？'"这里所谓"敬"是指行孝礼的主体意识方面，"养"则是指行孝礼的主体行为方面。很明显，孔子是以"敬"为行孝礼的主体意识的内容，认为行孝礼者应该且必须心怀对父母的敬意，否则如果心无敬意地单纯赡养父母，就无以将赡养父母的行为同饲养犬马的行为区分开来。孟子也说："恭敬之心，礼也。"这与孔子的思想是一致的。诚然，"忠信"也属于"敬"，但却不能因此就将"敬"归结为"忠信"，从而把"忠信"说成是"礼之本"，这是不符合孔孟思想的。至于"礼之文"即"礼"的行为方面，就行孝礼而言，孔子说："生，事之以礼；死，葬之以礼，祭之以礼。"这里"事之以礼"主要是指赡养父母的行为，此外，当然也还包括其他足以表达对父母敬意的行为；"葬之以礼"和"祭之以礼"也都是表达对父母的敬意。此外，这里三个"礼"字都是指行孝礼的主体所应遵循的一整套行为规范，这套规范属于"礼仪""威仪"范畴（引者按：《礼记·中庸》："礼仪三百，威仪三千。"晚清·罗惇曧《文学源流·三代以上文学》："礼经三百，威仪三千，礼之文备矣。"）。它们通过遵循其主体行为表现出来，就是主体活动的种种行仪。要而言之，"礼之文"实际上有两个方面的内容：以"敬"（"敬神"和"敬人"）为精神内核的一整套行为规范和遵循这些规范来采取行动以表达"敬意"（"敬神之意"和"敬人之意"）的一整套行仪。孟子所谓"恭敬"正是指由一整套行仪显示出来的行礼主体的举止情态，在孟子看来，这种举止情态是以"辞让"为表征的，故曰"辞让之心，礼之端也"。《礼记·曲礼》也有"长者问，不辞让而对，非礼也"之说。按《礼记·曲礼》"礼者，自卑而尊人"的解释，行礼者在待人接物的举止情态之所以要表现出辞让，就是为了表示自我谦卑和尊重对方。故《晏子春秋·杂上》乃有"诸侯相见，交让，争处其卑，礼之文也"的记述。通过行仪来表现的"礼之文"是最讲究"辞让"的，故《左传》曰"让，礼之主"（《左传·襄公十三年》）。

作为"礼之本"的"恭敬"与作为"礼之文"的"仪则"（朱熹语）之间存在着这样一种关系："敬而不中礼，谓之野；恭而不中礼，谓之给"。这意味着"礼之文"不只是从属于"礼之本"，同时也对"礼之本"有规制作用，即"恭敬"的表达不得超越"礼"的"仪则"所限定的活动范围，只许在这个范围之内来表达对他人的"恭敬"之意，否则就是过度（"不中"）。正是在这个意义上，孔子说："礼乎，夫礼所以制中也。""礼"（指"礼"的"仪则"）是为了保证表示"恭敬"的行为有节制而不失其分寸。

到了宋明理学，《礼记》所讲的"礼之本"与"礼之文"被二程归结为"理"与"文"，并认为"理"与"文"的关系是一种本末关系："礼者，理也，文也。理者，实也，本也；文者，华也，末也。理是一物，文是一物。"朱熹则偏重从"礼之文"的角度去理解"礼"，认为"礼者，天理之节文，人事之仪则也"。而王阳明则偏重从"礼之本"的角度去理解"礼"，认为"礼也者，理也；理也者，性也；性也者，命也"，更认为"仁也者，礼之体也；义也者，礼之宜也；知也者，礼之通也。经礼三百，曲礼三千，无一而非仁也，无一而非性也"，最终将"礼之本"归结于"良知"（"性"）所固有的"仁"。这仿佛是重新回复到了孔子仁学，但究其实质还是有别于孔子仁学，且大异于孔子仁学，因为王阳明所讲的"仁"是属于人皆有之的"知善知恶"的"良知"（"性"），孔子则未曾有这种思想。相反，在孔子看来，除了"生而知之"者，其他人都只能通过"学"的途径才能达到"知"。所以在孔子仁学中，"仁"对于一般人来说绝非是他们与生俱来、不学而能的"良知"，而是通过学习得来的"学知"。而孔子之"学"，就"仁"来说，是通过"学礼"而达到"知仁"，故曰"不学礼，无以立"；又曰"克己复礼为仁"。王阳明的"良知"却非但无须通过"学礼"来达到，相反，"学礼"倒是要反求于"良知"（"性"），若是"外性以求礼"，则终将导致"先王之礼"毁于一旦，其后果实不亚于秦始皇之焚书。按阳明心学的逻辑，"礼"乃属于"吾心之理"，"此心无私欲之蔽，即是天理，不须外添一分。以此纯乎天理之心，发之于事父便是孝，发之事君便是忠，发之交友治民更是信与仁"。似此"致良知"的活动，显然根本无须外在的"礼之文"（"礼"的"仪则"）来加以节制，相反，体现于人们行为过程中的"礼之文"不过是"良知"的显现而已。照此逻辑，对于"良知"来说，所谓"经礼三百，曲礼三千"就完全是多余的东西了。

从人文关怀角度来看，出于本心的关怀固然重要，但仅有一颗赤诚的关怀之心，而无外在的行为规范可依，其关怀行为就难免会因失范而陷入无章无法的混乱，所以，宋明新儒家特别是阳明心学家对待"礼"的态度是并不足取的。我们还是应该回到原始儒学，按照孔子的本意来理解"礼"的意义，既要看到"礼"之"敬"对心灵的价值导向作用，又要看到"礼"之"仪"对行为的节制约束作用，把"礼敬之意"与"礼仪之行"有机结合起来，实现其二者相济相成、相与互动、彼此互相促进的辩证统一。

第五节 "道以化人"
——与人的自我实现需要相应的人文之理

法家集大成者韩非曾有"利之所在，民归之；名之所彰，士死之"之说，按照马斯洛的需要层次理论来解释，这段话的意思就是说：一般民众的心理需求是属于较低层次的生理需求和安全需求，所以"利之所在，民归之"（可以得到利益的地方，民众就归向它），而士人却有更高级的社交需求和尊重需求，所以"名之所彰，士死之"（可以显扬名声的事，士人就不惜为之卖命）。韩非自己追求的理想境界则是"神不淫于外"或"外物不能乱其精神"的"神静"——"上德"之境，要臻于此等精神境界，须摒弃对"名""利"之类"外物"的欲求，所以韩非对"上德"的追求应属于最高层次的心理需求——自我实现需求。先秦诸子中，像韩非这样追求自我实现的人还有很多，诸如孔孟、老庄之类，都是不求名利而一心求道的人。这样说是要证明，马斯洛的需要层次理论并不只适用于现代人，也适用于古代人，因为即使在两千多年前的中国先秦时代也不乏追求自我实现的人，至于这些人是否有追求自我实现的自觉意识，则是无关紧要的，因为自我实现需要的存在并不以人们对它的自觉意识作为必要前提，无论人们有没有对它的自觉意识，这种心理需要都会在一定条件下自然出现。其实，所谓人的自我实现需要，不过是人作为有理想的并且努力通过自己的实践来实现其理想的存在物的本性需要，满足这种需要，就是满足人作为"有意识的类存在物"（马克思语）的需要，也就是满足人追求理想的需要，因为反映外部世界的客观规律并且根据客观规律来创造合乎人的需要的理想世界乃是意识的能动性所在，而创造理想世界则是意识的能动性之本质所在，正是在这个意义上，可以并且也应该把人这种"有意识的类存在物"理解为有理想的存在物。所谓追求自我实现的人，其实也就是有理想追求的人。

古汉语中未有与现代汉语中"理想"一词完全对应同义的词，但其意义大致同于"理想"的词还是有的，那便是"志"。《说文解字》释"志"曰："从心，之声。志者，心之所之也。"所谓"心之所之"，就是心所向往之处。心所向往之处，当然就是内心很想要达到并因此也愿意通过自己的努力来达成的目标，这样的目标与现代汉语中"理想"一词的所指是非常接近的，只是后者还往往带有"美好""宏大"的意义。古语有所谓"鸿鹄之志"之说，这"鸿鹄之志"几可视为今语"理想"的同义语，但"鸿鹄之志"还只是表示"心之所之"的目标远大而已，目标远大并不就意味着其目标正当合理。对此，儒家鼻祖孔子提出了"志于道"的主张，这一主张，正可以被理解为孔子对于怀有"鸿鹄之志"的人所提出的道德要求，即"鸿鹄之志"理应定向于"道"。这样，"道"就可以被理解为是儒家对于理想的价值规定，从而儒家之"道"也可以被理解为就是儒家哲学中与人的自我实现需要相应的人文之理，而且由于在中国古代哲学中，"道"是一个极为普遍的范畴，各家各派都爱用"道"这个字眼，以至于韩愈站在儒家立场而称"仁与义为定名，道与德为虚位"，所以"道"更可以被理解为中国传统哲学对于理想的价值规定。

"道"字不见于殷商甲骨文，到了西周才出现在金文中。金文"道"字由首、行两部分组成，或由首、行、止三部分组成。由首、行组成的"道"字的结构是"首"在"行"的正中间（"衜"），这是表示动物或人在路上行走之意（引者按："行"在甲骨文里写作"", 是一个表示十字路口的象形字）。清戴震《孟子字义疏证》曰："道，犹行也。"这正是按"道"的本义来解释该字的。汉许慎《说文解字》则把"道"字当作名词来解释：

"道，所行道也，从辵从首。一达谓之道。"这里，"一达谓之道"表明"道"作为"所行道"非泛指一般的路，而是特指平直的大路。这两个不同词性的"道"的本义表明，行走与道路原本就存在着如鲁迅所说的那种关系："其实地上本没有路，走的人多了，也便成了路。"这就是说，是先有人行走，然后才形成道路。这与汉语中"道"字最初指行走，后来指大路是一致的。

《尚书·洪范》有云："无偏无陂，遵王之义。无有作好，遵王之道；无有作恶，遵王之路。无偏无党，王道荡荡；无党无偏，王道平平；无反无侧，王道正直。"这里的"道"在词性上都是属于名词，它们被当作"义"和"路"的同义词来使用，用以表示先王行事所遵循的公平或公正原则。这个意义的"道"和"义"后来被并称为"道义"——如《易·系辞上》："成性存存，道义之门。"又《管子·法禁》："德行必有所是，道义必有所明。"所谓"道义"就是指人们行事所当遵循的公平或公正原则。孔子曰："所谓大臣者，以道事君，不可则止。"这里的"道"便是"道义"之意。在孔子看来，出仕朝廷而为君主办事的大臣，应当坚持秉公办事，努力贯彻公平原则，假使君主昏庸，践踏公平，使为臣者无法秉公办事，他们就没有必要为君主卖命了，而是可以辞职不干了。所以，尽管孔子勉励他的学生走"学而优则仕"的道路，但他同时也主张应该坚持这样一条出仕原则："邦有道，则仕""无道则隐"。也就是说，当国家政治清明，能使公平原则得到贯彻，正义得到伸张的时候，则可以出仕；反之，当国家政治昏暗，公平原则得不到贯彻，正义得不到伸张的时候，则不宜出仕——孔子甚至主张"道不行，则乘桴浮于海"。

在孔子哲学中，作为一种公平原则的"道"，在循道而行的生活实践中即表现为行事之"中庸"。《中庸》引孔子语曰："中庸其至矣乎！民鲜能久矣。"又曰："君子中庸，小人反中庸。"程颐如此注释"中庸"："不偏之为中，不易之谓庸。中者，天下之正道；庸者，天下之定理。"朱熹则谓："中者，无过不及之名。"可见，所谓中庸，其实就是坚持按照公平之道（"正道"）来处理日常生活问题。孔子曾说："道之不行也，我知之矣：知者过之；愚者不及也。道之不明也，我知之矣：贤者过之；不肖者不及也。"这里孔子说明了大道彰显而畅行于天下的具体表现，就是人们普遍行事公道，无有过或不及的偏倚曲邪行为。正因为如此，《中庸》才有"从容中道，圣人也"之说。当然，孔子用以衡量人们的具体行为是否合乎公平之道的标准是"礼"，也就是说，孔子是以"礼"作为公平的社会标准的，在这个意义上，他所谓"克己复礼为仁"的"仁"也就是内在于主体的公平心，这是一种自我主宰其身心的精神力量，正是依靠这种自我主宰力量，才使人的行为能不偏离于外在的公平标准"礼"。

老子所谓"道可道，非常道"的"常道"也是一种公平之道。他说："使我介然有知，行于大道，唯施是畏。大道甚夷，而民好径。"这里所谓"大道甚夷"的"夷道"与《尚书》所谓"王道平平""王道正直"的"平道""正道"意义一致，都是用来表示行事的公平原则。老子认为，任何人只要知道了自己与大道的真实关系，都自然会遵循大道行事，生怕自己偏离大道而误入歧途。只可惜一般不知道这种关系的百姓，总是离开大道而偏私行事。他所谓"天地不仁，以万物为刍狗；圣人不仁，以百姓为刍狗"，其实就是说，一视同仁、毫无偏私的公平原则是天地之道，也是圣人之道。而"天地相合，以降甘露，民莫之令而自均"，则是天地公平对待万物的一种具体表现，这种公平性就体现在万物能均沾天地所降的甘露。这种自然而然的利益均沾现象，正是"损有余而补不足"的"天之道"的表现。《庄子·天道篇》所谓"夫虚静恬淡寂寞无为者，天地之平而道德之至也"，同样是就"虚静恬淡寂寞无为"的"道"的公平性而言，这种公平性与老子的"天之道"一样，也是属于"自然"范畴。在庄子看来，正是因为"道"具有自然公平（"天地之平"）的性质，所以它是宇宙间的最高道德（"道德之至"）。

除了儒、道以外，其他各家如墨家、法家等也都在不同意义上追求公平。如墨子说："天之行广而无私，其施厚而不德，其明久而不衰，故圣王法之。"这就是认为天道是公平无私的，所以为圣王所效法。管子也说："天公平而无私，故美恶莫不覆；地公平而无私，故小大莫不载。"这同样是肯定天地之道是公平之道。可以大致说，追求公平是先秦各家各派的思想共同点。由此可以说，被韩愈说成是"虚位"的"道"，其实是价值领域中标志公平原则的范畴，只是由于各家各派用以评判公平与否的价值标准互有差异，这个原则就显得像是一个"虚位"了，其"道"之"虚"恰是虚在它仅仅是坚持以公平作为人类行为的价值依据，而并不涉及究竟依据什么来评判某类行为是否属于公平的价值标准问题。

尽管如此，"道"也并非是"虚"得毫无内容可言。对于任何一种类存在物的个体来说，"道"都是代表着这个类存在物的整体——就自然界而言，"道"代表着万物的整体，是谓"天道"；就人类而言，"道"代表着某个人群的整体，是谓"人道"。"道"之所以具有"公平"之义，就是因为"道"总是某个整体的代表，相对于这个整体的各个部分来说，"道"所代表的是全面或全局，各个部分都只是代表某一片面或局部，这种关系在情感价值领域即表现为"公"与"私"的关系，这种价值关系表现在认知领域就是"公正"与"偏见"，表现在言语领域就是"公允"与"偏袒"，表现在行为领域就是"公平"与"偏私"。"道"作为一个价值原则，正是以"公"为根本内容，其贯彻于认知领域便是"公正"原则，贯彻于言语领域便是"公允"原则，贯彻于行为领域便是"公平"原则。中国传统哲学对"道"的追求，在价值上就是对"公"的追求，这种追求反映了中国传统哲学的一个基本价值观：部分服从其整体、个体服从其类的集体主义价值观。按照这种价值观，人们尽可以去追求自我实现，但任何个人的自我实现都不能离开他所从属的集体，相反，他只有努力让自己融入他的集体，其自我实现才是可能的，换言之，个人只能自我实现于集体之中。因此，任何一个追求自我实现的人，为了他的自我实现，都必须守"道"秉"公"，力求达到思辨公正而无偏见，持论公允而无偏袒，处事公平而无偏私。

小结

现代护理人文关怀必须从人的普遍心理需求出发，才能收到理想的成效，故根据现代心理学的成果对中国传统哲学作有的放矢的考察，以探究其中与现代心理学所揭示的人的普遍心理需求相一致的人文之理，为制定现代护理人文关怀的行为准则而寻求其传统文化方面的理据，具有极大的必要性。现代护理人文关怀理论所要制定的人文关怀行为准则，其具体的实践环境首先是中国，所以它们必须首先要接中国文化的"地气"，否则就无以在这个环境中付诸实施。因此，本章从中国传统哲学中选取了同马斯洛心理学所讲的生理需要、安全需要、社交需要、尊重需要、自我实现需要具有对应关系的五个范畴——"义""仁""信""礼""道"，并把它们当作制定现代护理人文关怀行为准则的理据。

上述范畴主要是取自儒家哲学。从现代认知心理学角度来看，总体上儒家之"义"可以被理解为一种认知理性。这种理性在孔孟那里具有制约主体意志活动的作用，而在孔孟以后的儒家那里则具有制约主体情感活动的价值理性意义，但相对于追求满足生理需要的感性活动来说，这两种意义是重合的，都是制约这种感性活动的道德理性。换言之，儒家之"义"作为一种人文之理，是与人的生理需要相应的，是对人的生理需要起内在制约作用的道德准则。

儒家之"仁"在儒学发展的古代阶段始终都是以"恻隐之心"为基本精神的，这种精神本质上是出于对他人生命乃至于宇宙众生的关爱。这种关爱的本质内容是对生命安全、生活安定的关怀，因而在心理学上，儒家之"仁"可以被理解为与人的安全需要相应的人文之理。

儒家之"信"是与人的社交需要相应的人文之理，它在社交活动中要体现"爱有差等"的"仁爱"原则，故有悖于现代社会的平等价值观，倒是基于"道法自然"观念的道家的"自然之信"和基于"兼爱"观念的墨家的"兼信"更具当代价值。因为"自然之信"和"兼信"都不讲亲疏之别与尊卑之差，故不悖于现代的平等价值观，至少可为后者所容。

儒家之"礼"是与人的尊重需要相应的人文之理，在原始儒家那里，它包含"敬"与"仪"双重意义，"礼"之"敬"对心灵有价值导向作用，"礼"之"仪"对行为有节制约束作用，因而"礼"在实践中是"礼敬之意"与"礼仪之行"相与互动的过程，在这个过程中，二者具有相济相成、互相促进的辩证统一关系；而到了宋明新儒家，特别是明代心学家那里，"礼敬之意"受到高度重视，"礼仪之行"却遭冷落，这样，"敬"与"仪"的关系实际上是被割裂开来了。从人文关怀角度来看，原始儒家对"礼"的看法是合理可取的，宋明儒家的看法则不足取，因为若无外在的行为规范可依，就是最诚心的关怀行为，也不免要陷于无章无法的混乱。

"道"是与人的自我实现需要相应的人文之理,它并非是中国哲学史上某个家派所特有,而是各家各派所共同使用的普遍范畴。无论各家各派在何种语境下使用"道"概念,"道"总是标志某个整体的概念,因而"公"就成为"道"所具有的最一般的意义,故孜孜求"道"的中国传统哲学乃是内在地包含部分服从整体、个体服从类的集体主义价值观。按照这种价值观,个人只能自我实现于集体之中。

第六章 护理人文关怀实践论

在将中国古典哲学之生命关怀理念作为现代护理人文关怀理论之"体"（基本原理）的前提下，本章将阐述如何将该理念具体化为护理实践。本章借当代中国南丁格尔奖章获得者的现代护理人文关怀之典型案例阐述这个问题。本章阐述遵循以下次第：现代护理如何在内圣外王的人文护理原理和理则指引下，首先从人文关怀发其端倪，切实树立博施济众以立德、循规守信以立命、慎独诚意以立身的职业道德生命，构建敬畏生命的职业态度；其次深入到人文关怀的内核，切实做到对病人润物无声的关怀和感同身受的照护，体现护理人文关怀的核心价值，展示其体认生命的仁义礼智信的过程；最后落实人文关怀的责任，以典型案例凸显护理人员仁爱寡欲、思诚精心、上善若水、敢于担当和奉献的守护生命之智仁勇风范。现代护理，只有经过这三个环节的切实实践，才能最终获得护理人文关怀之"所应然之果"。

第一节 护理人文关怀的发端：敬畏生命

儒家思想的整体框架可用"内圣外王"来概括。以"内圣外王"指导护理工作，具体就是指护理主体将珍重生命的爱心化为关爱生命的护理实践。这一实践面对的是生命垂危的病人，处理的是生死要务，需要高度的爱心、高度的责任心来保证。它需要护理主体在一念之动间万念俱善，方可保持敬畏慎独之心，尤其是夜深人静、独自一人进行护理操作之时。如若能够用纯粹至善的心性本体统合自我言行，怀揣对生命敬畏之心，保持慎独精神，必可达到主宰动静、统其情性、阳光坦荡、无私光明之境界，从而最大限度地保持生命本体的维持与改善。

一、博施济众以立德

对护理工作者来说，"博施济众"需要爱心、责任心与精湛护理技术的高度一致，它要求护理工作者通过修身养德，做一个内不昧心、外不拜物的有道德的人，从而获得病家、医生真正的尊重，与他们构成和谐关系。这便是护理意义上的"博施济众"的境界。

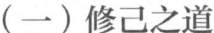

（一）修己之道

程朱理学家在建立道德形而上学的同时，也提出道德精神的修养问题。这种修养缘于濂溪以中正仁义之大端，为圣人立教，使心性道德之修，协之于中而归于正，即"圣人定之以中正仁义而主静，立人极焉"。护理人员面对生命疾苦必怀仁爱之心，行中正之道，解病家之疾苦，不畏权贵、不讥私欲，如南丁格尔誓言："余谨以至诚，于上帝及会众面前宣誓，终身纯洁，忠贞职守，尽力提高护理专业标准。勿为有损之事，勿取服或故用有害之药，慎守患者及家务之秘密，竭诚协助医师之诊治务谋病者之福利。"在这个誓言训导下，全世界护士皆守中正之道，将救死扶伤的人道主义精神融入护理大道中。中国千万名"南丁格尔"则以普世济众的中正之德为病家践行关怀之道。1954年，20岁的陆玉珍从上海第二医学院附设护士学校毕业，分配到上海市麻风医院工作，当时她全然不顾社会对麻风病的恐惧和歧视，以及家庭、亲友和同学的反对，怀着人道主义的救死扶伤精神，毅然来到上海市麻风医院工作。麻风病的传染可能产生严重的畸残，谈及本病，人们往往闻而生畏。以往因限于医疗水平，麻风病的神经痛较难处理，患者常痛不欲生，又极易导致畸残，陆玉珍不知经历了多少个不眠之夜，陪同患者散步、谈家常、讲故事，以减轻他们的痛苦。对年老严重畸残或病危生活不能自理者，她以身作则，带领护士们为患者换药、喂饭、洗澡、剪发、修指（趾）甲、更衣，进行尸体料理等。她始终信守人道主义精神，默默奉献和坚守在麻风病医院，以其可歌可泣的中正之道赢得人们的钦佩，获得了南丁格尔奖，实现了"内圣外王"的修己养德过程。

（二）敬忠之道

孔子说："弟子入则孝，出则悌，谨而信，泛爱众，而亲仁。行有余力，则以学文。"意思是，年轻人在家就要孝顺父母，出门在外就要尊敬兄长，行为谨慎，言语有信，博爱众人，亲近仁者。这些都能做到的话，就去学习文化。初出校门的年轻护士就应该按照这样的文化去善待患者、师长、朋友和家人。人们将护士称为天使，在安徒生的童话里，天使之爱洒满了每一个角落，使生活困苦者、需要关爱者得到了温暖和帮助，人们感谢天使，赞美天使，而护理工作者被赋予了这个高尚的称号，可见在人们心目中的地位，所以每一位护理工作者都要以全身心的爱，面对每一个工作日、每一位患者。1855年5月，南丁格尔面对克里米亚战场因缺衣少食死亡的9000名士兵，如同慈母痛失幼儿一般，她在日记中写道："战争是多么可怕，简直令人无法想象。战争就是伤口、斑疹伤寒，就是急性和慢性痢疾，就是寒热病，就是饥饿……""啊，可怜的战士，我是一个坏母亲，把你们留在了克里米亚坟场，我的9000个儿子躺在那儿，为那些本可以避免的原因战斗过。现在躺在被人们遗忘的坟墓里，只有经过严寒的人才知道严冬的寒冷"。南丁格尔怀揣这种爱伤如己的情怀，在战地潜心研究如何降低伤员死亡率。她把重伤员集中收治在离护士站最近的地方，让看护人员随时发现伤员病情变化，创新了重症监护的护理概念和单元，她又将伤寒等各类传染性疾病伤员分类隔离，推行清洁通风、分区护理，从而使伤员的死亡率从50%降至2.2%。南丁格尔以恪尽职守的忠实使命感和责任感，建立了护理天使神圣的信誉，她被伤员们尊为天使和提灯女神。

（三）济众之道

从伦理学的角度，济众带有"公平一致"的意义。无论贫富贵贱还是身份悬殊，均予平等救济。司堃范37年来像哨兵一样，忠于职守，把一切献给了护理事业。1988年，司堃范退休后，在北京朝阳医院领导、专家和职工的大力支持下，将护理工作从医院转向家庭、社区老人的康复实践，为社区老年人的健康服务。她定期给老年人查体、打针、送药等，从不间断。11年来，她几乎把所有的时间都用在了为孤寡老人义务服务中，付出了极大的精力和体力，至今家访累计已达3015次。她坚持为社区孤寡老人服务的事迹感动了周围很多人。她济众扶弱的护理关怀正是"泛爱众"之济众之道、内圣之道的体现，藉此，她成为又一位南丁格尔奖获得者。

二、循规守信以立命

规范是护理专业性的操作守则，是人文护理可以依托的专业根基。在规范之则指导下的护理人员对护理技术和业务学习精益求精，对患者的评估、观察、了解、判断以及解决问题的过程有理有据，所采取的态度异常专注，潜心研究，务求周详有序，在实施护理的行为过程中细心谨慎，努力将差错和失误降至极限的素质正是规范而专业的表现。国家卫计委最新数据显示，截至2024年底，全国护士总人数585万人，较2014年相比快速增加了近300万名护士，呈"井喷式"增长，这么多的护士新手短时间内大量涌向各级临床医疗机构，训导工作势在必行。2016年2月，原国家卫生计生委颁布了《新入职护士培训大纲（试行）》，对新入职护士规范化培训的内容和要求进行了系统规范，涵盖不同专科和岗位所需的常见病因、临床症状和体征识别及处理原则等核心知识。这无疑是降低护士临床工作风险度的一个及时策略。

然而，护理工作的直接对象是人，因此，一丝不苟和细致认真乃护理工作的特殊素质要求。查对制度的执行过程中尤其需要细心认真作为保障，病情观察更加需要细致入微、体察涵泳，这些都缘于条例和规范的引导与执行。

三、慎独诚意以立身

慎独（cautiousness）是儒家用语，指在独处无人注意时，自己的行为必须谨慎不苟。护理人员在一人操作、无外界监督的情境中应坚持自觉严守规程和制度，保持良好的自觉性和自律性，忠实地维护患者的健康利益。护理人员在履行对患者、对社会的义务过程中，形成道德责任的自觉认识和自我评价能力。它以护理道德的基本原则作为自我评价的依据和出发点，主要表现在为患者满腔热忱的服务上和"慎独"境界中。审慎（prudence）指人们在行动之前的周密思考与行为过程中的谨慎认真。审慎是护理人员的职业习惯，也是实现医德原则和规范的基本内容之一，对患者的身心健康、生命安全具有重要的保障作用。医护人员的审慎，可避免因疏忽大意而致的医疗差错、事故，也体现了医护人员对患者极端负责的精神。由于护理工作者面对的是活生生的人，最宝贵无价的生命，因此，护理人员既要忠诚于护理事业，又要忠诚于患者，在护理工作中尽心尽力，严密细致，坚持原则，尽职尽责，实事求是，不掩盖错误，不弄虚作假。而王阳明先生的《致良知》强调知行合一，"一念之动之为行"与"恻隐之心仁之端"同出一辙，阳明先生的良知说阐明"人性之善，天下无不可化之人"，无善无恶心之体，有善有恶意之动，知善知恶是良知，为善去恶是格物。

夜深人静时的夜班护士在加对自己可能会有伤害的化疗药物时，是否能够始终想着药物对患者的重要性，一丝不苟地按照操作流程稀释、摇匀、加入输液瓶内？护士在给患者服药时，药片不慎落到地上，拾起来吹一吹，照旧给患者服用？这些问题很值得我们大家重视，也值得研究讨论。究竟应该怎样看待这些问题呢？掉到地上的东西应该怎样处理？我国护理前辈很早就提到护理工作的每一过程都贯穿着慎独、审慎，尤其是一些日常护理中的细节问题，更加不容马虎和忽视。基于慎独的诚信，是护士至诚不息的道德理性自觉，不需要外界的强制力量使人追求某种形而上的存在。

教育的力量在于崇文和至善，在于孝悌和尊长，孝尊与人文相结合成为教。中国传统文化中的孝悌、谨信、爱众、亲仁思想，与护理人文关怀所需要的孝尊、严谨、诚信、博爱、仁和高度统一，形成护理专业人文特色。而尊长恭行，与护理礼仪行为规范要求形成耦合，护士可亲可掬的笑容和言行，如沐春风，而谦恭温和的仪态，给病家温暖慈惠之感。要培养有温暖、善关怀的护理人才，可通过《弟子规》等传统文化将护理人文关怀构成一本立体的教科书，在养成教育中点点滴滴渗透、耳濡目染培育。船山先生说："天地有其理，诚也；圣人尽其心，诚之也。"其意在天之所以为天，诚也，其为道，刚中而应，大亨以正，从来不做假，不骗人；圣人之所以为圣人，诚之也，其治天下，成己成物，尽人之性，尽物之性，参赞天地万物化育，知无不明，处无不当，无一毫人欲之私。惟天真诚无望，以实理授人，故人才能真实无妄；惟圣人思天之诚而诚之，尽其心达于至诚不息，故其治天下则无不诚也。对护理工作而言，诚实乃天理，直接与病家性命相关。如若失去诚信，将无异于谋财害命，病家将无安全、安宁、安心可言。实践证明，忠诚、慎独、守信正是敬畏生命的护理人文关怀之内圣外王之道。

第二节 护理人文关怀的内核：体认生命

随着医疗模式的转变，患者的心理感受在临床医学中日益受到重视，同理心已成为当前国内外学者研究的重点之一。著名的自我心理学家海因兹·科胡特认为思考和感受他人内心生活的能力对医生理解患者内心至关重要。

一、移情是生命之爱的体验

移情（empathy），即感同身受，是护患沟通中的一种心理变量。移情最早是一种美学理论，是由德国美学家罗伯特·费肖尔（Robert Vischer）于1873年提出的，称之为"审美的象征作用"，即"把情感渗进里面去"（Einfouung）。1909年，由德国心理学家西奥多·利普斯（Theodor Lipps）把移情这一理论引入心理学领域，他将移情定义为"感情进入"的过程。概括来说，移情理论是指人们在观照外界事物时，设身处在事物的境地，把原来没有生命的东西看成有生命的东西，仿佛它也有感觉、思想、情感、意志和活动。没有移情，人际沟通将缺少其基本性质——理解。移情不同于同情，尽管这两个词常被互用，但它们的含义完全不同。同情是对他人的关心、担忧和怜悯，是个人对他人困境的自我感情的表现。而移情是从他人的角度去感受、理解他人的感情，是分担和分享他人的感情，而不是表达自我感情。移情的焦点在发生问题的患者，而同情的焦点则从患者转移到听者（医生或护士）。简言之，移情是替他人体尝喜怒哀乐，是换位思考。中国儒家文化认为"己所不欲，勿施于人"，对他人感同身受，也就是所谓的"移情"。

移情又称作同理心（compassion），我国台湾有学者称之为感同身受，香港学者称为同理，在大陆与换位思考同义，即护士能够站在患者的角度设身处地为他们着想，体验患者的痛和疾苦。由同情之心升华移情之行，需要护理人员在敏感善知的基础上，逐渐从体验和感知层面培植人文关怀素养并付诸实践。如一位护生对正被疼痛煎熬着的患者家属说："我明白你的感受，很难熬。我心里也很着急，毕竟他那虚弱的身体是经不起折腾的。"之后在她对这位患者的感触中谈到："他很坚强，痛的时候连哼都不哼一声。虽然不是痛在自己身上，体会不到那种痛苦，但我知道忍受痛苦需要很大的勇气和毅力，就如当时我体会我父亲的痛苦一样，我很心疼。"这位护生已经做到了由同情之心升华为移情之行，设身处地地为患者着想。

从患者角度看，移情对患者的治疗效果可产生积极的影响，可使患者减少被疏远的感觉和那种陷于困境中的孤独感。当患者感到被理解时，他们才会感到与他人有联系，他们是生活的一部分。当护士移情于患者时，患者感到被理解和自我的存在，对治疗也就更有信心，更加主动地配合。

移情有助于使患者感到他人对自己的关心，使之产生较强的自我接受感，有助于他们在困境中作自我调整，从而提高其自我控制的能力，如果护士不加评论地倾听患者的述说，使其通过表达自我感情而获得控制力，就会减少患者对他人的依赖感，更深地感到在疾病治疗过程中自己所应负的责任，进一步提高参与治疗、护理的主动意识。

从护士角度看，移情有助于增加护士与患者交流的准确性，并能减少他们与同行交流时的问题。当护士移情于他人时，他便为他们建立了一个新的参照框架，这反过来会增加医务人员与他人交流的准确性，因为此时护士能感受到他人观点的独特性和细微点。移情可帮助护士与其他医务人员建立良好的关系。如护士期望病家能理解由于护士短缺以致他们不能在患者按铃后立即赶到；护士期望医生能认识到他们也是某一方面的专家，而医生期望护士能理解他们对患者所应负的医疗责任等。因此，移情可使他们彼此达成理解、支持和友好协作，从而更合理有效地为患者治疗、护理。

张桂英是吉林省神经精神病医院精神科的一位护士长，然而，她超越了一位普通护士的良知，面对精神病患者常常出现的各种异常的行为，甚至让很多护士望而却步的攻击现象，她没有畏惧、没有退却，而是更加坚信护理的职业价值："如果患者不需要我们的帮助，那护士的存在还有什么意义？"有一位患者拒食拒药，她知道后便亲自去给患者喂饭，患者将咀嚼后的饭菜吐了她一脸和一身。她不但没有一点的不耐烦，反而自己先吃一口给患者看，让患者打消疑虑，并微笑着说："先给妈妈吃一口，再给爸爸吃一口，再给老姨吃一口……"她变着法儿地哄着患者把饭吃完。

张桂英护士长的同理心表现在：一是同理患者感受，"人性相通，仁者爱人"。第38届南丁格尔奖获得者说："躺在这样的床单上，他会舒服吗？我们不能因为他不能说话就欺负他啊！"人的本性，人的特点，人与其他生物不同的、独特的地方就是人有情感需要，有精神追求，有不同的思维方式，如直觉、灵感、抽象、形象等。那么，当你护理患者的时候，是否常常感受到他们生病的痛苦？是否能够体验到他们负性情绪背后的无奈？是否能够理解他们愁眉不展时的不停询问？

护理与其他职业不同，不能只有表面的微笑服务，更重要的是要感受到人的这种独特性，而且护理对象往往是生理、心理、生活和社会上的弱势群体，更需要护士感受他们的这种特殊情绪，知道他们心里真实的关怀需求。患者需要护士把他看成和我们一样的人，用平等、全人、仁爱的观点理解他们的精神需求，给他们以精神支持。患者往往格外渴望被尊重、被理解和被支持。所以，护士作为患者的关怀者，就要把患者看作和我们一样平等的人、全备的人，仁爱地对待每一位患者。

二是整体观念，多重思考。每个人都是社会中的人，工作中有各种各样的压力，家庭中有大大小小的担子，人际间有错综复杂的关系，环境中有吃喝玩乐的污染等，给我们带来不同程度的身心损害或伤害。有的人能够自我调理、自我控制、自我照护，不生病；有的人则不能，这就特别需要护士的帮助。作为一名护士，要想照护好患者，或促进其自我护理能力的提高，就必须能够理解患者是一个整体，致病因素是多重的、多方面的，才能帮助患者找到患病的根源。而不是只见树木，不见森林，只看到躯体，看不到心灵，只看到患者一个人，看不到患者背后的家庭、工作和复杂的社会关系网。

护士与医生最大的不同，就是护士与患者接触的时间更多，更能全面地了解患者的整体情况和多重致病因素，并提供给医生，共同讨论和促进患者的整体健康。因此，这就要求护士能用整体的观点分析患者和患者身上的疾病；了解患者的整体需求，探寻疾病背后的多重因素，思考为什么患者今天会有这样的行为、这样的表现，究竟是什么原因所造成的，这种情况的持续对他会造成什么样的影响。同时，用发展的观点看待患者和患者身上的疾病，给患者以希望。

人的生命是脆弱的，有时候生命又是很无常的，不知道自己什么时候会生病、住院、被急救。恰恰是护理这个专业，能让我们在人最脆弱的时候帮助他人，感同身受地体认病家之疾苦，便能建立心中有人的护理。

二、关怀是生命之爱的能量

玛丽森（Malison）认为关怀是能量，个体能从中感受到被爱，而有助于健康促进、病情复原或安详地死亡。除此之外，与"人文关怀"理念相似或相近的理念则是"关怀"及其所需的同理心。从过去到现在一直都有学者提出关怀的理念。Heidegger 提出"关怀"（Sorge）（care、caring）理念，提出我们是"关怀世界的人"。关怀是人类存在的基础，即关怀是人类生活的基础。人类的独立存在及与他人共存构成了人类的存在，形成了人际沟通与交流，而关怀可以维持和大范围地提升生活及人际往来的友谊。

在《护理札记》中，南丁格尔这样写道："疾病是一个修缮过程，而护理工作或多或少参与了这个修缮过程。"比如，关于如何预防患者着凉，南丁格尔写道："在一间屋子里，如果壁炉里的火烧得很好的话，那么适当地打开窗户是必要的，因为新鲜空气的存在能够比较容易保证患者不出意外。不要害怕打开窗户，同时有人认为，人们躺在床上肯定是不会着凉的。其实这是一个普遍存在的错误想法。如果需要的话，当你打开窗户，不要忘了给患者穿上睡衣、准备暖水袋，让患者在被窝里一直保持暖和的状态。但是一名粗心的护士，由于所受的教育和职位关系，她经常容易犯错误，她把屋内的每一个封口堵住，她觉得当她的患者睡在床上时，屋内必须保持温度，而如果患者还能够起床的话，她又会离开他，使他处于未被保护的状态。当人们感冒时，通常先把他们捂得严严实实，一旦起床就很容易感冒，并且他的皮肤躺在床上时一直处于松弛状态，因此比较缺少反应能力。使患者躺在床上最合适的温度，当他们刚起床时就会使其遭到健康的威胁。应该指出一个常识性的问题，就是开窗通风是最重要的，而且把温度控制在不会让患者感到太冷的程度。要让屋里的空气和外面一样清新，但是又不像有的人通常想的那样，就一定会使屋里变得冷起来。在下午的时候，患者的生理反应通常使他们觉得屋子里非常闷，而且相当压抑，而他们在早上的时候却觉得屋子里非常冷，打开窗户时，担心患者会着凉，最好的办法就是让患者在被窝里保持暖和的状态……"仅仅是关注患者的空气和环境，南丁格尔就带着精益求精的态度进行了认真分析和探讨，如同制作艺术品那样，用心打磨，使其护理技术尽善尽美，从而让伤员们感受着她慈母般的关怀和温暖，进而折射出关怀的能量。

三、照护是生命的灵性感动

所谓"灵性"，即与"物质性"分野，Brien 在 1982 年将"灵性"定义为"超越物质，思考终极目的与价值"，1998 年，Speck 将其定义为"在某一生活经验中，思考存在的意义"。灵性照护（spiritual care）是我国台湾护理专家赵可式女士提到科学加艺术层面之上的"护理灵性"（nursing spirit）。这种"灵性"，即当今国内护理界同仁倡导的护理人文关怀，这是一种护理文化，一种充满人性关爱和艺术特质的护理人文实践。照护（caring）从字面上可理解为照顾加爱护。照护一词一般用于护理工作，用英文单词 care（照护）的动名词解释，可以理解为照护者对被照护者的从内心到言行的照顾过程。灵性照护强调"高人性与高科技整合"，以人为导向，而非以疾病为导向的医疗，希望能影响整个医疗大环境。灵性照护重视生命的量，也注重质，为岁月增添生命，也为生命增添岁月。这是需要慈悲加智慧的事功，而且需要一群有组织的人，做有制度的事，才能源远流长。

护理学专家Paterson与Zderad将护理定义为："是两个主体的互动，这两个主体的一方是具有特殊需要的病人，另一方是能提供协助需要的护士。"

1．**照护的目标**：是使对方不但"活得好"（well-being），而且"活得更丰富"（more-being），使他在健康—疾病及生存—临终的人类情境中，保持高质量的存有。人文关怀是对患者生命的终极关怀，从这个意义上说，灵性照护解决的问题是对患者精神生命的终极关怀。

灵性照护的伦理原则：一是自主原则：是出自病人或家属的自主决定，但在决定之前必须提供充分的知识，以供他们作判断。二是行善原则：目的是患者的最佳利益。在有利有弊的情况下，则必须平衡二者的利弊得失，两害取其轻，两利取其重。三是不伤害原则：一切决定都不能"故意伤害"患者。若明知有伤害之处，需据实告知患者。如为了研究的目的给患者采血、做切片检查等。四是诚信原则：以诚恳守信的态度，绝不欺骗患者或其家属。在有些情况下，如病情告知问题，需学习更多技巧，而非使用善意的谎言。五是尽职原则：每一种专业人员尽他自己的角色本分及功能。如医师角色的职责为诊断及治疗，护理人员角色的职责为"照顾"。在有关"照顾"的事情上，护理人员若推卸责任，就是违反了伦理。六是公平正义原则：医疗专业人员应平等看待患者或其家属，不会因其社会经济地位、宗教、与我们的关系亲疏而差别对待。

2．**照护是人性本质**：1991年，Morse等主张关怀照护是人性本质，是护理人员必备的伦理规范，是一种情感的自然表达，是一种人际间的互动，也是一种治疗行为。美国学者Morse综合有关人文关怀的理论，将其分为五大概念：①关怀照护是人性的本质。将关怀照护视为一种原发性的文化概念及表达方式，因文化背景的差异而有所不同。②关怀照护是必然的道德规范。人文关怀的目的是保护、促进及保持人类的尊严。③关怀照护是一种情感的自然表达方式，一种对他人奉献的感受。④关怀照护是一种人际间的互动，可提供人性化护理并能深化整体护理。⑤关怀照护是一种治疗行为，应用倾听、触摸、安慰等技巧达到治疗的目的。

3．**人性化照护让人类保持高品质存有**：当代许多护理理论家以各种不同的理论框架来诠释护理的内涵，可谓百花齐放。其中，人性化护理理论（humanistic nursing theory）最能淋漓表达护理人文关怀的特质。人性化护理理论是Paterson及Zderad在1976年提出的，其理论架构于存在现象学（existential phenomenology），人性化护理将"护理"定义为：是两个主体的互动，这两个主体一方是具有特殊需要的人，另一方是提供协助需要之满足的护士。它是有关什么是人、健康、环境及护理四项核心要素的学说，可阐明护理人文关怀。

人性化护理对"人"的看法是：人是存在于时间与空间之中，总是与别的人与事情相关联的存在。人能作自我反省，作抉择，以及在变化中成为"更存有"（becoming more being）。这就是"人"与别的"动物"最大的不同点，人的反省与抉择常与"意义"相关，人选择的是他认为更有意义的。人性化护理并不视"健康"为"没有病"，而是"活得更久，更丰富"（more-being），使他在健康—疾病—临终的人类情境中，保持高品质的存有。关怀可以使护理变得更加专业而有温度。

第三节　护理人文关怀的责任：守护生命

厚德载物，包容天地；不怨不尤，豁达大度；含德之厚，比于赤子；外在筋柔，内在强固；长生久视，根深蒂固；谦虚如水，虚怀若谷。内在涵养，道德深厚；外在气象，落落大方。这正是具备人文关怀之护理工作者应有的深厚博大的道德精神世界。当护理队伍整体能够从技术至上转向关怀为首，彼此包容互助、对上尊敬有加、对下护佑施恩，不计名利功过、不分贫富贵贱，包容豁达，大度从容，淡泊名利，不怨不尤时，就可以让护理人始终保持良好的心态，构建医护患人际环境的和谐文化，达到与天地万物及宇宙生命的仁和境界。

一、常持格物之心，善育良知

王阳明自称其讲学有个宗旨，叫作"无善无恶是心之体，有善有恶是意之动，知善知恶的是良知，为善去恶是格物"。按照这个看法，人心一旦有意念发生，其意念就有或善或恶的差别。而作为心之本体的良知，正具有自我辨别其意念到底是善还是恶的能力。"是非之心，不虑而知，不学而能，所谓良知也。良知之在人心，无间于圣愚，天下古今之所同也。"

（一）格物致知，博学于文

此乃治心之方。苏州大学苏州医学院护理学院开设"名著赏析"课程，引导学生诵读《六经》名著，融合良知正念，依据护理人文关怀教育的教学目标精选教学内容，灵活运用多种教学方法如情境创设法、案例分析法、任务驱动法、角色扮演法等去呈现教学内容，让学生在具体情境中去感知人文关怀，体验病家疾苦，激发人文情感。在感知中学习，于关怀中养成。开设人文类课外课堂，如博习讲堂、诗歌朗诵等富有人文气息的课余活动，通过阅读"四书五经"的中国传统文化，赏析并点点滴滴地渗透。通过生命感知教育，强化对生命的敬畏意识，感知生命不可再生的意义，从而学会从护理职业生涯初期就能够谨言慎行，养成护理中的细心、谨慎、耐心和严谨求实。树立为善去恶的正念良知，对病人的护理过程有如履薄冰之敬畏感，珍惜每一次学习和研讨的过程，如学习解剖和生命大体的过程中，教师和学生均持肃穆之心和庄严之情潜心研究生命结构，对每一块骨、肌肉、血管、神经均能够铭记于心，孜孜不倦，学而有虑，通晓解剖生理，熟知病理临床，胸有成竹，方能熟练解决病家问题。这也是"博学于文"的善举，如此方可达到"厚理论"之目标。

护理工作需要练就过硬的技术本领，如"一针见血"的技术、快速判断的技术以及处理各种生命管道的技术，这些非一日之功铸就。天道酬勤，培养护理学生勤奋刻苦地练就护理基本功，减少对病人的伤害，此乃敬畏生命的另一种诉求。只有在模拟人、在自己身上试过穿刺、插过氧气导管，才会体验到病人被反复穿刺或者重复插管的痛苦和不适，也才能够更加如履薄冰地谨言慎行，在对病人进行技术操作时能够做到尊重病人身心整体感知而努力达到"无伤害"的目标。此外，还应加强学生沟通能力和技巧的训练。护患沟通是人文关怀在临床护理中的具体应用。护理的对象是人，是有疾病痛苦、情感脆弱，甚至有生命危险的病人，这不仅要求护士有扎实良好的专业素质，更期待护士有尊重人、关心人、同情人的良好心理品德。护患沟通在临床实践中起着不可低估的作用，既是护患双方互相理解、解决问题的重要手段，也是建设和谐社会的基础，更是敬畏生命、谨言慎行的治心良方。

（二）目中有人，身先垂范

护理学不仅要在培养目标和教学计划中凸显人文，而且教学内容必须有一定比例的德育、人文及社会科学知识，并设有相当比例的实践课，使护生理论与实践相结合，尽可能提高护生的人际交往能力，这样使他们在学习知识的同时学会尊重人、关心人、理解人、帮助人。此外，在教育中按照班杜拉（Bandura）的社会观察理论，培养学生"持己之道"，进而达到知行合一的"仁、善"境界。可以通过选取具有"圣人"之道的优秀护士或护理老师担任导师，为学生树立良好榜样，帮助护理学生在观察中成长。

班杜拉在观察的学习理论中，将社会观察学习分为四期：注意期（榜样期）、动作形成期（模仿期）、动力期和创造期。藉此理论，可以充分调动临床实训基地优秀护士的资源，选择优秀的护理老师担任导师，让其成为学生眼里的楷模和好榜样。例如，有的护生看到身怀六甲的导师在一位突发心脏病的病人面前沉着淡定，快速熟练地为病人吸氧、补液并用最精炼快速的语言向医生报告危急值，帮助医生准确做出临床决策，短短几分钟内就使心律失常病人转危为安，这种观察学习，对护理学生的正向影响不是一时，而是一世。

（三）心中有人，整全护理

关怀病人需要有良好素养的护士，护士本身也需要关怀。为充分发挥护士的参与意识，培养敏锐的观察力，应该营造一个人性化的护理文化氛围。国内护理管理、教育专家李惠玲教授提出"心中有人的护理"，倡导护士在日常护理工作中"以病人为中心"，五官齐上，关注和体验病人的疾苦，做到"心中有病人能够想到"：一心一意想着病人，从评估到计划、实施能够始终围绕病人的需要。护士长每天5次查房（晨会交班前、10：00、12：00、下午上班后、下午下班前），及时检查护士基础护理工作的执行和落实情况。"目中有病人能够看到"：护士在监测病人生命体征时，要有扎实的专科理论知识，及时发现病人的阳性体征。护士长应告诉护士操作时的观察事项，使其在执行各项护理操作时通过观察发现病人的问题。"耳边有病人能够听到"：教会护士如何倾听，使其在为病人进行治疗和操作时倾听病人的主诉，了解病人的感受。此外，通过"关爱身边的人，从聆听开始"的活动，引导护士关注病人的心理健康，在倾听中发现病人的心理问题，以便及时采取积极有效的心理疏导措施，满足病人的心理需要。"鼻边有病人能够闻到"：培养护士的灵敏嗅觉，一进病房闻到各种不同气味便能够快速辨别各种病症，如闻到尿素味即可推断病房中的尿毒症患者可能的危象，闻到氨味可以考虑到可能有严重肝损伤的病人，可以预防病人出现肝性脑病危象，闻到有烂苹果味即考虑可能存在酮症酸中毒，及时报告医生，采取进一步诊疗措施，降低病人的生命危险。"手中有病人能够做到"：使护士意识到，通过给病人做生活护理，可以及时满足病人的生活需要，同时还可以观察到病人的意识、皮肤黏膜等生理状况，通过服务过程中的交流进一步融洽护患关系。"身边有病人始终陪伴"：在做一些重要的护理工作时，要求护士守护在病人身边，如给病人服药时，要求护士看着病人把药服下去，以保证安全；雾化吸入时，要求护士守护在病人旁边进行指导，以保证吸入效果。"健康教育围绕病人能够说到、做到"：强化健康教育的落实，要求护士在为病人做任何护理操作时都要有健康教育，并且边指导、边示范。此外，通过举办病友会、健康教育学校、糖尿病沙龙等，将健康教育落到实处，努力使病人改变不健康的生活方式。

护士应善于发现周围心理失衡者，给予关怀、疏导和支持。在临床护理实践中，以医学心理学理论为指导，护患之间通过专业性交流，改变病人的不良认识、情绪、行为方式并重拾生活的信心。病人、同事中凡是有焦虑、抑郁、伤心者，均有人主动给予关怀和安慰。在医院病房内营造一种充满爱心，以尊重、关心、满足病人的各种需要为中心的文化环境，能使护士懂得热爱生命、珍视生命，从而让病人、同事真正得到人本的关注。实践证明，经过培训的护士均比较重视和与病人、家属、同事的沟通，相互关怀，相互理解。这正是关怀照护文化氛围的体现。通过心中有人的护理，将病人看成是一个具有生理、心理、社会、文化以及精神俱全的完整的"社会人"，按照马斯洛的五种需要层次对其进行全方位的"整全护理"，进而达到敬畏生命、知行合一的目标。

二、常念思诚之心，关怀至信

孟子曰："尽其心者，知其性也。知其性，则知天矣。"将"尽心""知性""知天"贯为一体的超越过程。在孟子看来，这个超越过程之所以构成一体，其可能性在于"思诚"，通过主体意念彻底地"诚"来实现。"思诚"过程，是一种"反求诸己"的自觉的活动。护理工作关乎性命，是用心的事业，唯有思诚寡欲、恪守规范则，方可知贞笃行。

（一）思诚寡欲求放心

孟子继承和发展了子思的"诚者，天之道也；诚之者，人之道也"的思想，指出："诚者，天之道也；思诚者，人之道也。"他这里所讲的"人之道"，实际上是指"学问之道"；所谓"思诚"，则是指"求放心"。"求放心"具体表现为"思诚"。照孟子的看法，"诚"是"天之道"，"思诚"即是"知天"。而"寡欲"是抑制"小体"的消极作用，"思诚"则发挥"大体"的积极作用。"思诚""寡欲"是个人从善戒恶的修行方法，但孟子认为，仅仅依靠个人的这种修行方法，很难真正达到这样的道德境界。鉴于"儒者则因明至诚，因诚至明，故天人合一，致学而可以成圣，得天而未始遗人"的思想，可以培养护理人员于学业、专业、事业处的诚明思想，真诚、坦诚地对待自己的专业或者病家的问题，善用团队资源分享经验，谦虚求助，尊敬师长，敢于和善于向能者学习请教，从而让病家、同道放心、安心。

（二）守静去欲达静心

"净除心垢"，使心入"虚无"之境，只是护理人的修己练心之道。如果引导学生或者青年护士每天"净心去垢"，通过自我反思和质疑、评判的方法评估自己的言行举止和学习所获，便可达到大心虚无之境界。此外，老子《道德经》第十六章曰："致虚极，守静笃，万物并作，吾以观复。夫物芸芸，各复归其根。归根曰静，静曰复命。复命曰常，知常曰明。不知常，妄作凶。知常容，容乃公，公乃全，全乃天，天乃道，道乃久，没身不殆。"在老子看来，世上万物的变化是循环往复的，由生到死，再生再死，变来变去，以致无穷，但最终还是归根到"无"，所以叫"静"。但老子又认为万物的这个运动变化是有规律的，循环往复，终归其根。人们懂得了这个规律并运用于社会生活，就要遵循这个规律，不要轻举妄动，不要打乱安宁，这样也就不会有什么不好甚至凶险的结果，这也是符合"天道"的，终生都会有益无害。"致虚极、守静笃"对护理学生或者年轻护士至关重要，是早期养成教育的基础，只有能够懂得"静"和"无为之道"的护士，才能够静心养心、淡定从容，凡事不可求，懂得放弃和妥协，认识到"天人合一"的自然境界，方可真正做到符合"天道"，进而保持护患、医护、护际间的和谐。

（三）博学体贴能尽心

张载认为"今盈天地之间者皆物也，如只据己之闻见，所接几何？安能尽天下之物？所以欲尽其心也"。而"尽心"必须做到"不以见闻梏其心"，唯其如此，"大其心则能体天下之物"。这种"大心"的方法是排斥"见闻之知"的超验方法。程、朱则认为"圣人只说'格物'二字，便是要人就事物上理会""致知是自我而言，格物是就物而言，若不格物，何缘得知？"，所以程、朱的致知方法非但不排斥"见闻之知"，相反，是在经验知识"积累"基础上，借助于"举一而反三""闻一知十"的类推方法而达到"融会贯通"，如此来"尽穷天下之理""所以圣人教人要博学"。护理工作需要薪火相传的精神，传承前辈、先人之经验并举一反三，同时学会不断评判、质疑、反思，在传承的基础上创新。只有不断研究业务，格物致知，方能明辨是非曲直，也才能够淡定从容、冷静沉着。例如，我国南丁格尔奖获得者史美黎数十年如一日地在护理岗位上奔忙。一次，史美黎值两头夜班，因为放心不下一位肝硬化并发食管胃底静脉曲张破裂出血的病人，和衣斜靠在值班室。当时是位青年护士值班，当发现这位插着三腔管的病人突然烦躁不安，冷汗淋漓，大口大口的血从嘴里泉涌般喷出时，初出茅庐的护士急得手足无措。史美黎闻讯，快步赶到病员床前，沉着地望了一眼便立即做出判断——是三腔管滑脱。她利索地先将三腔管胃囊部分的气体排尽，然后看清刻度，调整方向，纠正角度，再次将三腔管插到规定的位置，病人得救了。病人和家属们纷纷说："要是每一个护士都有史美黎老师这样过硬的本领，我们还用得着担惊受怕吗？"史美黎从来是"笔不离身"，她把忽然想到的、自认重要的或疑惑不解的东西统统记下来。"聚沙成塔，集腋成裘"，多年的积累使她成了公认的护理专家。史老师的事迹，印证了知天知性穷天理的护理职业尽心之道。

三、常怀仁爱之心，知贞笃行

在护理实践中，唤起护理人员对病人的关爱是"以病人为中心"的基础，除了要求护士掌握专业知识和技能外，更要有一种对病人的尊重、关心、同情的心理。让护士站在病人的角度上对待病人，视病人如亲人，急病人之所急，帮病人之所需，给病人以安慰和亲切的感觉，以最佳的护理减少和消除病人的痛苦。

人文关怀是护理的本质，是护理美的精髓，离开了人文关怀，护理的理论和技能就成了无源之水。南丁格尔曾说："护士其实就是没有翅膀的天使，是真、善、美的化身。"如果没有爱与温暖的心，就算操作技能再高超，理论基础再扎实，也不能满足现代护理的要求，也不能真正满足患者在心理、社会方面的需求，也就不能成为一名合格的护士、一名真正的白衣天使。然而一旦有了对患者的关爱，即使他最初没有熟练技术的手和冷静的头脑，为了使患者得到更好的照顾，他也会不遗余力地学习、锻炼、探索、进步，最终做到德技双馨，成为真、善、美的化身。"爱在左，同情在右，走在生命的两旁，随时播种，随时开花，将这一径长途，点缀得香花弥漫，使穿杖拂叶的行人，踏着荆棘，不觉得痛苦，有泪可落，却不悲凉。"冰心老人的这句话指的正是护士在照顾患者时所体现出来的大爱之心。要使护理人文关怀内化于心，外化于行，不仅需要护士自身的努力，更需要教育者、管理者的不懈努力和探索。国际护士会对好的护理是什么提出了问题，我们可以这样诠释，答案也是当代中国"南丁格尔"用自己的感人行动践行了的以下六个方面。

1. 嘘寒问暖

作为关爱之士的护理人，嘘寒问暖应该成为护士与生俱来的特质。清晨，床位护士踏进病房："张老，您好！昨晚睡得如何？"边说边用手轻抚张老的额头，"喔，头上有点汗，我看过昨晚的交班记录，您夜里发烧了，一会儿我帮您洗漱一下，热点稀饭，先补充点能量，然后再帮您擦身换衣服，我先把空调打开，免得着凉……"边说边评估，边做边问，娴熟而专业，亲切而自然。

2. 有感觉的工作

何为有感觉的工作？即充分地评估患者的需要，给予适时的、恰到好处的护理。例如，护士在执行降压药医嘱的过程中，先主动测量患者的血压和心率，遇到血压正常或偏低时，立即汇报病情并向医生提出质疑，从而避免机械执行医嘱而出现医源性低血压或休克状态。再如，当护士按常规在给一位昏迷患者实施口腔护理时，能够及时根据患者的具体情况准备用物，如若遇到患者仅有 3 颗牙，就不需要 18 个棉球，如若患者的口腔内积垢较多，舌苔较厚，就应较常规多备一些清洁棉球，如若该患者牙齿松动，且口唇较干易裂，就不要轻易使用开口器。

3. 能使患者的病情改善的行动

护理工作者关怀患者的终极目标是改善临床结局，包括通过仔细认真的病情观察为医生提供准确的诊疗决策依据；谨慎细致地执行"三查七对"制度是为了保证药物、营养、手术以及其他各项诊疗措施能够及时准确地用到患者身上。此外，还包括发热、疼痛、恶心、呕吐、便秘以及失眠等症状管理，这些症状常常会困扰得患者无法安心接受治疗，例如使用化疗药的肿瘤患者，常常就是因为恶心、呕吐导致中断化疗而影响病情。还有的患者需要知道用药知识、注意事项等，都需要护士一一为其讲解。一位怀揣仁爱之心、专业基本功扎实的护士，如果能够在上述过程中精准护理到位，又能面带微笑、从容不迫地让患者共同参与护理过程，就一定能够使患者病情得到改善，这也正是"仁"字的最好解读，仁者爱人，二人也。

4. 不嫌弃患者的脏而立即处理的行动

护理工作者每天的工作状态诠释了"儒"的内核：当患者有需要的时候，有个人站在他身后，及时给予帮助，这个人就是护士。24 小时值班制的意义在于当患者有需要时，护士始终守护在身边。尤其是夜深人静或者节假日之时，第一时间接待患者的就是护士。护士在接诊衣衫褴褛的乞丐、掉入粪坑的孩童、血流如注的艾滋病患者时首先考虑的不是脏和臭，也不是自己的风险和安危，而是将"时间就是生命"作为自己的职业天职，有时甚至来不及戴手套就为患者清洗和处理呼吸道、伤口黏膜。广东省人民医院护士长叶欣就是在这样的情境下用生命赢得了患者的时间，成为仁心济世的"抗非典"英雄。

5. 有能力欣赏患者的正面回馈

心底无私天地宽，护士面对被疾病折磨和困扰着的患者，需要始终记着礼教，更应该在护理患者的过程中追求"和为贵"的境界，从而建立和谐的护患关系。"礼者，仁之著；智者，意之藏"。护理工作者做人做事都应养成技术与艺术兼容并举的行为方式。纵观历史，从古至今，无论是孔融让梨，还是陶母责子，均闪耀着礼仪为贵、钱财为贱的品德光辉。

古人云："敬人者，人恒敬之。"其寓意为你以礼尊敬别人，别人也会以同样的礼遇尊敬你，尊重相互，敬畏互仪。医院是个尤其需要相互敬畏、尊重的场所，护理人员每天都在迎来送往出入院患者，有礼貌的尊称、轻声细语的问候、温暖心扉的话语，都是以礼相待的行为常模和规范。而当患者回馈护士"谢谢"或者更多感激话语时，我们也应坦然接受并回赠"祝您早日康复"的话语，来而无往非礼也，只要"心中有人"、尽心尽责为病家做了事情，那么接受病家的感谢也是从容而心安的。患者的感谢是对护士工作最大的肯定，他们病情的恢复更是对辛苦照顾他们的医护人员最好的回报。这样的正能量是相互的，存在于患者和护士之间，护士能够给患者很大的鼓舞，同时收获了患者的好评和感谢，那将是他们继续好好工作，为其他需要他们的患者服务的动力。顺应自然是老子给予我们的训导，也是当今人文关怀下的护患关系应该达到的和谐境界。

6．有效运用时间在患者照护上

护理工作面对的是千变万化的人，每位患者身后是带着不同社会烙印的家庭和社会耦联系统。因此，护士如若能够持有海纳百川的胸襟，向医生、同事甚至患者和家属学习、取经，善于倾听病家心声，便能明辨复杂病症，透过现象看本质，及时准确地观察到各种临床危象，快速辨析病况，第一时间向医生报告病患危急值，便可化险为夷，为病家赢得生命的黄金抢救时间。

临床工作就像是个没有硝烟的战场，每一位白衣天使抢救患者时都如同勇士，在战场上努力拼搏着。时间就是生命，在那样繁忙、琐碎的工作环境中，护士用在患者身上的时间是非常宝贵的，所以，如何有效利用时间来照顾患者是每一位合格的护士都必须学会和掌握的。护士用娴熟的操作和扎实的理论带给患者最好的照护，让患者在"三分治疗、七分护理"中恢复健康。护士同时也收获了好评，提升了护理质量。护理工作是终身学习的专业，谦虚好学，勤奋有心，可以达到专业至尊、博习致远。

四、常系天下之心，士志于道

孔子曰："学而时习之，不亦说（通'悦'）乎。"将不断学习，反复温习与练习视为人生很快乐的事情。这种意义的快乐，与护理主体出于生命关怀而从学习、实习、温故而知新中，从扎实的专业理论和熟练的技术水平中所获得成功之喜悦与快乐是相吻合的。孔子又曰："人不知，而不愠，不亦君子乎。"护理工作者如信服孔子此说，当病家不了解自己甚至误会自己时，就应该不怨不尤、淡定从容、宽厚大度，表现出人文关怀者应有的道德风貌。

"小人怀土""士志于道"，护理人员作为知识分子，要以儒家的君子人格为榜样，以立"仁"践"仁"为己任，将自己的志向落实于"爱人""救人""助人"上，这对护理工作者来说，就可谓心系天下。孔子教诲弟子子夏勿为"小人儒"，教导学生不能失落了士应该具备的志向，将士的责任降低到如老农一般，只考虑自己的生计利益而学技艺，将志向等同于"小人"。护士作为士之特殊人群，同样要效法君子，不能只偏重于操作技能的学习，不能只将技艺视作养家糊口的手段，而应该将学技艺当作关爱患者的手段。只有坚持这样的价值取向，护士才能心系病家，关怀其身心之整体需要，乐观地工作，从而在平凡的工作中成就君子人格。

顾炎武强调，士当由"耻匹夫匹妇之不被其泽"的道德意识之自觉化成一种对天下、对历史的责任感和使命感。他说："天生豪杰，必有所任。今日者，拯斯人于涂炭，为万世开太平，此吾辈之任也。仁以为己任，死而后已。"护理之人文关怀乃对生命的终极关怀，无有私利可循，唯有走心入魂，努力践行关怀之道，方可达到"安己、安百姓"之大爱境界。不断努力走向这个大爱境界，既是具备人文关怀之护理工作者以"仁"为己任的自觉，也是其敢于担当使命的体现。

小结

列维纳斯主张把哲学看作"爱的智慧"，而非希腊语中的"智慧之爱"。成中英也指出，中国哲人的出发点以人的自觉中心来建立与世界的关系，所以反过来说是爱的智慧之学。智慧之爱之学是希腊哲学，爱的智慧之学是中国哲学。爱的智慧就是怎样去关切他人，如何建立关系，如何实现自我、与人为善等，这是中国哲学考虑的问题，是深度、广度的爱，叫仁爱，是自己的方式，也是人存在的方式，仁爱的智慧是儒家的核心。护理人文关怀作为生命终极关怀，需要护理人从觉悟道德良知到信奉道德之理，藉此精建护理人文关怀之良术善行。

在将中国古典哲学之生命关怀理念作为现代护理人文关怀理论之"体"（基本原理）的前提下，如何将中国哲学之生命关怀理念具体化为护理实践，是笔者念兹在兹思索的哲学问题和现实问题。护理人文关怀实践首先强调树立博施济众以立德、循规守信以立命、慎独诚意以立身的职业道德生命，构建敬畏生命的职业态度。"博施济众"需要爱心、责任心与精湛护理技术的高度一致，它要求护理工作者通过修身养德，做一个内不昧心、外不拜物的内圣者，然后深入人文关怀的内核，用移情的方式去体验生命之爱，切实做到对患者润物无声的关怀和感同身受的照护，体现护理人文关怀的核心价值，展示其体认生命的仁义礼智信的过程；最后落实人文关怀的责任，以典型案例凸显护理人员仁爱寡欲、思诚精心、上善若水、敢于担当和奉献的守护生命之智仁勇风范。现代护理，只有经过这三个环节的切实实践，才能最终获得护理人文关怀之"所应然之果"。

第七章 护理人文关怀评价论

人文关怀作为现代护理实践的核心价值，已成为衡量医疗服务质量的重要标准。构建科学、规范的人文关怀评价体系，不仅是护理理论发展的必然要求，还是提升护理实践质量的现实需求。本章立足于中国传统生命哲学的"返本开新"精神，结合现代护理人文关怀的实践特征，从评价的理论基础、指标体系与方法实践三个层面展开系统论述，旨在为护理人文关怀的科学化、规范化评价提供哲学依据与实践指南。

第一节 护理人文关怀评价的哲学基础

护理人文关怀评价体系的构建离不开哲学思想的指导，尤其是中国传统生命哲学与现代护理伦理的深度融合。人文护理以患者为中心，强调在护理实践中融入对患者生命价值、尊严和情感的尊重与关怀。中国传统哲学以"天人合一"为核心，强调生命的整体性与道德性，为人文护理提供了深厚的理论根基。儒家"仁礼并重"的伦理观与道家"自然无为"的宇宙观，分别从道德实践和生命本真的角度，为护理人文关怀评价体系的构建提供了多维度的哲学依据。与此同时，现代护理伦理从"技术理性"向"关系伦理"的转向，进一步丰富了人文护理的内涵，强调护患关系的共构与生命意义的表达。

一、儒道生命哲学视域下的评价逻辑

中国传统生命哲学以"天人合一"为核心理念，强调生命的整体性与道德性。儒家以"仁"为本的伦理观与道家"道法自然"的宇宙观，共同构成了人文关怀评价的哲学根基。

（一）儒家"仁礼并重"的评价维度

儒家认为，人文关怀的本质在于"仁者爱人"的道德实践。《礼记·中庸》云："仁者，人也，亲亲为大。"护理人文关怀的评价需以"仁"为纲，考察护理人员是否具备"恻隐之心""羞恶之心"等道德情感，并通过"礼"的规范实现对患者尊严的维护。董仲舒提出"仁以安人，义以养人"，评价体系需关注护理行为是否体现对患者生理、安全、社交、尊重及自我实现需求的全方位满足，与马斯洛需求层次理论形成跨文化呼应。在护理

实践中，护理人员需通过"仁"的情感关怀与"礼"的行为规范，为患者提供身心并重的护理服务，体现人文护理的核心价值。另外，着力开发植根于传统文化与临床实践的人文关怀评估工具。如李惠玲、施芊妤（2020）编制的 HCAQ 问卷，深度融合儒家"仁学"思想，将"恭、宽、信、敏、惠"五大核心要素转化为关怀能力评估指标，实现了传统文化与现代护理理念的有机融合。

（二）道家"自然无为"的评价境界

道家主张"以百姓心为心"（《道德经》），强调关怀行为应顺应患者生命的本真状态。王弼注《老子》言："圣人达自然之性，畅万物之情。"护理人文关怀的评价需超越技术操作的标准化，重视护理过程中对患者个体差异的尊重、对疾病体验的同理以及对生命节奏的顺应。《庄子》"庖丁解牛"之喻启示，评价标准应聚焦于护理人员能否通过"以神遇而不以目视"的直觉洞察，实现关怀行为的"游刃有余"。在人文护理中，护理人员需以患者为中心，尊重其生命节奏与个体差异，提供个性化、人性化的护理服务，而非机械化的技术操作。

（三）"体用合一"的评价方法论

朱熹提出"理一分殊"，认为普遍之理需通过具体情境显现。护理人文关怀的评价需兼顾"体"（生命关怀的哲学本质）与"用"（临床实践的具体表现）。王阳明"知行合一"思想进一步强调，评价体系需统一考察护理人员的道德认知（"致良知"）与关怀实践（"事上磨炼"），避免理论与实践脱节。在人文护理中，护理人员不仅需要具备"仁爱"的道德认知，还需在实践中将其转化为对患者的细致关怀与情感支持，真正实现"知行合一"的护理境界。

二、现代护理伦理与评价的价值转向

（一）从"技术理性"到"关系伦理"的范式转换

南丁格尔护理精神强调"照顾的艺术"，但传统评价体系多局限于操作规范与效率指标。受西方现象学与诠释学影响，现代护理伦理转向"主体间性"视角，主张将护患关系视为生命意义的共构过程。这与儒家"仁者浑然与物同体"的境界不谋而合，评价需关注护理行为是否促进患者的主体性表达与生命叙事完整性。在人文护理中，护理人员需通过与患者的深度沟通与情感联结，帮助患者表达其生命故事与内心需求，从而实现护患关系的共构与生命意义的升华。

（二）"德行评价"与"效果评价"的辩证统一

孟子言："徒善不足以为政，徒法不能以自行。"护理人文关怀的评价需平衡德行伦理与效果伦理：既需考察护理人员的道德动机（如"慎独诚意"），亦需衡量关怀行为对患者生活质量、心理状态的实际影响。张载"民胞物与"的思想启示，评价体系应体现对患者社会关系网络如家庭、社区的整体观照。在人文护理中，护理人员不仅需以"仁爱"之心对待患者，还需关注其社会支持系统的构建，帮助患者在家庭与社区中获得持续的情感支持与关怀，从而实现护理效果的全面提升。

第二节　护理人文关怀评价的指标体系

护理人文关怀评价指标体系的构建是理论与实践相结合的重要环节，旨在通过科学、系统的评价维度，全面衡量护理人员在人文关怀实践中的表现与效果。基于儒道哲学与现代护理学的交叉视角，本节从生命敬畏、情感共鸣、文化包容和专业素养四个核心维度出发，构建护理人文关怀的评价框架。同时，结合"知行递进"评价模型与"阴阳平衡"评价原则，提出了动态评价的实践路径，力求在量化与质性评价之间取得平衡，为护理人文关怀的科学化、规范化评价提供理论依据与实践指导。

一、核心评价维度的理论建构

基于儒道哲学与现代护理学交叉视角，护理人文关怀评价可从以下四个维度展开。

（一）生命敬畏维度

1．**哲学依据**：儒家"天地之大德曰生"（《周易·系辞》）、道家"贵生重死"的自然观。

2．**评价要点**：护理行为是否体现对生命神圣性的尊重，如临终关怀中的"优逝"理念、急救中的生命优先原则。

3．**量化指标**：在生命敬畏维度建设中，需构建贯通东方生命哲学与国际伦理准则的复合型评价体系。将理念践行度引入改良版安宁疗护终末期评估（peaceful end-of-life evaluation，PEACE）量表，将"优逝"理念细化为症状控制、心理抚慰、文化仪式支持等12项指标，通过临终患者家属版生命尊严满意度问卷进行动态追踪；行为规范度采用急救伦理决策树分析系统，基于急诊危重指数（emergency severity index，ESI）分诊标准建立"生命优先原则执行偏差率"算法，同步对接国际复苏委员会（ILCOR）伦理指南；用"冲突化解度"开发阴阳调和伦理调解模型，运用临床伦理审查委员会（CEC）案例审议机制，结合Campbell伦理决策能力量表，构建"伦理冲突三级响应指数"。特别增设"中医情志护理转化指标"，运用五音疗法、五行情志相胜法等技术改善终末期患者心理痛苦温度计（DT）评分。该体系通过国际姑息治疗学会（IAHPC）标准认证，既彰显"敬天爱人"的传统智慧，又实现与WHO生命末期照护质量框架的深度契合，使生命敬畏从哲学理念转化为可测量、可改进的临床实践范式。

（二）情感共鸣维度

1．哲学依据：王阳明"心外无物"的主体间性理论，庄子"与物为春"的情感美学。

2．评价要点：护理人员能否通过"移情""共情"建立信任关系，如术前沟通中的情绪疏导、慢性病管理中的长期陪伴。

3．量化指标：在情感共鸣维度建设中，需构建融汇东方心学智慧与现代心理测量的协同评价体系。认知共鸣层结合 Jefferson 同理心量表（JSE-HP）与中医"望闻问切"观察法，开发"五行情志辨识准确率"指标，通过虚拟病人情景模拟评估护理人员的情绪捕捉能力；行为共振层引入护士－患者连接度量表（nurse-patient connectedness scale, NPCS），结合中医五音疗法应用频次，构建"声情并茂"沟通效能指数；效果反馈层运用改良版住院患者情感照护评价（patient evaluation of emotional care during hospitalization, PEECH）量表，同步追踪心理痛苦温度计（DT）评分改善率与中医情志相胜疗法有效率。创新设计"心镜"双向评价系统，通过可穿戴设备采集护理沟通时的微表情生物反馈数据，运用 AI 情感计算技术分析"与物为春"的情感同步指数，使情感共鸣从哲学思辨升华为可穿戴设备监测、大数据分析的精准护理行为范式。

（三）文化包容维度

1．哲学依据：荀子"化性起伪"的文化适应性理论，《黄帝内经》"因人制宜"的个体化原则。

2．评价要点：护理实践是否尊重患者的文化背景与价值选择，如少数民族患者的饮食禁忌、宗教信仰者的精神需求。

3．量化指标：在文化包容维度建设中，需构建融合东方哲学智慧与国际评价范式的科学指标体系。认知维度可采用跨文化护理自我效能量表（transcultural self-efficacy tool, TSET），结合中医体质辨识技术，评估护理人员对多元文化特征的辨识准确率；在实践维度开发"九宫格文化适应行为图谱"，将 Leininger 日出模式中的文化关怀行为与"三因制宜"原则相对应，通过标准化病人情景模拟考核文化响应速度与精准度；效果维度引入患者版医护人员文化胜任力测评（cultural competence health practitioner assessment, CCHPA）量表，结合中医"天人相应"理念设计"文化生态契合度指数"，动态追踪少数民族患者饮食禁忌执行率、满意度等指标。同时创新性建立"文化敏感性事件分级响应机制"，运用六西格玛 DMAIC 工具分析投诉事件深层文化诱因，将传统"阴阳失衡"理论转化为文化冲突调解模型。

（四）专业素养维度

1．哲学依据：孙思邈"大医精诚"的职业伦理，朱熹"格物致知"的实践理性。

2．评价要点：护理人员是否通过"博施济众"与"循规守信"实现技术能力与人文精神的融合。

3. 量化指标：在专业素养维度建设中，需构建兼具文化底蕴与科学循证的量化指标体系。量化指标可引入护士职业价值观量表（nursing professional values scale-revised，NPVS-R），结合中医"四诊合参"技术应用率，评价人文精神与技术融合水平；运用PEAK关怀能力同行评议工具（professional evaluation of caring behaviors），建立结构化360度反馈机制。同时增设"中医人文实践转化指数"，通过患者版咨询和关系同理心评估量表（consultation and relational empathy measure，CARE量表）评估"大医精诚"理念的现代转化成效，使传统伦理智慧与循证护理评价有机衔接。

二、动态评价模型的实践路径

（一）"知行递进"评价模型

借鉴王夫之"行可兼知"的认识论，构建"认知—情感—行为"三级评价框架。

1. **认知层**：通过理论考核评估护理人员对人文关怀理念的理解深度。
2. **情感层**：采用情景模拟与叙事反思，考察共情能力与道德直觉。
3. **行为层**：通过360度评价（患者、同事、管理者多维反馈）追踪关怀行为的实践效果。

（二）"阴阳平衡"评价原则

道家"负阴抱阳"思想启示，评价体系需兼顾显性指标（如满意度分数）与隐性价值（如患者尊严感）。

1. **显性指标**：采用量化工具如关怀评价量表（caring assessment tool，CAT）进行周期性测量。
2. **隐性价值**：通过现象学访谈、患者日记等质性方法捕捉生命体验的微妙变化。

第三节　护理人文关怀评价的方法与实践

在护理人文关怀评价中，量化工具与质性方法的结合尤为重要。通过整合量化工具与质性方法，护理人文关怀的评价体系得以在理论与实践之间架起桥梁，既关注护理人员的专业能力，又重视患者的主观体验，为提升护理服务质量提供了科学依据。医院护理人文关怀质量的评价包含组织管理、环境与设施、人文关怀培训、患者人文关怀等多个方面，其中，护理人员的人文关怀知识与能力及患者对护理人文关怀满意度是重要的评价内容。当前，护理人文关怀的评价方式呈现多元化，常见的评价方式包括观察、询问、查阅资料、问卷调查及访谈等。其中，问卷调查是普遍应用且简便易行的评价方式；而访谈法常能更深入地了解患者对人文关怀的体验、感受，与问卷调查法互为补充。

一、多元方法论的整合应用

(一)量化评价

在护理人文关怀的评价体系中,量化工具以其客观、可量化的特点,成为评估护理人文关怀水平的重要手段。国内外学者在护理人文关怀领域进行了大量研究,开发出了多种评价工具,旨在全面、准确地衡量护理过程中的人文关怀实施情况。这些评价工具不仅涵盖了护士的关怀行为、态度及技能,还涉及患者对关怀的感知与满意度。通过对比分析这些量化工具,可以更好地理解其适用范围、优缺点及在临床实践中的应用价值。

1. 国际量表的引入与应用

(1) 关怀能力量表(caring ability inventory,CAI):该量表由 Nkongho 于 1990 年基于人文关怀理论而编制,用于测评护士及护理专业学生的人文关怀能力,主要采用自评方式。CAI 的理论基础涵盖了人文关怀的相关文献、Nkongho 的四大理论假说:①关怀是多维度的(caring is multidimensional);②每个人都有人文关怀的潜能(the potential to care is present in all individuals);③关怀是可以通过学习获得的(caring can be learned);④关怀是可以测量的(caring is quantifiable)。CAI 理论还涵盖了 Mayeroff 的八大关怀评价性要素:诚实(honesty)、勇气(courage)、谦逊(humility)、信任(trust)、希望(hope)、耐心(patience)、认识(knowing)和交替节奏(alternating rhythm)。该量表包含 3 个维度、37 个条目,分别为认知(关注对患者需求的理性理解,17 个条目)、勇气(衡量情感投入与行动意愿,14 个条目)和耐心(评估持续关怀的毅力,6 个条目)。采用 Likert 7 级评分(1= 完全不同意,7= 完全同意),总分范围为 37~259 分,分数越高,表明关怀能力越强。其信效度良好,Cronbach's α 系数为 0.84。国内学者马芳(2007 年)、许娟(2009 年)等先后汉化了 CAI,问卷均保留了原始维度及条目数,并分别用于调查护理本科生及临床护理人员的关怀能力,验证了 CAI 在国内同样具有良好的信效度。目前,中文版 CAI 在国内得到了广泛的应用。

(2) 关怀行为量表(caring behaviors inventory,CBI):该量表由 Wolf 于 1986 年基于 Watson 的关怀理论而构建,主要用于测评护理人文关怀行为,可采用护士自评或他评方式。原量表包括 75 个条目,经探索性因素分析和前期调研精简为 42 个条目,共包含 5 个维度:对他人的尊重(respectful deference to the other);关注他人经验(attentiveness to the other's);正性沟通(positive connectedness);护理专业知识和技术(professional knowledge and skill);相信人性化存在(assurance of human presence)。各维度的 Cronbach's α 系数为 0.81~0.92。2006 年,Wu 等将 CBI 精简至 24 个条目,形成了简化版 CBI-24。该量表包含 4 个维度,包括知识和技能、支持和保证、联系患者及尊重患者。量表采用 Likert 6 级评分法,从"从不"到"经常",分别计为 1~6 分,分数越高,代表护士对患者的关怀程度越高。简化版 CBI-24 的 Cronbach's α 系数为 0.959。由于简化版 CBI-24 相比原始量表条目数少,且具有良好的信效度,使得其在临床有较好的适用性。

目前，该量表在国外得到广泛的应用。

2017年，国内学者达朝锦等汉化并调适了简化版CBI-24，将量表修订为3个维度，包括支持和保证（9个条目）、知识和技能（5个条目）、尊重和联系（10个条目），保留原始计分方式。中文版CBI-24的Cronbach's α系数为0.96，具有良好的信效度，在国内得到一定的推广与应用。例如张致琴等采用该量表调查812名临床护士的关怀行为，进一步验证了该量表的适用性。此外，耿孟菲等于2023年通过调查3807名不同地区的护士，构建了中文版CBI-24的常模，为评估护士的关怀行为水平提供了参考。

2017年，Wolf对CBI进行了进一步的修订，形成了CBI-16。CBI-16为单维度量表，采用Likert 6级评分法，每个条目从"从不"到"总是"，分别计1~6分，总分范围为16~96分。CBI-16的Cronbach's α系数为0.95。2024年，国内学者许玉玲等引入汉化CBI-16。中文简版CBI-16包括尊重与沟通、专业知识与技能2个维度共16个条目，总量表Cronbach's α系数为0.918，2个维度的Cronbach's α系数分别为0.839、0.921，量表重测信度为0.802。目前暂未见国内其他研究使用中文简版CBI-16，其适用性有待进一步验证。

（3）关怀行为评价量表（caring behaviors assessment tool，CBA）：该量表由Cronin和Harrison于1988年围绕Watson关怀理论的核心要素而研制，用于患者评价护士实施人文关怀的质量。该量表包含专业能力与技术、患者监测与关注、沟通与理解、教学与指导、心理与情感支持、帮助与信任建立及其他关怀因素共7个维度、63个条目。量表采用Likert 5级评分法，从"非常不符合"到"非常符合"，分别计为1~5分。国内学者刘义兰等于2002年对CBA进行汉化和文化调适，将该量表简化为6个维度、53个条目，包含：①人道主义、利他主义的价值观（15个条目）；②帮助、信任关系的建立和保持（9个条目）；③鼓励患者情感的表达（4个条目）；④健康教育（6个条目）；⑤支持、保护性、矫正型环境的提供（12个条目）；⑥满足基本需要的护理（7个条目）。调查对象对每项护理行为的关怀程度给予评分，从"很少具有关怀性"到"非常具有关怀性"，分别计为1~5分。中文版CBA还包括一个开放性回答的问题：还有护士所做或所说的哪些事使您感到受关怀吗？如果有，请描述。经验证，中文版CBA具有良好的信效度，Cronbach's α系数为0.92，内容效度为0.82。

（4）护理人文关怀满意度问卷（methodist health care system nurse caring instrument，NCI）：该问卷由美国休斯敦卫生保健系统下属的护理关怀质量控制委员会于2000年研制。该问卷通过让患者评估最近一次住院时所接受的护理服务，衡量患者对护理人文关怀的满意度。问卷包含12个维度：护理协调、能力、教学/学习、情感支持、尊重个性、身体舒适、可用性、帮助/新人关系、患者/家庭参与、物理环境、精神环境及结果。共20个条目。问卷采用Likert 6级计分法，从"从不"到"总是"，分别计为1~6分，总分120分，分值越高，说明患者对护理人文关怀的满意度越高。在美国，该问卷已作为护理质量评价指标用于临床。国内学者姜茹鑫等于2022年引入并进行汉化，依托于中国生命关怀协会人文护理专业委员会，在全国范围内抽样调查了107家医院29108名患者对我国护理人文关怀的满意度。验证了中文版 NCI 具有良好的信度，问卷总体 Cronbach's α 系数为 0.982。目前暂未见国内其他研究使用中文版 NCI，其适用性有待进一步验证。

2．本土化量表的开发

开发本土化评价工具，纳入"仁爱""自然""礼敬"等儒家维度。

（1）人文关怀能力问卷（humanistic care ability questionnaire，HCAQ）：该问卷由李惠玲、施芊妤于 2020 年基于儒家仁学思想编制而成，用于测评实习护生的人文关怀能力，采用自评方式。问卷包括 5 个一级指标及 10 个二级指标：恭（敬畏生命、恭敬病家，9 个条目）、宽（宽容病弱、海纳百川，6 个条目）、信（诚信慎独、真诚互信，7 个条目）、敏（敏锐洞察、快捷灵敏，7 个条目）、惠（贤良淑德、惠泽病患，8 个条目）。共 37 个条目。采用 Likert 5 级评分法，"完全不符合"计为 0 分，"较不符合"计为 1 分，"一般"计为 2 分，"较符合"计为 3 分，"完全符合"计为 4 分，总分范围为 0~148 分，得分越高，表明护生人文关怀能力越高。问卷信效度检验结果显示，各条目内容效度指数为 0.849~1，问卷内部一致性 Cronbach's α 系数为 0.958，问卷信效度良好，可作为护生人文关怀能力的调查工具。

（2）护理专业大学生人文关怀能力量表（humanistic caring ability of nursing undergraduates assessment scale，HCANU）：该量表由黄弋冰于 2006 年基于 Watson 的人性关怀理论及其中的十大关怀因素而编制，用于评价有临床实习经验的护理专业学生的人文关怀水平，主要采用自评方式。该量表包含灌输信念与希望（9 个条目）、健康教育（7 个条目）、形成人道及利他价值观（6 个条目）、科学解决健康问题（4 个条目）、协助满足基本需求（4 个条目）、提供良好的环境（5 个条目）、促进情感交流（5 个条目）、帮助解决困难（5 个条目）共 8 个维度，45 个条目，其中有 10 个反向条目。量表采用 Likert 5 级计分法，"完全符合"计为 4 分，"基本符合"计为 3 分，"不能确定"计为 2 分，"基本不符合"计为 1 分，"完全不符合"计为 0 分，条目 5、6、7、20、22、27、29、31、35 和 37 为反向计分。量表总分为 45~225 分，分数越高，说明护生人文关怀能力越强。经验证，量表具有良好的信效度，信度系数为 0.931，效度系数为 0.933。该量表目前在国内较多地被应用于测评护理专业学生的人文关怀能力。例如黄璜等采用该量表对 199 名实习护生进行调查，发现其人文关怀能力处于中等偏上水平。

（3）护士人文关怀品质测评量表（nursing caring characters assessment tool，NCCAT）：该量表由姜安丽、刘于晧等于 2011 年编制，以自行构建的人文关怀品质理论模型为基础。量表可用于评价护士人文关怀品质，主要采用自评方式。该量表包括人文关怀理念（7 个条目）、人文关怀知识（7 个条目）、人文关怀能力（7 个条目）、人文关怀感知（8 个条目）共 4 个维度、29 个条目。采用 Likert 5 级评分法，从"非常不赞同"到"非常赞同"，分别计为 1~5 分，总分为 5~145 分，得分越高，提示调查对象的人文关怀品质水平越高。编者通过对 282 名护士进行调查，检验证实了该量表具有良好的信效度，Cronbach's α 系数为 0.932，内容信效度为 0.986。该量表是国内目前本土研制的、使用频率最高的护士人文关怀品质测评量表。

（4）护士人文执业能力测评量表（the nurse humanistic practice ability scale，HPAS）：该量表由翟惠敏、颜海萍于2016年基于Watson的人性照护理论，采用德尔菲法进行研制而成，适用于临床护理人员人文执业能力水平的评价，包含了伦理与法律实践能力（3个条目）、自我管理能力（3个条目）、心理调适能力（4个条目）、人际沟通能力（6个条目）以及人文关怀实践能力（10个条目）5个维度，共26个条目。量表采用Likert 5级评分法，从"非常不符合"到"非常符合"分别计为1~5分，分数越高，代表护士人文执业能力越好。总量表Cronbach's α系数为0.913，各维度Cronbach's α系数为0.715~0.877；总量表内容效度为0.908，各维度内容效度为0.84~1。目前，国内关于护士人文执业能力测评的研究中，多使用此量表，且部分研究为大样本调查，能够较好地反映护士人文执业能力水平。另外，何雪梅等构建了广东省护士人文执业能力测评工具的常模，为划分护士人文执业能力水平分级提供了标准。

（5）医院急诊患者人文关怀满意度评价量表（human caring satisfaction evaluation scale for hospital emergency patients，HCSES）：该量表由汪唯等于2024年基于Duffy提出的质量—关怀模式（the quality-caring model）编制而成，用于急诊患者（含急诊途径住院患者）评价医院急诊科人文关怀实施效果。量表包括预检分诊关怀满意度，就医关怀满意度，检查、缴费、取药关怀满意度，治疗、抢救、观察关怀满意度，转运关怀满意度及关怀环境与设施满意度6个维度，共32个条目。量表采用Likert 5级评分，从"很不同意"到"非常同意"分别计为1~5分，总分32~160分，分数越高，代表急诊患者对人文关怀服务的评价越高。经验证，量表总体内容效度指数为0.957，Cronbach's α系数为0.968，表明具有良好的信效度，可作为患者层面评价人文关怀在医院急诊科室实施效果的测评工具。然而，目前暂未见其他研究应用该量表，因此，需要进一步验证该量表的适用性。

目前，护理人文关怀的量化评价在理论基础、量表维度、测评方式及应用情况上各具特色。理论基础以儒家"仁爱思想"和Jean Watson的关怀理论为主，同时融合其他多种理论，形成了多元化的理论支撑。量表维度涵盖行为、能力、感知、品质等多个层面，但多数工具测评维度单一，缺乏综合性。测评方式包括自评、他评及两者结合，各有优劣，建议综合运用以全面评估。在应用方面，国外工具研究起步较早，国内则经历了从引进到自主研发的过程。CBA、CBI等国外量表在国内得到了一定的应用，但存在适用性、实用性等方面的挑战。国内自主研发的工具如HCANU、NCCAT等，则更贴近中国文化背景和护理实践需求，得到了广泛应用。然而，部分新研制的量表如HCAQ、HCSES等，其信效度及适用性尚需进一步验证。

（二）质性研究评价

质性研究是一种以解释和理解社会现象为核心的研究方法，强调通过深入的、非结构化的数据收集方式（如访谈、观察、文本分析等）来探索复杂的社会现象。在护理人文关怀评价中，质性研究方法能够帮助研究者深入了解护理人员、患者及其家属对关怀的感知、体验和需求，揭示护理实践中的人文关怀内涵。

质性研究是护理人文关怀评价中的重要手段,尤其在揭示护理实践中的人文关怀细节、患者体验和护理人员的关怀行为方面具有独特的优势。质性研究在自然情境下进行研究,通过面对面的访谈或观察,允许研究者在研究过程中根据实际情况调整研究设计和问题,能够捕捉到护理实践中的真实情境和复杂互动,深入了解受访者的内心世界和真实体验。通过分析护理叙事文本,提炼"关怀瞬间"(caring moments)的核心要素,能够捕捉到量化工具难以测量的细微情感和复杂情境。质性研究具有深入性、情境性、灵活性的特点,为护理人文关怀的评价提供了丰富的数据支持。常用的质性研究评价方法如下。

1. 访谈法

访谈法(interview method)在护理人文关怀的评价中展现出了其独特的魅力与价值。该方法要求研究者与护理环境中的关键知情人,如患者、家属及护理人员等进行深入的交流与对话,以详细了解受访者对护理人文关怀的感知与体验。在护理人文关怀的评价实践中,访谈法使研究者能够直接从受访者的角度,了解护理服务中人文关怀的落实情况,以及患者和家属对这些做法的反应与反馈。这种深入的交流有助于揭示护理人文关怀中的细微差别和潜在问题。

(1)访谈对象:包括医护人员、患者、家属、护生等。了解医护人员在实践中如何实施人文关怀、面临的挑战和困惑。了解患者及其家属对护理人文关怀的体验和评价,揭示护理服务中的不足之处。了解学生对护理人文关怀课程的学习体验和感受。

(2)访谈形式:主要有半结构化访谈和深度访谈。半结构化访谈是研究者根据预先设计的访谈提纲,灵活调整问题顺序和内容,确保访谈的深度和广度。深度访谈是通过长时间的深入交流,研究者能够捕捉到受访者的情感变化和复杂体验。

(3)访谈内容:访谈内容主要包括关怀体验、关怀需求、关怀挑战。关怀体验方面询问受访者在护理过程中感受到的关怀行为,如护理人员的沟通方式、情感支持等。关怀需求方面了解受访者对护理人文关怀的期望和需求,如希望护理人员如何表达关怀。关怀挑战方面探讨护理人员在实施人文关怀过程中遇到的困难和挑战,如时间压力、资源不足等。例如,卜梦茹等通过与住院患者家属进行深入访谈,了解到其对医院护理人文关怀的体验与评价包含多方面,指出人文关怀管理体系建设不完善等问题。马霏等则通过访谈居家养老照护人员,探究了其在居家情景下的人文关怀照顾实践体验,提出需要加强培养照护人员的人文关怀意识和提升人文关怀能力。

2. 观察法

观察法是质性研究中的另一种重要方法,通过直接观察护理实践中的关怀行为,研究者能够捕捉到护理人员与患者之间的互动细节。

(1)观察内容:包括护理人员的关怀行为如护理人员如何与患者沟通、如何表达情感支持等;观察患者对护理人员关怀行为的反应,如是否感到被尊重和理解。

(2)观察方式:包括参与式观察和非参与式观察。参与式观察是研究者作为护理团队的一员,直接参与护理实践,观察护理人员的关怀行为。非参与式观察是研究者作为旁观者,记录关怀者与被关怀者之间的互动。在"本科护理人文关怀课程的设计与教学实践研究"中,教师通过观察学生在护理人文关怀课程中的表现,评估学生的关怀实践能力。例如,在"天凉谨记添衣裳"关怀活动中,教师观察学生如何运用所学的人文关怀知识,向家人传达温暖贴心的问候。

3. 文本分析法

文本分析法是通过分析护理人员的反思日记、患者的反馈记录等文本资料,揭示护理人文关怀的内涵和实践效果。

(1) 文本来源:护生和护理人员的反思日记,记录学生在课程学习、见习、实习以及护理人员在实践中的关怀体验和反思。如在李惠玲、路佳慧的研究中,学生通过撰写反思日记,记录自己在护理人文关怀课程中的学习体验和感悟。通过对这些文本的分析,研究者提炼出了学生对人文关怀的理解和实践经验。例如,学生N12在反思日记中写道:"通过课程,我学会了如何通过语言和非语言的方式表达关怀,这让我在护理实践中更加自信。"文本的另一个来源是患者的反馈,记录患者对护理服务的评价和建议。

(2) 分析方法:运用扎根理论,通过逐级编码和分类,提炼出护理人文关怀的核心要素。内容分析法:通过统计关键词和主题,分析文本中的关怀内容和情感表达。

相对于量性研究,质性研究方法具有深入理解关怀体验、揭示潜在问题、促进理论与实践结合的优势。质性研究方法能够捕捉到护理人员和患者在关怀实践中的细微情感和复杂体验,揭示量化工具难以测量的关怀内涵;通过深入的访谈和观察,研究者能够发现护理人文关怀中的潜在问题和改进空间,为护理服务的优化提供依据;能够将护理人文关怀的理论与实践相结合,帮助护理人员在实践中更好地理解和应用关怀理论。

质性研究对于护理研究者也存在一定程度的挑战。质性研究在数据收集时存在复杂性,需要研究者投入大量的时间和精力进行数据收集和分析,尤其是在面对复杂的护理情境时。质性研究的结果主观性较强,容易受到研究者主观判断的影响,可能导致研究结果的偏差。质性研究通常采用小样本,研究结果的普适性可能受到限制。

质性研究方法在护理人文关怀评价中具有重要的应用价值,能够深入揭示护理实践中的关怀体验和复杂情境。通过访谈、观察和文本分析,研究者能够全面了解护理人员、患者及其家属对人文关怀的感知和需求,为护理服务的优化提供依据。未来的研究可以结合量化研究和新技术的应用,进一步提升质性研究方法在护理人文关怀评价中的科学性和实用性。

(三)情境化评价

情境化评价是护理人文关怀评价中的重要手段,强调在真实或模拟的护理情境中评估护理人员的关怀能力。情境学习理论认为,学习是一个社会化的过程,知识与技能的获取离不开具体的情境。在护理人文关怀评价中,情境化评价能够帮助护理人员在真实或模拟的情境中学习和应用关怀技能。体验式学习理论强调通过亲身体验来促进学习。情境化评价通过模拟真实的护理情境,帮助护理人员在实践中体验关怀的内涵,从而提升其关怀能力。行为评估理论认为,个体的行为是其在特定情境下的反应。情境化评价通过观察护理人员在特定情境中的行为，评估其关怀能力。情境化评价的具体方法包括建设人文关怀案例库和运用虚拟现实技术等。通过情境化评价，研究者能够捕捉到护理人员在复杂情境中的实际表现，揭示其在关怀实践中的优势和不足。

1．建设人文关怀案例库

建设人文关怀案例库是情境化评价的重要方法之一。通过收录典型的涵盖全生命周期的人文关怀案例，确保案例库的全面性和适用性。将案例库应用于护理人员的教学与培训中，通过案例分析、角色扮演和模拟演练等方式，评估护理人员在人文护理实践中的表现，提供针对性的反馈和改进建议，提升护理人员的关怀能力和道德判断能力。在苏州大学本科护理人文关怀课程的设计与教学实践研究中，教师通过引入真实且具有代表性的临床案例，如"屋内弥漫着薄荷味的芬芳"，组织学生进行小组讨论，评估学生对人文关怀的理解和应用能力。引入南丁格尔奖获得者的先进事迹视频，激发学生对生命的敬畏之情，培育学生的奉献精神。通过案例分析，学生不仅加深了对人文关怀的理解，还提升了关怀实践能力。

2．建立人文关怀可视化评价体系

护理人文关怀的可视化是将抽象的人文理念与复杂的护理实践数据转化为直观、易懂的形式，通过多维度、多层次的视觉呈现，实现护理人文关怀质量的动态监测与科学管理。近年来，随着大数据、人工智能等技术的快速发展，护理人文关怀的可视化形式不断创新，主要呈现以下趋势。

（1）在数据采集层面，依托电子病历系统、移动护理终端、患者满意度调查平台等多渠道数据源，实现了护理人文关怀数据的实时采集与整合。例如，通过可穿戴设备监测护理人员的微表情与语音语调，结合患者反馈数据，生成情感共鸣指数的动态热力图；利用自然语言处理技术分析护患沟通记录，提取关键词生成词云图，直观展示人文关怀的重点内容。

（2）在可视化工具层面，Tableau、Power BI等数据可视化软件的广泛应用，为护理人文关怀的可视化表达提供了技术支持。通过雷达图展示不同科室的生命敬畏指数，利用折线图追踪情感共鸣评分的动态变化，借助桑基图分析终末关怀资源的分配情况，使复杂的数据关系一目了然。

（3）在应用场景层面，可视化形式已渗透到护理管理的各个环节。在临床管理中，通过仪表盘实时展示护理人文关怀的综合评分，辅助管理者优化资源配置；在质量改进中，利用柱状图对比文化冲突事件的解决效率，发现薄弱环节；在教育培训中，将可视化评价结果纳入课程设计，提升护理人员的人文素养。

3．运用虚拟现实技术评价

虚拟现实技术（VR）在护理人文关怀评价中的应用，为情境化评价提供了新的可能性。通过模拟真实的护理情境，VR技术能够帮助研究者观察护理人员的非语言沟通和情绪管理能力。

通过VR技术模拟临终关怀场景，观察护理人员如何与患者及其家属进行沟通，如何表达情感支持。模拟急诊抢救场景，评估护理人员在高压环境下的关怀行为和情绪管理能力。VR技术不仅可以记录护理人员的非语言沟通行为，如触摸、眼神交流等，实现行为观察，评估其关怀能力，还可以通过生理指标（如心率、皮肤电导等）和面部表情分析，评估护理人员的情绪管理能力。

情境化评价通过模拟真实的护理情境，能够捕捉到护理人员在复杂情境中的实际表现，评估结果更具真实性；能够针对特定的护理情境和问题，提供针对性的评价和改进建议；通过互动式的评价方式，如案例讨论、角色扮演等，能够激发护理人员的学习兴趣和参与度。但情境化评价需要投入大量的资源，如时间、人力和技术支持，尤其是在使用VR技术时；标准化难度较大，情境化评价的情境设计和评价标准难以统一，可能导致评价结果的主观性和不一致性，实施过程较为复杂，需要研究者具备较高的组织和管理能力。

二、评价实践的典型案例分析

（一）"礼以立人"在尊严护理中的评价应用

儒家"礼治"思想在医疗领域的现代化转化，本质上是对医患关系的伦理重构。我国台湾学者黄光国（2016）提出"人情与面子"理论模型，指出中国式尊严维护需满足"称谓礼仪""程序正当""情感共鸣"三重需求。某三甲医院肿瘤科将《患者尊严量表》（PDI）的35项指标与《礼记·曲礼》"毋不敬"原则相结合，创新开发出"三维度九要素"评价框架："身份维度"设置"称谓使用规范率""隐私保护执行度"等指标，通过"护理人员是否使用尊称（如'先生''阿姨'）而非床号称呼患者？""是否在操作前解释目的并征得同意？"等问题，评价患者尊严是否得到维护；"程序维度"建立"知情同意完整率""操作解释达标率"监测指标，"情感维度"引入"共情反应时间""非语言关怀频次"等观测点，评价患者尊严维护的三重需求满足程度。

通过穿戴式设备监测护士语言模式，结合第三方满意度调查发现：采用"姓名"+"先生/阿姨"复合称谓时，患者皮质醇水平下降18.6%；治疗前采用"3E解释法"（explain-embrace-ensure）的操作环节，医患沟通纠纷减少73%。项目开展12个月后，尊严感评分从基线58.3提升至71.8，与加拿大Tomás-Sábado（2020）的跨文化研究形成理论呼应。实施后，患者尊严感评分提升23%，投诉率下降41%。

对比西方尊严护理实践，研究团队发现中国患者对"家庭参与式决策"需求高出27%，这促使评价体系增设"家属沟通充分性指标"。该发现印证了新加坡国立大学李淑仪（2021）关于亚洲集体主义文化对护理评价影响的论述。

（二）"道法自然"在阿尔茨海默病患者护理中的评价创新

基于《道德经》"人法地，地法天，天法道，道法自然"的哲学思想，北京中医药大学团队（2022）提出"四时护理理论"，将道家养生智慧转化为可量化的评估指标。某养老院据此建立的非药物干预评价体系包含时空维度（昼夜节律匹配度、季节适应性活动参与指数）、身心维度（自然元素暴露时长、非对抗行为转化率）、社会维度（代际互动质量评分、文化记忆唤起效能）。

通过可穿戴设备监测园艺治疗期间的心率变异性（HRV），记录个性化作息方案的执行效果，减少约束带使用率。数据显示，当自然光照度大于 10000 lux 且植物接触时长大于 30 分钟时，患者前额叶 α 波增幅达 42%。个性化作息方案使褪黑素分泌周期匹配率从 61% 提升至 89%，约束带使用率下降至欧盟标准以下。

与美国阿尔茨海默病协会的非药物干预指南对比，本方案在"文化特异性干预"维度表现出显著的优势：传统节气主题活动使长者的攻击性行为发生率降低 57%，较美国同类机构低 19 个百分点，家属满意度达 92%。这验证了香港中文大学陈志武（2023）关于"文化锚定效应"在痴呆护理中的重要作用。

三、评价体系的持续改进机制

（一）"返本开新"的迭代优化

1. 传统智慧挖掘

定期组织中华优秀传统文化经典读书会，从《备急千金要方》《论语》《道德经》等典籍中提炼评价智慧，将"阴阳和合"思想转化为医患关系平衡指标。

2. 国际标准接轨路径

创建"双螺旋融合模型"，将 Watson 人性照护理论"十要素"与《黄帝内经》"五使"学说对照，将 Swanson 关怀模型"五个过程"与《伤寒论》"观其脉证"诊断原则整合，构建全球卫生治理中的中国人文关怀话语体系，使中国智慧在 JCI 认证中展现出独特的文化优势。

3. 建立"人文关怀质量改进圈"

"人文关怀质量改进圈"是一种通过 PDCA（计划－执行－检查－行动）循环实现护理人文关怀评价与改进的动态衔接的方法。

（1）计划（plan）：计划阶段明确护理人文关怀评价的目标，如提升护理人员的关怀能力、改善患者满意度等，制定具体的评价方案，包括评价标准、评价工具和实施步骤。

（2）执行（do）：执行阶段在临床科室中实施护理人文关怀评价，通过观察、访谈和问卷调查等方式，收集护理人员的关怀行为数据和患者反馈。

（3）检查（check）：检查阶段对收集到的数据进行分析，评估护理人员的关怀能力，发现存在的问题和不足，将评价结果反馈给护理人员，组织讨论会，探讨改进措施。

（4）行动（act）：行动阶段根据评价结果和讨论会的建议，制定具体的改进措施，如加强关怀技能培训、优化护理流程等。通过持续的 PDCA 循环，不断优化护理人文关怀评价和改进措施，提升护理质量。

（二）"知行合一"的人文关怀质量文化培育

1. 人文关怀质量评价委员会建设

借鉴英国 NICE 指南治理架构，建立三级督导体系。

战略层：护理人文关怀专家委员会（含哲学、伦理学跨学科专家）；战术层：护理人文关怀质量改进小组（实施 PDCA-戴明环与 DMAIC-六西格玛双循环）；执行层：病区人文关怀督导员（配备"关怀质量雷达图"实时监测工具）。

2. 榜样激励机制

通过"仁心护士"表彰、"人文之星"及"人文故事"传播三大载体，系统推进人文护理建设，形成具有示范效应的服务提升模式。

很多医院每年开展"十佳仁心护士"评选活动，建立包含专业技能、服务创新、患者满意度等多维度的评价体系，形成"技术精进—服务优化—经验共享"的良性循环。

中国生命关怀协会人文护理专业委员会立足行业高度，以"人文之星"月度报道为载体，创新打造护理人文精神传播矩阵，形成"发现—培育—辐射"的示范引领机制。每个月从全国医疗机构中遴选具有温度服务案例的护理工作者，以图文、视频、音频等全媒体形式在官方公众号深度呈现其人文实践。报道注重"三个结合"：真实服务场景与患者口碑相结合，专业素养与人性关怀相结合，个体闪光点与行业价值观相结合。未来将持续深化"以生命温暖生命"的理念传播，让点点星火汇聚成照亮行业的人文之光。

在信息化时代背景下，将人文护理实践转化为可感知、可传播的品牌符号，通过"人文故事"全媒体传播工程，构建起"采集—创作—传播—互动"的完整叙事链，让护理温度突破医院围墙，形成广泛社会共鸣。华中科技大学同济医学院附属协和医院成立由宣传科牵头，联合患者服务中心、社工部及志愿者、护理人员组成的人文故事采编团队，一线护理人员通过"人文服务日志"自主记录暖心片段；病区设置"温情信箱"，收集患者及家属的真实反馈；专职采编员每周深入临床开展"叙事访谈"，形成动态更新的"人文故事资源库"。以官方公众号为核心阵地，开设"人文故事"专栏，采用"护士自述＋患者证言＋场景重现"的复合叙事模式定期发布推文，在门诊大厅部署"人文故事互动屏"；联合主流媒体打造系列纪录片，例如"肿瘤科护士用漫画抚慰小患者"专题在央视网播出后，24 小时内点击量突破 80 万次。某医院每年护士节举办"故事照亮生命"主题展览，运用 AR 技术重现经典护理场景，参观者可通过虚拟形象与故事主角互动。这些创新形式使护理人文从单向传播升级为情感共创，2023 年患者参与故事互动达 4.7 万人次。

在构建现代化护理服务评价体系进程中，医疗机构通过"返本开新"与"知行合一"双轮驱动，形成具有文化深度与实践效能的质量改进机制。一方面深度挖掘《黄帝内经》《备急千金要方》等典籍中的哲学智慧，将"阴阳和合""观其脉证"等传统理念转化为医患关系平衡、服务过程观察等评价指标，同时创新性建立"双螺旋融合模型"，将 Watson 人性照护理论与中医经典学说有机对接，使中国人文护理智慧在国际 JCI 认证中展现独特优势。另一方面构建三级质量督导体系，形成科学化、系统化的管理体系。在实践层面，以"仁心护士"评选、"人文之星"报道、"人文故事"传播三大载体形成示范效应，通过全媒体叙事链将护理温度转化为社会共鸣。这种融贯古今、链接中外的评价体系创新，既培育出"技术精进—服务优化—经验共享"的良性生态，又通过故事IP化、课程标准化、产品可视化等手段，推动人文护理从行业标准升华为文化符号，为健康中国建设注入持久的生命力。

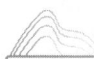 小结

护理人文关怀评价体系的构建是现代护理理论与实践发展的重要方向。随着社会经济的快速发展和医学模式的转变，护理服务已从单纯的生理治疗扩展到了心理、社会和精神层面的全方位关怀。人文关怀作为护理实践的核心价值，不仅是提升护理质量的关键，也是改善患者体验、构建和谐护患关系的重要途径。本章从评价的理论基础、指标体系与方法实践三个层面，系统论述了护理人文关怀评价的科学化与规范化路径，旨在为护理人文关怀的实践与研究提供理论依据和实践指南。

护理人文关怀评价体系的构建离不开哲学思想的指导，尤其是中国传统生命哲学与现代护理伦理的深度融合。儒家"仁礼并重"的伦理观强调"仁者爱人"的道德实践，要求护理人员在关怀实践中体现对患者生命价值、尊严和情感的尊重。道家"自然无为"的宇宙观则强调关怀行为应顺应患者的生命本真状态，尊重个体差异和生命节奏。这两种哲学思想为护理人文关怀评价提供了多维度的理论依据。

与此同时，现代护理伦理从"技术理性"向"关系伦理"的转向，进一步丰富了人文护理的内涵。现代护理伦理强调护患关系的共构与生命意义的表达，主张通过深度沟通与情感联结，帮助患者表达其生命故事与内心需求，与儒家"仁者浑然与物同体"的境界不谋而合，为护理人文关怀评价提供了新的理论支撑。

护理人文关怀评价指标体系的构建是理论与实践相结合的重要环节。基于儒道哲学与现代护理学的交叉视角，本章提出了生命敬畏、情感共鸣、文化包容和专业素养四个核心评价维度。生命敬畏维度强调护理行为应体现对生命神圣性的尊重，尤其是在临终关怀和急救情境中。通过量化指标如患者满意度评分和伦理冲突事件的处理率，评估护理人员的生命态度。情感共鸣维度关注护理人员能否通过"移情"和"共情"建立信任关系，评估其在术前沟通、慢性病管理等情境中的情感支持能力。文化包容维度要求护理实践尊重患者的文化背景与价值选择，评估护理人员在跨文化护理中的表现。专业素养维度强调护理人员应通过"博施济众"和"循规守信"实现技术能力与人文精神的融合，评估其专业素养和关怀能力。

护理人文关怀评价的方法实践是评价体系落地的重要环节。本章探讨了量化工具、质性研究和情境化评价三种主要方法的应用。量化工具以其客观、可量化的特

点，成为评估护理人文关怀水平的重要手段。国内外学者开发了多种评价工具，如人文关怀能力问卷（HCAQ）、关怀能力量表（CAI）、关怀行为量表（CBI）、护士人文执业能力测评量表（HPAS）等，这些工具涵盖了护士的关怀行为、态度及技能，能够全面、准确地衡量护理过程中的人文关怀实施情况。质性研究方法通过深入访谈、观察和文本分析，能够捕捉到量化工具难以测量的细微情感和复杂情境。质性研究在揭示护理实践中的人文关怀细节、患者体验和护理人员的关怀行为方面具有独特的优势。情境化评价强调在真实或模拟的护理情境中评估护理人员的关怀能力。通过建立"人文关怀质量改进圈"、建设人文关怀案例库和运用虚拟现实技术等方法，情境化评价能够全面评估护理人员在复杂情境中的实际表现，揭示其在关怀实践中的优势和不足。

护理人文关怀评价体系的构建不仅是护理理论发展的必然要求，也是提升护理实践质量的现实需求。通过儒道哲学与现代护理伦理的融合，科学、系统的评价指标体系的构建，以及量化工具、质性研究和情境化评价的结合，护理人文关怀评价体系得以在理论与实践之间架起桥梁，既关注护理人员的专业能力，又重视患者的主观体验，为提升护理服务质量提供了科学依据。未来的研究应继续深化评价体系的科学性和实用性，推动护理人文关怀实践向更富人性化的境界升华。

护理人文关怀评价的本质，是通过系统化的价值判断推动护理实践向更富人性化的境界升华。儒家的"成己成物"与道家的"与道冥合"，共同指向一个超越技术主义、回归生命本真的评价愿景。未来研究应致力于开发综合性强、可比性好且经过大样本验证的测评工具，以更全面地评估和提升护理人文关怀水平。

需进一步探索智能技术（如 AI 情感识别）与传统哲学的结合路径，在数字化时代守护护理的人文内核，使评价体系真正成为照亮"生命关怀之道"的明灯。

余论

本文原本是以"中国古典哲学与现代护理人文关怀"作为研究课题，旨在建构现代护理学领域实践上需要但至今尚且缺乏的人文关怀理论。通过本文的探讨，不仅对于中国传统生命哲学获得了一种对笔者来说全新的体验，更为重要的是，笔者从中国传统生命哲学中获得了一种对于建构现代护理人文关怀理论来说必不可少的智慧与信心，尽管仅仅依靠这种智慧与信心尚不足以全面而系统地构造出一种适用于现代护理人文关怀实践的理论，但至少在如下几个方面为构建这样的理论准备了必要的思想前件。

第一，在生命关怀思维上，中国传统生命哲学切合现代护理人文关怀的实际。

现代护理人文关怀本质上属于生命关怀，现代护理人文关怀理应有某种生命哲学作为其理论基础，就其现代性而言，这种生命哲学的理论构造应当通过对中西方生命哲学的会通研究来达成，从其生成过程来讲，现代护理人文关怀理论应该就是会通中西方生命哲学的思想产物，它在本质上属于现代生命哲学，或者毋宁说，它是现代生命哲学的一种具体形态。

但是，在现代学术知识体系中，哲学与科学有相对明确的界限：科学是"求真"的学术，科学知识是关于自然规律的知识；哲学是"求善"的学术，哲学知识是关于文化价值的知识。由于自然规律的主体是不依赖于人的意识而存在的客观实在性物质，所以探求自然规律的科学及其知识也具有相应的客观性，而不以任何人的主观意志或人的群体意志为转移，因而不具有一般文化所具有的民族性特征；与此不同，文化价值则是以人为主体的，本质上是反映人或人的群体需要的观念形态的东西，因而探求文化价值的哲学及其知识也具有相应的观念性，这种观念性也就是一般文化所具有的民族性特征，它意味着文化价值在不同民族之间各有其特殊的观念形态。故作为现代生命哲学的一种具体形态，现代护理人文关怀理论也有表征一定民族性的特殊观念形态，它虽然必须通过会通中西方生命哲学才能构建起来，从而在理论应该具有融通中西方价值的特点，但在总体的价值取向上仍不可避免地要么倾向于"中国价值"，要么倾向于"西方价值"，而不可能达到不偏不倚的"价值中立"。

笔者所要建构的现代护理人文关怀理论，在理想形态上属于具有中华民族文化特色的现代生命哲学，即在总体的价值取向上是倾向于"中国价值"的。这种价值倾向主要表现在笔者通过自己的探讨所达到的对于现代护理人文关怀的本质的如下体认上。

现代护理人文关怀本质上属于生命关怀，不同类型的生命哲学对于生命关怀的理解有相应的差别，这取决于这些生命哲学对于生命本质的不同体认。19世纪后期以来，西方的生命哲学主要有两种类型：占主流地位的非理性主义生命哲学和不占主流地位但也有相当影响力的理性主义生命哲学。前者把生命理解为具有变异性、创造性和因人而异的独特性的心灵之内在的冲动、活动和过程；后者则把生命理解为进化过程中所逐渐获得并且不断提高的各种生物性适应能力。无论按照哪种理解，生命关怀似乎都可以甚至也应该被理解为以某种方式来激发蕴藏于个体生命之中的各种潜能，使这些潜能得到充分的发挥或发展。这种"西式"的生命关怀旨在调动被关怀者的内在生命力，使其能依靠自身的力量来自主地解决自己所面临的种种问题。在现代护理人文关怀视域下来考察中国传统哲学，则诚如牟宗三等一些现代新儒家人物已经看到的那样，中国传统哲学确是以生命作为主要课题的哲学，也就是说，中国不但有自己的生命哲学，并且这种生命哲学都已经传承几千年了，较之于西方生命哲学，它或许发展得更加成熟，当然也不排除后来者居上的可能，但不管怎样，中国传统生命哲学确有如牟宗三所说的那个特点，即其"主要的用心"是在于"如何来调节我们的生命，来运转我们的生命、安顿我们的生命"。据此来理解生命关怀的实质，则可以把它归结为以某种方式来调节被关怀者的生命，使其生命得到良好的运转和妥善的安顿。如果说这就是"中式"的生命关怀的话，那么很明显，这种生命关怀方式并不注重如何使被关怀者依靠其自身力量来解决其所要解决的问题，而是关怀主体想方设法地帮助被关怀者来解决他们所要解决的问题。然则，本于中西方生命哲学的会通精神，现代护理人文关怀的本质就应该被确定为：既设法调动被关怀者自身的力量，使其能自主应对和处理自己所遇到的问题；又尽其所能地向被关怀者施以援手，直接帮助他们解决其所要解决的问题。这两个方面固然都可以理解为向被关怀者提供帮助，但前者是着眼于被关怀者自己解决自己的问题而向他们提供间接帮助，后者则是着眼于替被关怀者解决问题而向他们提供直接帮助。就人文关怀的普遍性、一般性而言，这两个方面自然应该互相结合起来加以运用，才能收到最理想的关怀效果。但是，从人文关怀的护理特性来说，由于护理对象通常是属于"老、弱、病、残"之人，所谓现代护理人文关怀，主要就是针对这类特殊人群及其个体来予以实施和进行的，所以着眼点自然不应该是怎样让他们自己解决自己的问题，而应该是怎样替他们排忧解难。故内在于中国传统生命哲学的生命关怀思维方式，更切合现代护理人文关怀的实际，更适合这种具体的人文关怀实践的要求。

第二，在生命价值观上，中国传统生命哲学具有适合现代护理人文关怀理论需要的内在超越精神。

从全球范围来说，人类文明已经进入后工业文明时代。早在工业文明时代，17—18世纪的启蒙运动就以理性批判方式动摇了中世纪以来的神学文化根基。而对于已然摇摇欲坠的神学文化来说，勃兴起于19世纪中后期并一直延续到20世纪的科学主义思潮，就更是雪上加霜了；差不多与此同时，19世纪以尼采、叔本华为代表，20世纪以伯格森、萨特为代表的崇尚非理性的人本主义思潮，则不仅全盘否定了神学文化，甚至对由17—18世纪启蒙运动至19—20世纪科学主义思潮逐步建立和巩固的"理性王国"也产生了巨大冲击。进入后工业文明时代以来，方兴未艾的后现代思潮承接19—20世纪的人本主义思潮，继续并进一步对由中世纪神学文化所构造的"天国"和由现代科学文化所构造的"理性王国"构成双重冲击，于是，作为神学的"天国"和科学的"理性王国"所赖以存在的思想基础的本质主义遭受了空前严重的打击。因此，纵观世界文化发展大势，西方传统文化所固有的外在超越精神已经式微，代之而起的是一种与后工业文明时代的消费主义文化相适应的世俗精神。这里无意于对这种世俗精神予以价值评判，但毫无疑问的是，这种世俗精神随着后工业文明时代的发展而已然并且日益严重地向全球扩散，导致当今世界的人们越来越看重现世生活，而西方传统文化所固有的个体主义与这种后现代形态的世俗精神互相结合和混合，更产生了一种在现世生活中寻求个性自由发展的后现代文化思潮，用心理学术语来说，这种后现代文化思潮也就是追求所谓"人的自我实现"的社会心理潮流。这种文化思潮或社会心理潮流固然也具有某种超越精神，但这种超越精神的超越性主要是个体生命在自我创造意义上的超越性，因而它是一种具有极浓重的个体主义色彩的内在超越精神，与中国传统文化中包含的具有极浓重的整体主义色彩的内在超越精神形成鲜明对照。从现代护理人文关怀角度来看，如果说中国传统生命哲学的生命关怀思维方式更加适合现代护理人文关怀实践要求的话，那么，中国传统生命哲学所具有的内在超越精神自然也相应地更为可取。按照中国式的内在超越精神，人们尽可以追求自我实现需要的满足，但是个人的自我实现需要，当且仅当其符合集体的"公道"要求，时才具有现实性，故对于个人来说，他要追求其自我实现，就必须达到对寓于其心中的"道"的自觉，从而能够在这个"天理良知"的指引下，选择一种符合"公道"要求、同时也合乎其"天命之性"的合理行为方式来达成其自我实现需要的满足。现代护理人文关怀的所以然之故，并不是属于科学范畴的一种原理，因而也不具有科学意义的客观必然性，而是属于文化范畴的一种价值，因而只具有文化意义的理所当然性，正如儒家哲学所昭示的那样，从事护理人文关怀之类的仁道事业，不过是顺应着自己的良善本性，听从自己内心的良知召唤而已。换言之，护理人文关怀的所以然之故，压根儿就属于一种信仰，一种对于具有好生之德的"天命"或"天理"的崇敬心和替天行道的虔诚心。这种信仰在儒家语境中是"畏天命"之心，在道家语境中也就是"尊道贵德"之心，凡达到此心自觉者，即意味着具有了足以让自己实现内在超越的信仰。

第三，在人文关怀教育上，中国传统生命哲学具有合乎现代护理人文关怀具体实践要求的多元价值理念。

人文关怀教育是现代护理人文关怀的一项重要内容，其教育对象不并限于护理人员，也包括护理人员的工作对象。就后者而言，人文关怀教育是通过对护理人员的培训，使他们具有对自己的工作对象进行恰当心理疏导的能力，并运用这种能力来实施对工作对象的心理疏导。这种心理疏导，不是简单地运用心理学的手段和方法的技术性行为，而是运用心理学的手段和方法向工作对象灌输某种价值观，换言之，就是把某种价值观转换成可以使工作对象在心理上能自然接受的信息，进而通过明示或暗示的方式将这些信息传达给工作对象。要做好这项融价值理念与科学技术为一体的复杂工作，必须针对工作对象的具体情况，因人而异地来开展心理疏导，这意味着针对工作对象所开展的人文关怀教育，要根据不同的工作对象来确定其教育内容，亦要针对工作对象具体而特殊的生存境况来传达相应的价值观信息。而中国传统生命哲学中恰恰就存在着可供现代护理人文关怀教育进行多种选择的价值观信息来源。例如，面对忧心忡忡的患者，可用道家的生命哲学理念来加以价值引导，使他们能像看透生死的庄子那样，难得糊涂地安之若命，豁达地以死生为一条。例如，面对临终患者，可用佛教的生命哲学理念来加以价值引导，使他们能像解脱死生的高僧那样，带着无念离境的空寂心，平静地圆寂而去。

就是针对护理人员的人文关怀教育，中国传统生命哲学中也存在着可供多种选择的价值观信息来源。例如，对于一般护理人员，可用儒家的生命哲学理念来加以价值引导，使他们树立起"无恻隐之心，非人也"的人道观念和"耻匹夫匹妇之不被其泽"的荣辱观念。例如，对平素喜好夸夸其谈而办事不认真的护理人员，可用儒家"言忠信，行笃敬，虽蛮貊之邦，行矣。言不忠信，行不笃敬，虽州里，行乎哉"的诚信思想来加以价值引导。例如，对平素行事偏颇而不能一视同仁对待工作对象的护理人员，可用道家"圣人常善救人，故无弃人；常善救物，故无弃物"的博爱思想来加以价值引导。事实上，不从实际出发，不顾教育对象的具体情况，总是千篇一律地用同一种价值观来进行无差异的思想教育或道德教育，既违背辩证唯物主义的思想路线，也不可能收到预期的教育效果，这也正是笔者作为在护理生涯耕耘了33年的资深护理人，集护理管理、教育与实践为一体的"双师型"护理专家潜心研读儒道之生命哲学，期待引用植根于中国传统文化的人文关怀原理指导当下工具主义盛行的护理人文关怀实践的良苦用心。

附录

附录一 生命周期特殊人群的关怀照护案例

案例一 不孕者的心理疏导
李惠玲

背景

妇科患者徐某结婚8年,5年前曾因单位出差而致流产后一直不孕。其丈夫是家中独子,且三代单传。婆婆退休在家急着抱孙子。不孕的阴影几乎每天都笼罩着患者一家,这使徐某感到压力很大。她来到医院妇科门诊检查,结果是盆腔炎症而住进了医院。35岁的徐某整日忧心忡忡,其丈夫也很少说笑。床位护士感到应该尽快帮助这个家庭摆脱阴影,减轻患者的心理压力,于是她找到了患者的丈夫杨某和婆婆陈某。

交流

护士: 我们3个人坐在一起谈话的目的是一致的,就是帮助和配合医生治好患者的盆腔炎症,尽快怀孕。

患者丈夫: 是的,我也这么想。(婆婆同时点点头)

护士: 但是,对不孕的原因你们二位可能还缺乏认识。现在对患者来说,除了盆腔自身的炎症外,心理紧张和压力也是主要原因,因为任何紧张都可使患者内分泌系统紊乱,激素分泌失调,排卵受抑等。所以我们目前需要共同努力的是,多给患者关心爱护和支持,尽可能不提生育之事,让她以完全放松的状态接受药物治疗。盆腔炎症不是难治之症,只要好好与医生合作,会治愈的。

患者婆婆: 是吗?那么需要多长时间?

护士: 最长3个月。如果是慢性、有粘连的,出院后还要坚持做一段时间理疗。

患者丈夫: 做理疗对怀孕有副作用吗?

护士: 一般没有。

患者婆婆：好的，从现在起，我和我儿子都不再提生育的事，一心一意为她治病。

患者丈夫：是的，我们会尽力帮助她减轻压力的，谢谢你，护士。

结果

在护士的指导，家属的关心、支持，医生的积极治疗下，患者很快就康复了。半年后，患者丈夫打电话找到床位护士，向她报告了妻子怀孕1个月的喜讯，并转达了全家人对她的谢意。

解析

不孕的妇女心理压力较大，尤其是来自家庭、社会方面的压力。此段对话中，护士运用了较好的目标转移沟通技巧，通过对不孕者的移情，对其婆婆、丈夫进行不孕原因的分析、告知和有效疏导，帮助患者松解压力，有效地运用了社会支持系统，从根本上减少了患者不孕的心理压力，最终取得圆满的护理效果。

案例二　腹泻宝宝的居家照护指导

李惠玲　李 琴

背景

王宝宝，女，2周岁，因连续腹泻2日，其母连线"好育妈妈俱乐部"的儿科护理专家，询问宝宝近日应该如何进食、如何照护。

交流

宝妈：老师，您好！我家宝宝2周岁，最近感冒一次，已经去医院看过了，医生给配了药吃，这两天有点腹泻，想问问给她的辅食吃什么好。

护士：宝贝最近有吃生冷寒凉的食物吗？平时一般吃些什么？胃口怎么样？精神怎么样？大便是稀水样，还是糊状？

宝妈：宝宝最近没有吃过这些食物，胃口比前面差些，精神挺好，玩得很开心，还有些咳嗽，还在吃药。最近辅食吃得少些，奶喝得多一些。大便是糊状的，有时候比较稀，像水一样。

护士： 是喝奶粉，还是母乳？

宝妈： 喝母乳。

护士： 最近可以吃些清淡、易消化的食物，比如粥、烂面、鸡蛋羹之类，不要吃不容易消化的食物或者寒凉食物，母乳可以继续喝，家里如果有益生菌的话，可以吃些，调理一下胃肠道。注意保暖，不要着凉。另外，要注意宝宝的臀部皮肤，大便及时擦净，以免刺激皮肤，引起肛周皮肤发红、破溃。家里如果有护臀膏，可以预防性地涂抹在肛周。

宝妈： 好的，谢谢您！家里正好有益生菌，我给他吃些。还有其他我需要注意的吗？

护士： 注意观察宝宝的精神、体温，看看大便性状有没有改善，如果都是稀水样，次数很多，宝宝精神也不好，一点都吃不下，吐得厉害，一定要及时到医院看医生，以免孩子由于水、电解质失衡而造成生命危险。

宝妈： 嗯嗯，好的，谢谢您的指导，我会注意观察，有问题随时咨询您。

护士： 好的，祝宝宝早日康复！

结果

宝妈根据护士的建议，调整饮食，口服益生菌，注意皮肤护理及病情观察，3天后宝宝的大便已经成形，肛周皮肤完好。

关怀要素

护士在指导宝妈的过程中专业指导和人文关怀并蓄，使健康教育在有温度的传播中更具有专业魅力。

案例三　高位截瘫年轻患者的整体护理
李惠玲

背景

患者梁先生，30岁，因骑摩托车发生车祸，后胸、腰椎骨折。入院诊断：高位截瘫。患者神志清楚，精神沮丧，二便失禁，不能坐立。新婚3个月的妻子赵某来

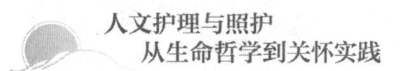

院见状忧虑不安，一个完整的家庭面临着危机。此时，床位护士来到了患者和他妻子的身边，向他们伸出了援助之手。

交流

护士：梁先生，请您张开嘴，给您漱漱口，好吗？

患者：（沮丧地）不必了。

护士：您现在的状况确实使大家都很痛苦，但并不是毫无希望呀！后天主任就要给您动手术进行复位。您的状况对手术会有一定影响，告诉我您在想什么，让我来为您分担些，好吗？

患者：手术会让我重新站起来吗？希望有多少？告诉我实话。

护士：好的。国内脊柱外科手术发展得很快，给您做手术的医生又是国内最权威的，只要您有信心并积极配合，术后肯定比现在的状况要好，起码知觉要多一些，并且能坐起来，像张海迪那样坐在轮椅上不一样能成为强者吗？

患者：好吧。（患者张开了嘴，护士为他做口腔护理）

护士：漱完口您该吃早餐了，梁太太，您来喂他，好吗？

患者妻子：好的。（开始细心地喂患者早餐，护士暂离）

（下午，患者妻子突然找到床位护士，说患者的导尿管脱落了，需要重插，床位护士找来了床位医生为患者重新插好导尿管并予指导）

护士：尿管只能暂时缓解患者腹胀，但不能"依赖它"。最好每2小时夹管半小时，让患者的膀胱充盈，培养其排尿的条件反射，这样及早锻炼能促进自己控制排尿，您的负担就减轻了。怎么样？试着练几次，好吗？

患者妻子：好的，我尽力试试。小姐，你有空吗？我想跟你单独谈谈。

护士：好吧，去我办公室吧。（患者妻子随护士进了办公室）请坐。

患者妻子：谢谢。（坐下，护士在其对面坐下，沉默片刻）

护士：梁太太，您很坚强，在患者面前你能做到像现在这样很不容易。我很愿意帮您，无论是精神上还是对患者的护理上。

患者妻子：谢谢（沉默、流泪）！我很矛盾，一想到今后我将一辈子面对一个瘫痪在床的丈夫，简直不知所措，我有自己的理想和事业，而现在……

护士：是的，任何人遇到如此巨大的灾难都将不知所措。然而我们毕竟还是要面对现实的,现在最关键的就是要支持和鼓励您丈夫,我们必须共同努力帮助他渡过术前、术中及术后的全部"难关"。手术效果越好,您所面对的难题也就越少,而患者的各项功能将恢复得越多、越好,我会始终在您身边,随时帮助您,支持您,相信我。

患者妻子:(紧紧握住护士的手,连声说)我相信你!

结果

患者在医生、护士的鼓励下,在妻子的支持下,顺利渡过了复位手术的全部难关。护士每天帮助和指导其做功能锻炼,妻子在旁积极配合。1个月后,患者已经能坐在轮椅上,自己洗漱、进餐、自主排尿了。出院那天,夫妇俩向护士描绘了他们今后的生活计划,并希望她成为他们永远的朋友。

案例四 照护糖尿病家人的辩证观
李惠玲

背景

李先生,63岁,大学二级教授。家族性2型糖尿病18年,长期服用降糖药导致下肢肌少症,关节疼痛而拒绝无氧运动,年轻时有踢足球等运动习惯,吸烟史40年(每日一包),夫人是护理教授,长期从事慢病管理与老年长期照护。由于丈夫多次夜间低血糖发作而急诊入院,情况异常危险,以致夫人出差时都将丈夫带在身边。如果按照糖尿病通常护理与照护原则,很难保持糖尿病丈夫的舒适状态,于是,夫人就采用辩证思维观,与丈夫建立夫妇二元照护模式。

交流

夫人: 先生,糖尿病的并发症你很清楚,你的博士生是内分泌科主任,现在就给你按照个性化的用药及运动方案管理你的糖尿病,好吗?

先生: 嗯。

护士: 您现在的血糖处于高水平,又并发了白内障,如果再不禁酒,不控制甜食,并发症会更多、更重。我们能否想个办法共同努力控制酒欲和甜食呢?

患者： 好的,我正需要你的指导和帮助。

护士： 那好,让我们来找一些有兴趣的事做,像听音乐、下棋、看小说等,分散您对酒和甜食的注意力。然后我们为您定个合理的食谱,让营养师把食物加工得色香味俱全,刺激您对食物的欲望,相信您会有能力控制酒和甜食的。

患者： 行,我一定努力合作。还有一个问题想请教一下,我的双眼都患了白内障,左眼几乎看不见了,右眼的视力也很差,使我行动非常不便,不知能否治好?

护士： 可以治的,只要血糖控制正常了,我们可以请眼科医师来给您会诊,一般只需做一个简单的手术(激光或超声雾化)就能帮您重见光明的。

患者： 太好了,我一定好好配合你们尽快控制血糖,争取早日安排眼科手术。

护士： 好,让我们共同努力。

结果

2周后,李先生血糖降至正常,并转眼科顺利接受白内障手术,术后1周出院。

案例五 创造生命关怀的至高境界——"优逝"

李惠玲　丁　蔚

（此为笔者2006年作为护理部主任亲自护理的安宁疗护个案,入选规划教材）

背景

蒋先生因患晚期肝癌生命垂危,进入了临终状态,这几天他情绪极低,一直在自责没能及时进行每年体检以致病入膏肓。因为疼痛和虚弱,医生给他开了绝对卧床休息医嘱,用白蛋白支持,小剂量吗啡镇痛。蒋先生病前是"白领",平时很注重个人卫生清洁;这次入院由于虚弱,他已经1个月没洗澡了,身上皮肤黄疸瘙痒难忍,夫人很想帮他洗澡,但是不敢。这天,他终于忍不住了,坚决要求护士长帮他洗澡,但这时,他的血压较低,极其虚弱,护士长汇报医生后未果,只好拨通护理部主任的电话求助。这时,护理部主任来到了蒋先生床边。

交流

护理部主任：（走到床边，轻轻拉开蒋先生的衣袖，看了看，黄黄的胳膊上面全是手指搔痒的划痕）您很想洗澡，是吗？1个月没冲淋了，如果是我，也会熬不住的，（转向蒋夫人）夫人也想帮他洗是吗？

蒋夫人： 是的，就是不敢。

护理部主任：（摸了下蒋先生的脉搏，看看监护仪的血压、血氧饱和度参数，基本在正常范围，对护士长说）请床位医生保护，准备好抢救车和氧气装置，还有吸引器。（转向蒋夫人）蒋夫人，我们准备和您一起帮他洗澡，需要您签个字，洗澡的过程中可能存在呕血、休克等危险，我们将共同承担责任，可以吗？

蒋夫人：（点点头，在病历上签了字）

护理部主任： 护士长、床位护士、我还有夫人，我们共同帮他洗澡，由于患者较虚弱，只有10分钟时间，我们需要在浴缸内放好椅子等所有防护设备。蒋先生，我们都是你的妹妹，您不介意我们帮您洗澡吧？您夫人替你洗下半身，我们替您洗上半身，如何？

蒋先生：（点头）谢谢你了！

护理部主任： 好了，让我们调好水温和室温，开始吧！蒋先生，我先要冲湿您的头发，哦，水温刚好，您试试行吗。（边说边和护士长、床位护士共同用洗发香波揉搓他的头发）这样会不会太重？有什么不舒服请告诉我，好吗？

蒋先生： 太舒服了，觉得很轻松（她的夫人用毛巾帮他搓着下身。约10分钟，屋里弥漫着洗发香波和沐浴露的芳香……）。

护理部主任：（看了眼墙上的时钟）时间到了（扪了下蒋先生的脉搏，每分钟112次），不能再洗了，马上停止吧！

蒋先生： 再让我冲一会儿吧，舒服极了，我好像感到自己又活回来了……

护理部主任： 蒋先生，您的脉搏在加速，头上在出汗，不能再冲了，否则血管继续扩张会休克的，现在需要休息，来，我们用大毛巾将您裹起来，头也要用干毛巾裹一下，不然会着凉感冒的。

护士长：（护士长、床位医生、护士及家属共同将他抱回轮椅，推回病床，护士长用吹风机给蒋先生吹头发，其他人则帮助他擦干身体，穿上干净的衣服）您现在感觉如何？是否很累？

蒋先生： 真的很舒服，能够在这个时候洗上澡，我死而无憾了！

（洗澡后的第二天，一大早，护士长接到病房护士的电话，告知蒋先生突然意识模糊、呕血，始终坚持要回家，蒋夫人也想带他回去，刚搬的新家，新床他还没住过呢。护士长接到电话，立即汇报了科主任和主管领导，征得同意后赶到病房）

蒋先生：（头强直着，说话已经不甚清晰，但还是能听到）回家，回家！

蒋夫人： 护士长，我想带他回家，让他躺在新床上离开，能帮帮我吗？

护士长： 好的，我已经汇报过了，同意他回家，但需要做些准备，救护车半小时后到达，来，我们一起帮他换上回家的衣服吧，好吗？（对蒋先生儿子说）放一点轻音乐吧，让蒋先生放松点。

蒋夫人与儿子： 好的。

护士长： 牧师等会儿会到的，我联系了蒋先生妈妈以前的同事（都是基督教教徒）顾牧师，他马上来了。（在蒋先生耳边轻轻说）顾牧师马上会来为您祷告的，我会帮您送回家，前天陪您夫人买好的深藏青西装、白衬衣和红领带我们会帮助您穿上的。您还想见谁，可以告诉我，我会帮您联系的……

（半小时后，救护车到了）

护士长： 蒋先生，车来了，我们带您回家，现在需要把您抱上推车，夫人先回家等您，我和您儿子陪您上车，好吗？

蒋先生：（睁大眼睛，点点头）

（救护车上，护士长不停地喊着蒋先生的名字，告知他所到的地方，并联系着他要见的人）

护士长： 蒋先生，我们现在已经到了您家门前的花园了，再拐个弯，就到家门口了……

（到家后）

护士长： 蒋先生，现在您已经平安到家了，我们休息一下，您夫人在接待客人，您要见的人都在客厅里，您想见谁，可以和儿子说，我在外面，有啥需要可随时叫我。

（护士长让蒋先生儿子打开录音机，放着轻音乐，声音很低，蒋先生和想见的亲人一一告别。3小时后，蒋先生了无遗憾地告别家人、友人，在轻音乐中离开了人世……）

结果

蒋先生离世后1个月、3个月、半年……护士长都电话给其夫人问候他们（哀伤辅导），直到半年后，蒋先生夫人告诉护士长，儿子已经在新岗位入职了，她自己也正常上班了，现在母子都很好，让护士长放心。

附录二　特殊个案的关怀实践案例（情景模拟会话）

案例一　哀伤关怀

李惠玲

（以下案例为笔者亲身护理的经典个案，已经入编《护患情境会话100例》）

背景

相爱了40年的教授夫妇，形影相伴的情形常为人们所羡慕。然而，3天前，教授北上讲学不幸因飞机失事而遇难。这突如其来的打击使教授夫人无法承受，她不能进食，无法入眠。生活的天平失去了平衡而被送入医院。这时，床位护士像女儿一般来到了她身边。

交流

护士： 夫人，我想，如果您先生知道您现在这样子一定会很难过的。九泉之下，他会一直牵挂着您，您能忍心让他难过吗？（尝试性地转移情感）

夫人：（沉默，悲哀地）

（护士坐下，轻轻地握住夫人的手，轻轻地抚摸，像女儿一般……约2分钟后）

（恰到好处的体语抚慰——抚摸）

护士： 您看，您的手冰凉，手指都凹陷了。如果还不吃东西，您会挺不住的。您的儿子给您炖了鸡汤，还热着呢，喝一点，好吗？（征询辅助语的运用）

夫人： 喝不下。（泪水涌出眼眶）

护士： 是的，您没胃口。这锅汤熬了好几个小时呢，别让您儿子失望好吗？来，我喂您！（破冰之术——给予阶梯和力量）

夫人：（张开了嘴，一口一口地慢慢咽下，喝了几口后，对护士说）小姐，谢谢您，我过会儿再喝，行吗？

护士： 好的，过一会儿我再来。（见好就收——体认而有耐心）

169

（晚上8时，值班护士又来到夫人床边）

护士： 夫人，日班护士告诉我，您今天几乎没有吃任何东西，我为您煮了杯牛奶，喝点好吗？（身心俱全的人本护理、衔接连贯的交接班）

夫人：（摇摇头）

护士： 夫人，我知道，此刻任何安慰的话都不能使教授复生。可是，如果您能努力打起精神完成教授所未完成的工作，了却他的心愿，那么他依然会伴着您。他所翻过的书页，他所执持的笔墨，仍然由您继续发挥作用。您想，那样的话，教授不是就永远和您相伴了吗？所以，从现在起，您不仅是为自己活着，还是为您和教授共同活着。

夫人：（渐渐地，护士使夫人看到了希望。几分钟后，她接过护士手中的水杯，慢慢地、一口一口地将牛奶饮尽）

（同理心加上善解人意的支持——帮助重建生命支柱）

> **结果**
>
> 　　两周后，经过护士的理解、交谈和鼓励，运用各种非语言交流，夫人渐渐地恢复了正常的生活。她找到责任护士，告诉她自己将会好好地珍惜生命，努力去追求和实现她与教授共同的心愿和事业。
>
> 　　（获得身心圆满的整全护理和人文关怀，重建生活信念）

案例二　乳腺术前心理疏导
方慧麟

> **背景**
>
> 　　刘小姐，23岁。因患右乳腺纤维瘤，需在局麻下行乳腺纤维瘤切除术。因患者害羞，担心术中与术后疼痛，担心将来生育后的哺乳，以及肿瘤的性质和术后的复发问题，惶恐不安，来到手术室等待手术。

> **交流**

病人： 手术会很疼吗？

护士： 手术时不会疼，但打麻醉药时有一点疼，比做药敏试验好一点，不用害怕。

病人： 麻醉药的作用能维持多长时间？麻药过后会疼吗？

护士： 麻醉药作用完全消失一般需2小时。手术中你如果感到疼痛，医师可随时适当添加麻醉药。术后如果疼痛得厉害的话，可根据医嘱服用止痛片。第二次服用止痛片应与前一次间隔6小时。

病人： 这手术会影响我将来喂奶吗？

护士： 放心好了，一般不会有什么影响的。

病人： 我的纤维瘤是良性的，还是恶性的？

护士： 乳腺纤维瘤一般为良性肿瘤。取出来的肿块我们将常规进行病理检查，报告将在3个工作日后发出。到时你可以到外科门诊的候诊室取报告，有什么问题及时和医生取得联系。

病人： 为我手术的医生是男是女？

护士： 为你手术的是男医生。没关系的，不用害羞，手术时我们会一直陪在你身边。

病人： 手术后我还会再生这样的瘤子吗？

护士： 这与你体内的激素水平有关。你平时应少吃鸡肉等含有激素的食物。

（手术结束后）

护士： 请你3天后来门诊，让医生替你检查伤口的情况。一般7天后拆线，术后可出现的问题及怎样处理，在我刚才给你的健康处方上都有介绍，你回去看看。如有问题，可随时电话联系。祝你健康！

结果

疾病给患者带来了各种焦虑，手术又是一个较大的刺激，患者会产生更严重的心理反应。所以他们在手术前存在的种种担忧是必然的，而这将会影响到手术的成败和术后的康复，因此术前健康教育就显得分外重要。术前健康教育一般在决定手术时即已开始，大致包含饮食指导、活动和休息指导、心理健康指导、体检指导、术后康复指导、家属指导、术前各方面的准备指导等内容。手术室护士对患者进行的行为指导是术前健康教育的重要组成部分。

案例三 直肠癌术后正能量的鼓舞

李惠玲

背景

在这个城市里,有这样一群可爱的人,他们每天比平常人起得早,为的就是让大家上班的时候走在干净又整洁的街道上,无论严寒酷暑,无论刮风下雨雨……来这座城市做清洁工已经有20余个年头的老王、老赵夫妻二人,生活虽然拮据,倒也过得平静而安稳。可谁曾料到,一场突如其来的大病让这对夫妻几近滑向生活的边缘。原来,老王得了直肠癌,笼罩着他们的似乎是绝望……

交流

(直肠癌术后老王恢复得不错,可是,人工肛门还是让老王有些无法接受)

刘护士:(正好在房间门口听到老王对他妻子发火)

老王: 哎呀,你会不会弄呀?疼死我了!

老赵:(一声叹息)

刘护士: 老王,你怎么啦?(老王闻声将头转向一边)

老赵: 哎,刘老师啊,你看我们家老王,他不知道怎么了,一直好好的,刚刚我给他换造口袋的时候,他就这样,我也没弄疼他呀!(一脸委屈、无奈)

刘护士:(拿过老赵手里的造口袋)老王啊,你是不是不满意你妻子给你弄的呀?没事,我来帮你啊,别担心,很快就好了。

老王:(开始轻声啜泣)我真没用啊,我不是真心要责怪老婆子的,她又不会,而且这么脏的东西要她来,我真是……

刘护士: 你看啊,住在医院里的都是我们护士来换,我帮你换可以吗?等你妻子学得熟练了再给你弄,这样行吗?

老王: 你们……我真是太给你们添麻烦了!谢谢你们!

刘护士:(一边操作着)老王、老赵,你们看着我换哈。咱们要准备好清水棉球或者湿纸巾、干纸巾、造口袋、尺子、剪刀,然后取下脏的造口袋,再像这样,用湿纸巾擦干净周围的皮肤,接下来就是比对造口大小了,裁剪造口袋的时候注意开口一般比造口大2 mm,之后粘贴造口袋,轻轻按压……(一边仔细做着,一边给他们解释)你们看,这样就好啦!是不是很舒服呢?

老赵： 哎哟，刘老师，真的谢谢你！你真是大好人！

老王： 老婆子，一定要好好听刘老师的话啊（说完转向刘护士），刘老师啊，你每次都能不厌其烦地跟我们说，我有时候却还要表现得不满意，真是对不住你！

刘护士： 你们能好就最对得起我啦！以后啊，老王你带着人工肛门照样可以和普通人一样生活，真的！（这一语也道出了老王心中的害怕）

（这一天，老王的女儿来接他出院）

女儿： 刘老师，我因为在外地打工，好不容易才赶过来，听说我爸在这里给您添了不少麻烦，太感谢您啦！我也不会说话，这一点自家老母鸡生的鸡蛋您拿着！

刘护士： （欣然接受老王女儿的鸡蛋）这鸡蛋呢，我收下了！呵呵……老王在这里，我就有完全的责任照顾好他，你妈妈也很辛苦，你们的感激我也收下，最重要的是，你爸爸病情恢复得好，以后好好地生活，你要多陪陪他，鼓励他啊！

女儿： 嗯！我一定会的！（紧紧握住刘护士的手不肯放松）

（看着他们离去的背影，刘护士舒心地笑了……）

结果

老王终于要离开这个给他们带来泪水，也带来欢笑的医院，在这里，护士不是万能的，却能给予患者最好的照顾，患者的感谢是对护士工作最大的肯定，他们病情的恢复更是对辛苦照顾他们的医护人员最好的回报。这样的正能量是相互的，存在于患者和护士之间，刘护士能够给患者很大的鼓舞，同时收获了患者的好评和感谢，那将是她继续好好工作，为其他需要她的患者服务的动力！

附录三　高级护理关怀实践案例

案例一　车祸多发伤学龄儿童全人全程生命关怀之典范
李惠玲　李春会　丁启莹

背景

对车祸多发伤的学龄儿童而言，每一次手术或是特殊治疗期间可能出现的并发症都需要有APN的及时护理和支持，例如可能的辍学导致的心理问题，乃至恐惧性失语以及康复期感染、再次手术时间的选择等。在完成其生理方面的常规护理后，全面评估儿童个体及家庭的心理状态，掌握其家庭和社会支持系统的信息，从生理、心理到社会全面了解患者情况，帮助伤童全面恢复身心健康，直至跟踪其升学、就业的生存质量。最终，伤童立志成为了一名白衣天使，用她曾经获得的专业照护和人文关怀反哺给病家，达到人生完满状态。本案例通过对11岁伤童全人、全程生命关怀的护理真实案例事件的回顾总结，分析提炼，从而倡导健康中国背景下的生命关怀人文精神和有"人性温度"的高级护理实践。

病例介绍

患儿女性，11岁，上学途中在其父亲自行车后座被卡车撞翻发生车祸，左枕叶硬膜外血肿，肠破裂，右股骨干骨折，手、肩背、下肢及骶尾部多处擦伤，先后经历4次住院、5次手术。其父亲脾破裂急诊手术后回家。女孩急诊入院时昏迷，当晚行左枕叶血肿清除术，乙状结肠部分切除、近端造瘘、远端封闭术，术后住神经外科8日，清醒后转普外科进行人造肛门及伤处皮肤护理。半个月后转骨科行右股骨干骨折内固定手术，其间患儿出现创伤后综合征，表现为拒绝与人交流，经过心理评估及移情性抚慰、学业支持等干预，患儿能够与护理人员有效交流，1周后出院回家休养。出院后发生头皮感染再次入院，感染处每日清洗换药，12天后出院。1月后第三次入普外科行结肠造瘘关闭术，经过医护共同合作及术后精心护理，44天后进半流质饮食无腹痛，肛门排便正常出院。半年后第四次入骨科行取出内固定术，1周后出院。其间高级护理管理及实践团队对患儿进行全人、全程追踪护理，建立精准护理的每日护理重点方案，并形成医、护、患护理团队，和患儿建立良好的沟通和信任关系，告知终极目标：春节后背上书包上学。最终达到目标，患儿身心如期康复，住院期间学业由同学帮助补习，受伤的学期中顺利完成期末考试，语数成绩优秀，当年还评上了三好学生。

伤童经历了4次住院、5次手术，分别辗转于急诊、脑外科、普外科及骨科等多个病区，护理部组织多次全院护理大会诊，最终达成"春节后背上书包上学"的目标。

后记

15年后，女孩成为一名三甲医院的护士。她的心声：

我是当年的车祸伤童，很幸运，在各位医务人员的悉心治疗和精心照顾下，我逃脱了死神的魔爪。14年前一位位白衣天使的身影依旧历历在目。从那一刻起，成为一名白衣天使的小小梦想就种在我的心中。那本该是个闲适的夏天，可在我的记忆碎片里，没有饮料和蝉鸣，只有病房里晃眼的白炽灯和点滴瓶里上升的气泡。看着身上的伤痕和一层层厚厚的纱布，我很痛，发自心灵深处的痛。好在白衣天使们都很温柔，他们小心翼翼地照顾着我，给我打针，为我换药。他们高明的医术和精湛的技艺，好比一双细腻又温暖的大手，一遍遍抚摸着受伤的小鹿。就是从那时起，我敬仰医学。病房里的铁床是冰冷的，即便是夏天，我依旧不敢触碰。那时的我仿佛置身黑暗之中。我总是害怕地抱紧自己，也不愿意和任何人说话。我不记得床边的监护仪报了多少次警，只记得有好多戴着燕帽的漂亮姐姐来看望我，她们从家里带来故事书给我讲故事，她们轻柔地给我洗头、为我擦身。后来，病房里温暖的空气让我感觉不到铁床的冰冷。再后来我开始笑了，笑着说话。也就是从那时起，我想成为他们中的一员。

8年前，同样也是夏天，我戴上了梦寐以求的护士帽，在镜子前的我笑得那般灿烂。因为这一段特殊的经历，我深知生命之珍贵和医学之伟大；我深知医务人员的技术水平可以左右患者的预后；我更深知对患者的整体关怀也可以决定病情的最终走向。此生，我将戴着我的护士帽，秉承着我的信念一直走下去。

案例二　一位脑梗死 20 年奶奶的居家长期照护

李惠玲　王亚玲

背景

患者吴奶奶，女，90 岁，是一名脑梗死近 20 年、需要居家长期照护的患者。自发病以来，患者虽意识清楚，但长期肢体瘫痪，下颌脱臼 7 年，处于失能状态。经过居家积极照护，患者身体状态相比于相似病情的老人还算较佳，但在 2020 年 8 月 19 日，由于肢体长期失用，家中照护员为其翻身过程中导致左肩关节习惯性脱臼，同时长期卧床又致使坠积性肺炎并发症的发生，一时间，患者疼痛、发热与萎靡相继出现并进行性加重 2 周。

生活习惯与自理程度： 无吸烟史、无嗜酒史。患者脑梗死后长期肢体瘫痪，吞咽障碍、咳嗽及呼吸肌无力时常发生，处于失能状态，生活无法自理，需要家人和照护员照护生活起居。

患者心理社会评估： 平时外出减少，与周围邻居间交往减少，心情较为低落，讲话少。家人对患者照顾较好，经济上得到子女的帮助。

患者生活质量评估： 患者 90 岁高龄，本应安享晚年，却由于家人的精心照料，不得不过着与身体状况不相适应的生活，虽然生命延长了，但是生活质量不佳，每天忍受着脑梗死后遗症和并发症的折磨。

家属心理评估： 家属迫切希望解决患者脱臼、发热、坠积性肺炎等症状，不愿接受患者症状加重的事实。患者健康状态的突然变化使得丈夫处于担忧应激状态，血压加重；患者子女照护负担加重，焦虑，无所适从。

伦理说明： 本研究符合《赫尔辛基宣言》要求，案例中涉及的信息资料均得到老人直系亲属同意，愿意提供用于教学研究。

护理

1. 组建居家安宁疗护跨学科合作团队。团队成员由 5 名研究人员组成，其中安宁疗护专家 1 名，骨科医生 1 名，呼吸科医生 1 名，在读研究生 2 名。其中，安宁疗护专家为团队负责人，已追踪该案例的居家长期照护工作近 20 年，与患者及其家属建立了充分的沟通信任关系，并已牵头完成安宁疗护护理研究教学资源及老年居家照护线上培训课程的开发，具有一定的研究基础和实践经验，可以指导患者居家安宁疗护实施全过程；1 名研究生负责观察记录居家安宁疗护护理过程和患者及家属护理前后的身体、心理及行为变化；另1名研究生负责与患者家属对接，保持每天24小时手机畅通以及时发现问题，并与相关专家沟通链接外部资源；骨科医生负责解决患者关节脱臼问题；呼吸科医生负责观察治疗患者坠积性肺炎问题。团队成员基于微信平台协助居家安宁疗护工作，线上追踪患者健康情况，针对患者家属提出的照护问题予以答复和指导；每周定期居家随访2~5次，给予患者血压、血糖等生命指标监测，进行症状评估和控制，同时观察和指导照护员及患者家属翻身拍背等照护工作的实施。针对该案例中患者的护理问题，团队分析如图1所示。

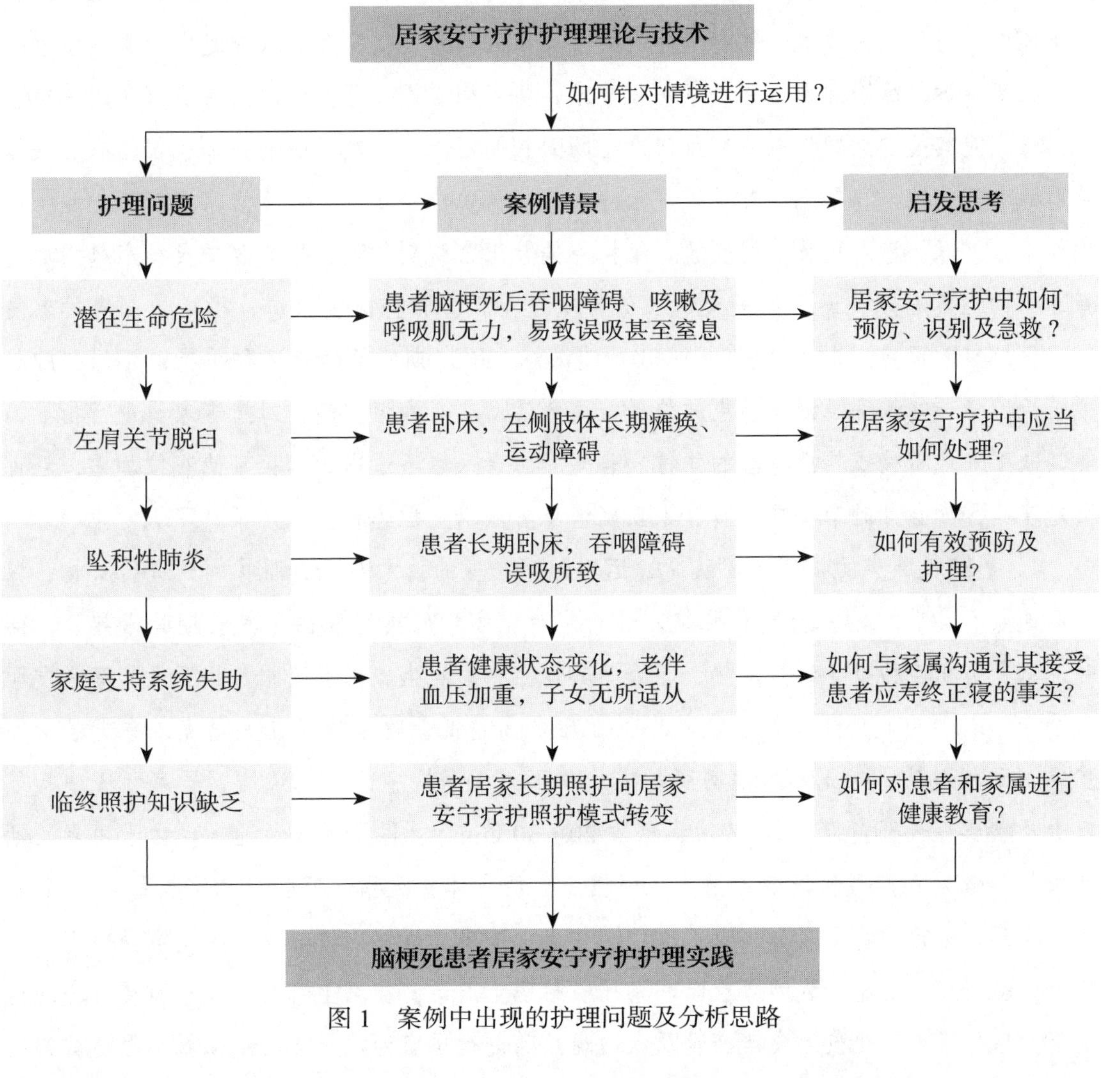

图1 案例中出现的护理问题及分析思路

2. 患者误吸和窒息的预防。脑梗死后遗症致使患者发生吞咽障碍等症状，使患者出现误吸甚至窒息等威胁生命的紧急状况，因而在该案例中，居家安宁疗护团队着重对家属及居家照护员的误吸预防知识进行相关培训和监督，主要包括：①指导家属及照护员关于患者的正确进餐方式，本案例中由于患者意识清醒，右侧肢体尚能轻微活动，故倡导积极老年学的理念，指导家属和照护员保持患者进餐体位为坐位或半卧位，鼓励患者在家人的看护陪伴下自行缓慢进食，尽量避免不必要的管饲。②告知家属和照护员误吸的先兆、表现及危害，并教会其海姆立希急救法和误吸急救预案，使之具备一定的识别和急救能力，以便患者发生误吸时能够及时、准确地给予紧急施救。

3. 左肩关节脱臼的护理。本案例中，患者左侧肢体瘫痪及运动障碍致左肩关节由于长期失用而习惯性脱臼，患者家属为此感到十分焦虑。叙事护理有助于护士发现患者护理要点，继而对患者实施护理干预实践，其中，外化、解构、改写、丰厚和外部见证人是叙事护理中常用的五大技术。针对患者肩关节脱臼的问题，团队负责人通过引导家属叙事，关注家属主诉，运用问题外化叙事护理技术，将疾病与人分开，消除患者及家属的焦虑、恐惧感，使其关注点聚焦在关节脱臼产生的照护问题上，向其说明肩关节脱位的原因及拟采用的康复方法，积极配合各种康复治疗。针对肩关节脱臼，本案例居家安宁疗护照护措施如下：①保持患者良肢位的摆放，维持肩关节正常解剖位置，指导照护员和家属搬运患者途中的注意事项，避免肩关节脱位的再次发生。②骨科医生家访，尽早予以肩关节复位，保持有效固定，时间2~3周。③功能锻炼，固定期间活动腕部和手指，疼痛、肿胀减轻后，指导健侧手缓慢推动患肢外展与内收活动。④知识宣教，对患者家属进行指导，使其能正确地转移或转换患者的体位。告知对患者采取不适当的牵拉可使脱位加重，且可引起肩痛，如翻身时牵拉其上肢、不正确把患者从椅上拉起等。

4. 坠积性肺炎的护理。团队通过运用叙事护理的技术对现有照护问题进行解构，探索问题或行为背后的社会文化脉络，分析患者坠积性肺炎可能由于其长期卧床导致，同时，患者坠积性肺炎导致其发热、萎靡等其他症状的发生。患者照护负担巨大，牵一发而动全身，老伴为此处于担忧应激状态，血压忽高忽低，健康状况让人堪忧，患者子女亦焦虑、无所适从。对此，本案例照护措施如下：①保持房间空气清洁。居家环境中指导患者及家属每天开窗通风2~3次，每次20~30 min。②保持呼吸道通畅。由于患者长期卧床，咳嗽无力，要加强翻身拍背，根据患者的身体状况指导照护员和家属每1~2 h翻身1次，并进行拍背。③雾化吸入，控制体温。该患者痰液比较黏稠，不太容易咳出，且伴有体温较高的现象，故团队及时联系呼吸科医生家访，在医生判断患者不需要转介的情况下，指导患者雾化吸入化痰药物及服用退热药进行居家治疗。④安抚家属，做好健康教育。对患者出现的症状进行外化，消除患者及家属的焦虑、恐惧感，同时综合考虑患者当前的身心状态，团队决定向患者家属引入安宁疗护照护模式。

5. 生存期望矛盾性的护理。团队通过倾听家属的近期照护故事发现，家属对患者的生存期望与老人的实际状态存在矛盾性,即由于家属的精心照料,患者脑梗死后生存时期得以延长20余年,患者现已90岁高龄,本该舒适地安享晚年,却因为家人的生存期望,不得不接受各种延长生命的照护安排,生活质量并未提高,甚至有所降低,且家属身心亦备受困扰。团队对现有照护事件进行改写,通过引入安宁疗护理念,建立积极支线事件→帮助家属接受患者"寿终正寝"的现实,来改写当前患者和家属生存期望矛盾性的主线现实,相关照护措施如下:①正确理解家属的期望心理,告知其患者健康状态的实际进展情况,安慰、疏导家属悲伤、焦虑的心理状态,为家属解释生命长度与生命宽度之间的不同意义,改变其对死亡的认知,让其接纳安宁疗护照护模式。②做好患者的基础护理、生活护理的同时,对家属予以关怀支持,耐心倾听家属对患者治疗、护理及生活等方面的意见和需求,尽量加以满足。③鼓励家属多陪伴患者,共同参与完成患者未了心事,安排家属与患者合影,留下难忘的瞬间,肯定生命的同时也尊重和珍惜自身的生命价值。

6. 临终照护知识缺乏的护理。在团队全程的陪伴与见证下,家属能够以坦然的心态接纳患者临终的事实,解除其不能对抗死亡的消极认知,但由于安宁疗护过程中照护理念与角度的不同,家属仍需在团队的指导下加强对安宁疗护理念的积极认知,进行照护角度的适应,本案例采取的措施如下:①帮助家属理解老人的实际情况,给予情感上的关怀和实际的照护支持、鼓励,和患者家属一起为患者创造安静、舒适、祥和的环境。②理解家属的情绪反应,团队使用各种方法,如解释、讨论、示教、图片、书面材料、录像等形式让家属充分了解临终知识,将安宁疗护的理念渗透到每一步主动照护措施的关怀供给当中。③帮助患者安然度过生命的最后过程,及时与患者和家属沟通,以了解患者心理社会支持需求,安排患者与想见的亲人见面,设法满足晚期患者最后的愿望。

居家安宁疗护实践效果

本案例中,患者虽脑梗死20年,但经过团队的全程指导、居家照护员的24小时陪护及家属的亲情呵护,患者因吞咽障碍误吸导致的窒息以及静脉血栓、压力性损伤等并发症无一发生。同时,家属最终认可了安宁疗护照护模式,树立了正确的死亡观,坦然地做好了患者的死亡准备工作,照护的方向也根据其身心状况的变化得到对应的转变,患者于2020年12月18日无遗憾地平静离世。家属表示,母亲脑梗死后的长期居家照护有幸获得团队资深专家的关心和指导帮助,战胜了多个难关,安宁疗护的理念能够让母亲在亲人的陪伴过程中达到"寿终正寝"的"优逝"境界是患者的福气,也是对其全家每个亲人心灵最大的安慰!

在我国传统的儒家文化和孝文化背景下,"叶落归根""善终"及子女当为父母"养老送终"观念有着较为长远深厚的基础，多数临终患者更愿意选择在家中度过生命的最后阶段，因此，以居家为依托的安宁疗护模式对患者全生命周期的最后一公里的照护上，在一定意义上来说相比于医疗机构更具优势。本案例通过组建安宁疗护跨学科服务团队，将居家"老死"纳入安宁疗护服务对象的范畴。同时运用叙事护理实践的知识和技能，让家属接受患者"寿终正寝"的事实，为临终患者及其亲属提供针对性的症状照护和心理社会支持。居家安宁疗护的开展能够使临终患者在自己熟悉的环境中安然离世，既避免了无益治疗，又得到了家人的陪伴，做到"生死两无憾"的"优逝"境界。由于本研究只涉及1例"老死"居家安宁疗护患者的护理实践案例，有一定的局限性，当前居家安宁疗护无论对医方还是患方都有诸多困难和挑战，相关照护流程、指南及注意事项有待进一步探讨。

案例三　老父亲病后的安宁时光

李惠玲

父亲作为大庆油田第一代拓荒者，在我心中与"铁人"王进喜同辉。他嗜烟酒半辈子了，一直都很健康，只是在50岁时查出肺门部有个小占位，医生们大会诊后考虑可能是在油田搅拌水泥时吸入的水泥，之后定期随访了30多年，一直很太平。2022年6月，因为前列腺增生影响排尿而住泌尿外科治疗，本想手术，但父亲有老年慢性支气管炎，自己不愿意接受手术而出院。2022年底，父亲新冠病毒感染，之后就一直不是很舒服，精神疲乏。2023年3月29日，妹妹来电告知父亲在家里沐浴时吐了"满口血"，立即带父亲到医院作了CT，显示两肺满布肿块，傍晚又做了增强CT，显示两肺大片病灶伴纵隔淋巴结转移，之后因尿潴留难以自主排尿，就给予置尿管，住呼吸肺病科行止血抗炎等治疗……

叙事护理与照护

1. 倾听：自己作为深耕安宁疗护实践研究领域20年的家中长女，在和父亲、母亲及妹妹们的交流中，承担着专业指导者、女儿、姐姐和沟通决策者的多重角色，但无论何时，倾听始终是贯穿始终的非语言沟通的重要变量。

2. 外化问题

第一阶段：确诊肺癌晚期，两肺满布、纵隔淋巴结转移（2023年3月30日）

问题：肺癌晚期，无法手术，下一步如何治疗？是否放弃有创检查和治疗，选择有质量的余生？

3．解构故事： 有医生提议射频消融，有医生劝解不要太激进。找寻相关医护及专家，了解和评估相关治疗方案后，召开家庭会议作最后的决策。父亲、母亲和妹妹们达成一致：同意放弃穿刺、支气管镜等有创检查（因为父亲做磁共振成像检查都很紧张）；不做微创（射频消融）手术，不接受化疗等（父亲高龄，耐受不了化疗反应，也无针对性的化疗药）。

4．重构故事： 因为不作任何有创检查和治疗，选择无创的基因测序检查，结果无靶点，骨同位素扫描显示无骨转移，和主任医生沟通给予抗炎止血后出院，每周注射1支日达仙，以提高免疫力，降低感冒、咳嗽风险，给予生命关怀，有质量地存活，安宁善终。

指导并示范家人每天给予各种美食（糖醋小排、水晶虾、虾籽酱油小馄饨、小笼汤包等），父亲携尿管回家（做增强CT前连喝3大杯水后前列腺增生水肿，膀胱膨隆后无法自主排尿），每天照样买菜、做饭，下午打小牌，让他少抽烟、低度白酒咪咪小口解馋。

5．见证与记录： 作为医护人员的家人，同时也是外部见证人，与同是外部见证人的主任、医生、护士和照护的阿姨一起围绕父亲"生理上干净无痛、心理上平静无憾、家庭社会宁静和谐"的三境目标给予安宁疗护。2023年8月1日，当家人准备给父亲这位大庆油田首批工程兵过90岁生日（其实父亲虚岁过了生日才89岁，但父亲的目标是要活过90岁）时，作为外部见证人的医护人员在当天早上给父亲准备了气球和生日祝福"李老伯伯九十生日快乐"，还准备了生日汤面，在病房给父亲过了人生最快乐圆满的"九十寿辰"（图2）。外甥媳妇将这感人的最后时光做成了小视频，成为很好的叙事性文件。

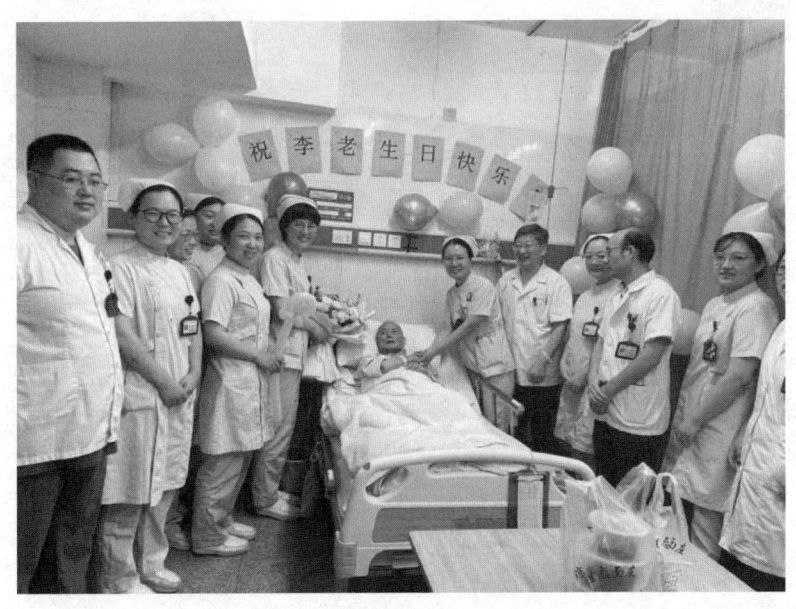

图2　为父亲庆祝九十寿辰

第二阶段：微创解除尿管之病耻感的过程

2023年3月31日，父亲做增强CT喝了5杯水，结果出现尿潴留（原有前列腺增生），插了导尿管，5天后拔除，仍无法正常排尿，次日又插管。询问泌尿科主任，带管去医院，几度拔管未果，不愿意带管回家，与泌尿科主任商议：采用前列腺扩开术。

2023年5月6日行前列腺扩开术，术后膀胱冲洗2日（难受），5月12日泌尿科顺利拔管出院后自主排尿，膀胱残余尿很少，5月13日出院（病房有新冠病毒阳性患者），带尿管到苏州某二级老年专病医院休养，2周后出院回家正常生活。

第三阶段：最后的时光努力满足身心需要，创建"优逝"境界（2023年5月30日—8月11日）

微创手术后父亲回家生活了一段时间，但体力明显不如以前，随着病灶的扩大，需要有专人照护。母亲在照护父亲过程中扭伤了腰，妹妹们平时又都在岗工作，于是和家人商量，安排父亲去护理院住了一段时间。但父亲认为护理院生理关怀照护到位，但心理空虚，离家远，吃不惯，没有活力老人氛围，不到1个月就自动出院回家。由提前退休的妹妹及上班三姐妹轮流照顾，直至体力不支再度住到老年病院。在最后的时光里，努力通过让父亲吃最想念的美食、见最想见的人、用隐喻的方法沟通身后事。直至离世前一天，父亲中午还吃了2个虾籽酱油小馄饨，我在光明牌冰砖上放了半颗鸽子蛋给他吃下，母亲提前给他请了理发师在医院理了发、洗了澡，最后弥留之际达成了回家的心愿，按照父亲的生前预嘱，完成了他离世的各种心愿……

总结和反思

在父亲查出晚期肺癌的132天里，我运用自己20年安宁疗护的研究和实践经验，让父亲做到了无痛、无憾、有尊。虽然无创存活时间不长，但却是高质量的，也有一些遗憾，比如前列腺扩开术后虽然拔出了尿管，但还是一次有创治疗，要遭受膀胱冲洗和术后蛋白质流失之苦。住护理院虽然生活照料到位，但看到很多失能、失智的老人以及原来的各种社交活动受限，还是难以完全快乐无忧……但无论如何，最担心的咯血、骨转移之痛都未发生，美食相伴的最后时光让父亲无比欣慰，家人也都感受到了父亲无憾和优逝的慰藉。

参考文献

一、古典文献类

[1] 叶适，刘公纯. 叶适集. 北京：中华书局，1961.

[2] 荀子，章诗同. 荀子简注. 上海：上海人民出版社，1974.

[3] 王夫之. 张子正蒙注. 北京：中华书局，1975.

[4] 张载. 张载集. 北京：中华书局，1978.

[5] 高亨. 周易大传今注. 济南：齐鲁书社，1979.

[6] 陈确. 陈确集. 北京：中华书局，1979.

[7] 王夫之. 读四书大全说. 北京：中华书局，1980.

[8] 杨伯峻. 论语译注. 2版. 北京：中华书局，1980.

[9] 赵守正. 管子注译. 南宁：广西人民出版社，1982.

[10] 宋石介. 徂徕石先生文集. 北京：中华书局，1984.

[11] 黎清德. 朱子语类. 北京：中华书局，1986.

[12] 陈亮. 陈亮集. 北京：中华书局，1987.

[13] 周敦颐. 周敦颐集. 北京：中华书局，1990.

[14] 王阳明，吴光校. 王阳明全集. 上海：上海古籍出版社，1992.

[15] 神会. 神会语录. 高雄：佛光出版社，1996.

[16] 韩非，秦惠彬校. 韩非子. 沈阳：辽宁教育出版社，1997.

[17] 司马光，刘韶军校. 太玄集注. 北京：中华书局，1998.

[18] 朱熹. 朱子全书. 上海：上海古籍出版社，2002.

[19] 杨伯峻. 孟子译注. 北京：中华书局，2008.

[20] 程颢，程颐. 二程集. 北京：中华书局，2004.

[21] 陈鼓应. 老子译注及评介. 2版. 北京：中华书局，2009.

[22] 田昌五. 论衡导读. 北京：中国国际广播出版社，2008.

[23] 曾振宇，傅永聚. 春秋繁露新注. 北京：商务印书馆，2010.

[24] 王弼，楼宇烈校. 老子道德经注校释. 北京：中华书局，2008.

[25] 慧能. 六祖坛经. 北京：中华书局，2013.

[26] 慧能. 佛教十三经. 北京：中华书局，2013.

[27] 李翱. 李文公集. 上海：上海古籍出版社，1993.

[28] 朱熹. 晦庵先生朱文公文集. 北京：国家图书馆出版社，2006.

二、学术论著类

[1] 卿希泰. 中国道教思想史纲. 成都：四川人民出版社，1985.

[2] 岛田虔次. 朱子学与阳明. 西安：陕西师范大学出版社，1986.

[3] 中国孔子基金会，新加坡东亚哲学研究所. 儒学国际学术讨论会论文集（上）. 济南：齐鲁书社，1989.

[4] 傅伟勋. 从传统到现代——佛教伦理与现代社会. 台北：台湾东大图书股份有限公司，1990.

[5] 傅伟勋. 永恒与现实之间——当代宗教思想家. 台北：台湾正中书局，1991.

[6] 潘桂明. 中国禅宗思想历程. 北京：今日中国出版社，1992.

[7] 陈鼓应. 老庄新论. 上海：上海古籍出版社，1992.

[8] 韦伯. 儒教与道教. 南京：江苏人民出版社，1993.

[9] 傅伟勋. 学问的生命与生命的学问. 台北：台湾正中书局，1993.

[10] 杨泽波. 孟子性善论研究. 北京：中国社会科学出版社，1995.

[11] 傅伟勋. 佛教思想的现代探索. 台北：台湾东大图书股份有限公司，1995.

[12] 傅伟勋. 生命的学问. 杭州：浙江人民出版社，1996.

[13] 楼宇烈. 东方哲学概论. 北京：北京大学出版社，1997.

[14] 牟宗三. 中国哲学十九讲. 上海：上海古籍出版社，1997.

[15] 潘桂明. 中国的佛教. 北京：商务印书馆，1997.

[16] 周可真. 顾炎武年谱. 苏州：苏州大学出版社，1998.

[17] 周可真. 顾炎武哲学思想研究. 北京：当代中国出版社，1999.

[18] 蒋国保等. 孟子外传——孟子百问. 合肥：安徽人民出版社，2001.

[19] 徐复观. 中国人性论史（先秦篇）. 上海：上海三联书店，2001.

[20] 李士金. 中国传统文化研究批评. 北京：中国文联出版社，2001.

[21] 董根洪. 中华理性之光：宋明理学无神论思想研究. 杭州：浙江人民出版社，2003.

[22] 楼宇烈. 中国佛教与人文精神. 北京：宗教文化出版社，2003.

[23] 蒋国保，余秉颐. 方东美思想研究. 天津：天津人民出版社，2004.

[24] 楼宇烈. 温故知新——中国哲学研究论文集. 北京：商务印书馆，2004.

[25] 周可真. 哲学与文化研究. 南京：江苏人民出版社，2005.

[26] 傅伟勋. 死亡的尊严与生命的尊严. 北京：北京大学出版社，2006.

[27] 复旦大学哲学系中国哲学教研室. 中国古代哲学史（上）. 上海：上海古籍出版社，2006.

[28] 周可真. 明清之际新仁学－顾炎武思想研究. 北京：中国大百科全书出版社，2006.

[29] 蒋国保，潘桂明. 儒释合论. 长春：吉林人民出版社，2007.

[30] 傅伟勋. 死亡的尊严与生命的尊严. 北京：北京大学出版社，2006.

[31] 朱汉民，肖永明. 宋代《四书》学与理学. 北京：中华书局，2009.

[32] 蒋国保. 方以智与明清哲学. 合肥：黄山书社，2009.

[33] 周可真. 顾炎武与中国文化. 合肥：黄山书社，2009.

[34] 潘桂明. 中国读本中国的佛教. 北京：中国国际广播出版社，2011.

[35] 蒋国保，余秉颐. 方东美哲学思想研究. 北京：北京大学出版社，2012.

[36] 刘同辉. 传承·诠释与开新——中国传统人格心理学及当下独立路径研究. 济南：山东教育出版社，2012.

[37] 汪一江，林晖. 新医学伦理学. 合肥：安徽科学技术出版社，2012.

[38] 林聪舜. 汉代儒学别裁——帝国意识形态的形成与发展. 台北：台湾大学出版中心，2013.

[39] 陈华莉，姜安丽. 生命的颜色——一群护理学专业女生的成长日记. 北京：人民卫生出版社，2013.

[40] 蒋国保. 方东美与现代新儒学. 合肥：安徽人民出版社，2013.

[41] 成中英，杨庆中. 从中西会通到本体诠释. 北京：中国人民大学出版社，2013.

[42] 韩传强. 禅宗北宗研究. 北京：宗教文化出版社，2013.

[43] 蒋国保. 多元价值审视下的中国哲学. 合肥：安徽人民出版社，2013.

[44] 蒋国保. 儒学纵横论. 合肥：安徽人民出版社，2013.

[45] 李惠玲. 临终关怀指导手册. 苏州：苏州大学出版社，2014.

[46] 陈来. 仁学本体论. 北京：生活·读书·新知三联书店，2014.

[47] 陆建猷. 中国哲学. 北京：生活·读书·新知三联书店，2014.

[48] 吕振羽. 吕振羽全集（第四卷）. 北京：北京人民出版社，2014.

[49] 蒋国保. 化士学为民学——蒋国保说儒. 贵阳：孔学堂书局有限公司，2015.

[50] 李惠玲，张秀伟. 护理人文修养. 北京：人民卫生出版社，2015.

三、期刊文献和学位论文类

[1] 周可真. 试论儒释道之联结点. 苏州大学学报，1991（3）：41-43.

[2] 徐洪兴. 试论范仲淹与北宋理学的兴起. 复旦学报（社会科学版），1992（2）：60-66.

[3] 周可真. 自爱而爱人——孔子处世哲学述略. 福建论坛（文史哲版），1992（3）：18-24.

[4] 周可真. 老子之"道"新解. 江苏社会科学，1993（5）：72-76，63.

[5] 赵可式. 从人性化护理理论看当代临床护理. 护理杂志，1994，4（1）：21-23.

[6] 周可真. 老庄思想同异辨. 社会科学战线，1995（3）：45-51.

[7] 蒋国保. 人文精神断想. 安徽史学，1995（3）：71，68.

[8] 周可真. 试论孙中山的人文精神. 苏州大学学报, 1996（1）: 26-28.

[9] 趙可式. 精神衛生護理與靈性照護. 護理雜誌, 1998, 45（1）: 16-20.

[10] 蒋国保. 王阳明"知行合一"说的思辨逻辑. 江淮论坛, 1998（3）: 72-79, 71.

[11] 孙晓丽, 阎亚军. 生命关怀与高校学生管理. 扬州大学学报（高教研究版）, 2005（3）: 54-56.

[12] 张文儒. 中国传统哲学中人文意识的基本特点. 学术论坛, 1999（4）: 4-8.

[13] 高杰. 中国哲学的生命意识. 人文杂志, 1999（1）: 31-35.

[14] 周可真. 论顾炎武的思维方法——兼论宋明理学到清代朴学的历史转变. 哲学研究, 1999（8）: 58-66.

[15] 周可真. 儒家学说中关于"天"的观念和信仰及其历史演变. 周易研究, 2004（2）: 56-59.

[16] 周可真. 先秦诸子管理思想论纲. 苏州大学学报, 2004（5）: 15-23.

[17] 王峥嵘, 刘义兰, 丁炎明, 等.《病区护理人文关怀管理规范》团体标准解读. 护理学杂志, 2024, 39（14）: 91-94.

[18] Nkongho N O. The caring ability inventory. Measurement of Nursing Outcomes, 2001(3): 184-198.

[19] 马芳, 朱丹. 护理本科生关爱能力调查分析. 护理学杂志, 2007（3）: 9-11.

[20] 许娟, 刘义兰, 罗健. 护理人员关怀能力现状及影响因素调查. 护理研究, 2009, 23（36）: 3306-3308.

[21] Wolf Z R, Giardino E R, Osborne P A, et al. Dimensions of nurse caring. Image: the Journal of Nursing Scholarship, 1994, 26(2): 107-112.

[22] Ying W, H J L, P H P. Caring behaviors inventory: a reduction of the 42-item instrument. Nursing Research, 2006, 55(1): 18-25.

[23] 达朝锦, 曹枫林, 张选奋, 等. 护士关怀行为量表的汉化及信效度分析. 护理学杂志, 2017, 32（21）: 72-75.

[24] 张致琴, 张全英, 李雪. 河南省三甲医院临床护士关怀行为的影响因素及路径分析. 中国健康心理学杂志, 2023, 31（11）: 1658-1665.

[25] 耿孟菲, 尹欣, 李根强, 等. 我国三级甲等综合医院临床护士关怀行为量表常模构建. 护理学杂志, 2023, 38（12）: 67-71.

[26] Wolf Z R, Dillon P M, Townsend A B, et al. Caring behaviors inventory-24 revised: CBI-16 validation and psychometric properties. International Journal of Human Caring 21.4 (2017): 185-192.

[27] 许玉玲, 白璐, 宋瑰琦, 等. 简版护士关怀行为量表的汉化及信效度检验. 护士进修杂志, 2024, 39（20）: 2140-2144, 2150.

[28] Cronin S N, Harrison B. Importance of nurse caring behaviors as perceived by patients after

myocardial infarction. Heart & Lung: the Journal of Critical Care, 1988, 17(4): 374-380.

[29] 刘义兰, 王桂兰, 任小英, 等. 住院病人对护理行为关怀性评价的调查研究. 中华护理杂志, 2002（4）: 5-8.

[30] Sitzman, K(2019). Assessing and measuring caring in nursing and health sciences: Watson's caring science guide(3rd ed). Springer Publishing Company.

[31] 姜茹鑫, 潘绍山, 刘义兰, 等. 我国患者对护理人文关怀的满意度现状及影响因素分析. 中华医院管理杂志, 2023, 39（3）: 210-215.

[32] 黄弋冰. 护理专业大学生人文关怀能力评价的实证研究. 福州: 福建医科大学, 2007.

[33] 黄璜, 钟可琪, 钟丽华, 等. 199名实习护生人文关怀能力现状及影响因素分析. 护理学报, 2024, 31（24）: 64-67.

[34] 刘于皛. 护士人文关怀品质测评工具的构建研究. 上海: 第二军医大学, 2011.

[35] 胡宇优, 杨心悦, 周灵, 等. 情绪智力对护生沟通能力的影响: 基于人文关怀品质的中介作用. 军事护理, 2023, 40（7）: 52-56.

[36] 蔡克, 赵伟, 高振瑛, 等. 情绪劳动及共情能力对护士人文关怀品质的影响研究. 护理管理杂志, 2022, 22（9）: 639-643.

[37] 颜海萍. 护士人文执业能力测评工具的构建研究. 广州: 南方医科大学, 2016.

[38] 何雪梅, 翟惠敏, 颜海萍. 广东省三级甲等综合医院护士人文执业能力测评量表常模的研制. 中华护理杂志, 2018, 53（8）: 978-982.

[39] 施芊妤. 基于仁学思想的高职实习护生人文关怀能力问卷编制及现状调查. 苏州: 苏州大学, 2020.

[40] 汪唯, 刘义兰, 邓先锋, 等. 医院急诊患者人文关怀满意度评价量表的编制及信效度检验. 护理学杂志, 2024, 39（6）: 100-104.

[41] Woods M. Nursing: the philosophy and science of caring. Journal of Clinical Nursing, 2009, 18(6): 931-934.

[42] 卜梦茹, 翟惠敏, 甘俊丽, 等. 患者家属对人文关怀护理体验的质性研究. 护士进修杂志, 2019, 34（14）: 1302-1306.

[43] 马霏, 李惠玲, 吴燕铭. 居家养老照护员人文关怀实践体验的质性研究. 护理学报, 2021, 28（10）: 7-10.

[44] 南丁格尔. 护理扎记（连载之一）. 当代护士（上旬刊）, 2005, 12（1）: 39-42.

[45] 赵可式. 医生如何与病人/家属沟通, 以使接受安宁疗护. 癌症康复, 2005（1）: 14-15.

[46] 李惠玲, 毛莉芬, 童淑萍, 等. 软性环境对高职实习护生人文素养的培育与熏陶. 中华护理杂志, 2005（3）: 56-57.

[47] 李惠玲. 护理人文关怀的基本理论及临床应用. 中华护理杂志, 2005（11）: 83-85.

[48] 张鹏伟, 郭齐勇. 孟子性善论新探. 齐鲁学刊, 2006（4）: 16-20.

[49] 常大群. 中国传统文化的圣人观. 齐鲁学刊, 2007 (2): 37-40.

[50] 傅宇斌. 范仲淹的性道赋与其理学思想. 文史知识, 2007 (11): 29-34.

[51] 郭淑新. 朱熹的敬畏伦理思想及其现代意蕴. 中国哲学史, 2009 (1): 45-50.

[52] 蒋国保. "性即理"与"心即理"本义辨析. 江南大学学报（人文社会科学版）, 2011, 10 (5): 23-30, 35.

[53] 崔宜明. 论荀子的"礼义"与"分". 华东师范大学学报（哲学社会科学版）, 2012, 44 (5): 10-16, 152.

[54] 蒋国保. 消解"百姓之道"与"圣人之道"的对立——王艮儒学民间化蕲向之新探讨. 石河子大学学报（哲学社会科学版）, 2013, 27 (2): 36-41.

[55] 孙业成. 论中国哲学的永恒生命境界——以方东美机体主义哲学为例. 广东社会科学, 2013 (3): 78-84.

[56] 周可真. 中国哲学诠释方法——"同情之理解"的源流及其限制. 河南社会科学, 2013, 21 (4): 5-9.

[57] 蒋国保. 儒学三次复兴的当代启示. 孔子研究, 2013 (3): 4-16.

[58] 周可真. 体古今人性之常通古今人性之变——论中国哲学史研究的意义和目的. 湖北大学学报（哲学社会科学版）, 2013, 40 (6): 50-57.

[59] 周可真. 自然即公平: 老子公平思想新论. 江海学刊, 2014 (6): 33-39.

[60] 刘义兰, 杨雪娇, 胡德英, 等. 护理人文关怀标准的研究进展. 中华护理杂志, 2014, 49 (12): 1500-1505.

[61] 郑兴中. 从"以气论圣"到"以心论圣"——从韩愈、李翱圣人观异同说起. 延安大学学报（社会科学版）, 2015, 37 (1): 27-30.

[62] 蒋国保. 《论语》新解三则. 徐州工程学院学报（社会科学版）, 2015, 30 (2): 19-22.

[63] 周可真. 始于阳明心学的中国传统文化哲学的历史演变——兼论中西哲学同归于文化哲学的发展趋势. 武汉大学学报（人文科学版）, 2015, 68 (3): 5-18.

[64] 周可真. 儒道之"信"探微. 杭州师范大学学报（社会科学版）, 2015, 37 (3): 18-27.

[65] 王方星. 护理人文关怀的历史渊源. 中华现代护理杂志, 2015, 21 (9): 1006-1009.

[66] 蒋国保, 阎秀芝. 王阳明经学思想散论. 浙江社会科学, 2015 (10): 119-125, 131, 159.

[67] 周可真. 中国文化的自由、民主、人权观念——兼论劳动权利作为现实的人权赖以充分实现的历史前提. 长白学刊, 2016 (1): 126-132.

[68] 蒋国保. 试探《论语》语境恢复法. 湖南大学学报（社会科学版）, 2016, 30 (1): 27-32.